V&R

Arist von Schlippe / Willy Christian Kriz (Hg.)

Personzentrierung und Systemtheorie

Perspektiven für psychotherapeutisches Handeln

Mit 24 Abbildungen
und 3 Tabellen

Vandenhoeck & Ruprecht

Bibliografische Information Der Deutschen Bibliothek

Die Deutsche Bibliothek verzeichnet diese Publikation in der Deutschen
Nationalbibliografie; detaillierte bibliografische Daten sind im Internet
über ‹http://dnb.ddb.de› abrufbar.

ISBN 3-525-49078-X

Umschlagabbildung: Franz Marc, *Kleine Komposition III* (Ausschnitt),
1913/14, Öl auf Leinwand, 46,5 × 56,5 cm

Printed in Germany.
Satz: KCS GmbH, Buchholz/Hamburg
Druck und Bindung: Hubert & Co., Göttingen

Gedruckt auf alterungsbeständigem Papier.

Inhalt

Vorwort

Jürgen Kriz zum 60. Geburtstag
gewidmet, dem wir beide in vielfältigen
Beziehungen und Rollenkonstellationen
verbunden sind.

Dieser Band bringt zum ersten Mal zwei Strömungen zusammen, die in der Diskussion um die moderne Psychotherapie eine wesentliche Rolle spielen – eben den personzentrierten und den systemwissenschaftlich fundierten Ansatz. Zwar scheint das praktische Vorgehen auf den ersten Blick sehr unterschiedlich zu sein, doch finden sich grundlegende Gemeinsamkeiten, wenn man die Prämissen betrachtet, die humanistischen Ansätzen und Systemtheorie zugrunde liegen. Es war unser Anliegen als Herausgeber, Wissenschaftler und Praktiker zusammenzuführen, die sich von sehr unterschiedlichen Perspektiven her mit dem Verhältnis von Person und System auseinander gesetzt haben. Ihre Überlegungen werden in diesem Band vorgestellt, die verbindende Klammer stellt dabei die Personzentrierte Systemtheorie dar, wie sie von Jürgen Kriz entwickelt wurde. Schwerpunkt seiner wissenschaftlichen Tätigkeit ist es, einerseits zwischen naturwissenschaftlichen, human- und sozialwissenschaftlichen Denkwelten, andererseits zwischen den Sichtweisen der unterschiedlichen Psychotherapieverfahren zu vermitteln. Die Personzentrierte Systemtheorie ist Ausdruck dieser Suche nach Vernetzungen von individuumbezogenen und systemischen Konzeptionen in Theorie, Forschung und Praxis.

Angesichts einer immer schwerer zu fassenden Komplexität der Lebenswelt, in der niemand über allein gültiges, »wahres« Wissen verfügt, besteht die Gefahr, unterschiedliche Perspektiven – auch und gerade in der Wissenschaft – nicht als Bereicherung, sondern als Bedrohung zu sehen und der Versuchung zu erliegen, sich und andere auf eine einzige Perspektive beschränken zu wollen. Der wissenschaftliche Diskurs droht so, sich in Auseinandersetzungen um die Definitionsmacht zu erschöpfen und die Vielfältigkeit der menschlichen Erfahrungen in Eindimensionalität zu überführen. Jürgen Kriz hat sich zeitlebens gegen genau diese Tendenz gewandt. Für ihn ist Vielfalt der Ausgangspunkt: die Fülle menschlicher Erfahrungen in Beziehung zu Dingen und Lebewesen, zu anderen Menschen und zu sich selbst. Es geht ihm darum, jede Theorie, jede Konzeption, jede Praxis und auch jedes konkrete Erleben und Handeln eines Menschen zunächst als eine spezifische Facette möglicher und zulässiger Realitätskonstruktion wertschätzend nachzuvollziehen – hier steht er in der Tradition humanistischer Ansätze. Dann aber beginnt er auch, diese Konstruktion vor dem Hintergrund ihrer selbstorganisierten Entstehungsdynamik und der jeweils wirkenden situativen Umgebungsbedingungen kritisch zu hinterfragen und durch bewussten Perspektivenwechsel zu verfremden. Dabei hat er konsequenterweise immer wieder auch die eigene Position reflektiert, um nicht unfruchtbar die eigene Perspektive für die einzig richtige zu halten.

Eine biografische Anekdote: Am Beginn seiner Tätigkeit als Professor an der Universität Osnabrück – noch vor (und bei) der Verfassung seines bekannten Lehrbuchs »Grundkonzepte der Psychotherapie« – hat Jürgen Kriz eine Arbeitsstrategie angewandt, deren Ziel es war, zu jedem der beschriebenen Therapieansätze jeweils so viel und so lange zu lesen, bis er von dem jeweiligen Ansatz voll überzeugt war. Es ging ihm darum, eigene Vorurteile gegenüber anderen Therapieschulen zu überwinden. Dies steigerte seine Achtung gegenüber den Leistungen der verschiedenen Schulenbegründer und gegenüber ihrem Bemühen, ihre Erfahrung und ihr Wissen zum Wohl der Menschen zusammenzufassen und in Konzepten zu strukturieren. Am Ende dieser geistigen »Übung« war er von mehr als einem Dutzend unterschiedlicher Ansätze überzeugt – und ist es noch. Diese Wertschätzung gegenüber unterschiedlichen theoretischen und praktischen Zugängen zu therapeutischem Handeln hat einen Standpunkt reifen lassen, der sich als Fundament einer schulenübergreifenden Perspektive in der Psychotherapie besonders anbietet. Wir Herausgeber haben uns bei der Konzeption dieses Bandes daher bewusst dafür entschieden, Jürgen Kriz einzuladen, im ersten und ausführlichsten Beitrag die Personzentrierte Systemtheorie vorzustellen. Sein Beitrag kann als Ausgangsbasis für die Erkundung der weiteren Buchbeiträge dienen. In seinem Text kommt sehr deutlich zum Ausdruck, dass er sein Denken nicht durch die Sicht einer einzigen therapeutischen Schule begrenzen lässt.

Die Personzentrierte Systemtheorie baut zunächst auf zentralen Prinzipien systemtheoretischer Selbstorganisationstheorien auf, speziell der Synergetik. Die Synergetik thematisiert als eine interdisziplinäre Theorie der Selbstorganisation die Verknüpfung mehrerer Ebenen unserer Lebenswelt(en) und stellt die Frage nach der selbstorganisierten Herausbildung und Veränderung dynamischer Strukturen ins Zentrum der Betrachtung. Diese Perspektive macht Jürgen Kriz fruchtbar für ein eigenes Verständnis von Psychotherapie, das Wechselwirkungsprozesse auf körperlicher, psychischer, sozialer und kultureller Ebene berücksichtigt. Gerade die dynamische Selbstorganisation von psychischen und sozialen Strukturbildungen ist für die Erklärung von therapeutischen Prozessen ein geeignetes Erklärungsmodell. Beobachtbares menschliches Verhalten und dessen Musterbildungen werden zwar von physikalischen, biologischen und sozialen Prozessen mit beeinflusst, jedoch nicht von diesen determiniert. Daher können psychische, emotionale und kognitive Prozesse sowie interaktive zwischenmenschliche Dynamiken von Familien und Gruppen als Selbstorganisationsphänomene verstanden werden. Eine solche synergetische Perspektive bietet den Vorteil der Anschlussfähigkeit für die Erklärung psychologischer Phänomene im interdisziplinären Diskurs. Gleichzeitig ermöglicht es der Begriff des Sinnattraktors, auch die Einzigartigkeit des Menschen als jeweils individuell existierende Person zu verstehen, die ihr Dasein und Sosein in der Welt reflexiv über Narrationen sinnhaft konstruiert. Für die Selbstorganisation des eigenen Selbst bedarf es einer gelungenen und kongruenten Beziehungsgestaltung mit anderen Personen als notwendiger Umgebungsbedingung. In diesem Zu-

sammenhang plädiert Jürgen Kriz zwar auch für eine einheitliche Therapietheorie, aus der die unterschiedlichen Ansätze
weitgehend rekonstruiert werden können und zu der die Personzentrierte Systemtheorie bedeutend beiträgt. Gleichzeitig
liegt ihm aber die Erhaltung der verschiedenartigen Therapieansätze am Herzen. Nur die Vielfalt psychotherapeutischer Praxis kann den Bedürfnissen einzigartiger Menschen und Kulturen mit ihren vielfältigen Werten, Lebensweisen und Zielen
gerecht werden: Einzigartigkeit und Vielfalt sind so eng miteinander verbunden und bedingen einander.

Aus Sicht der Personzentrierten Systemtheorie werden sowohl die seelische, als auch die soziale Wirklichkeit des Menschen angemessen mit Begriffen wie »Selbstorganisation«,
»Dynamik« und »Nichtlinearität« beschrieben. Für die Psychotherapie bedeutet das, Vorstellungen der zielgerichteten und ge-
steuerten Veränderung von Menschen aufzugeben. Stattdessen
geht es darum, therapeutische Prozesse so zu organisieren, dass
die optimalen Randbedingungen für konstruktive Selbstorganisationsprozesse bereitgestellt werden. Dass dies eine Aufgabe ist,
die höchste professionelle Ansprüche stellt, wird in den vielfältigen weiteren Beiträgen des Bandes anschaulich illustriert.

Zunächst werden von Hermann Haken, dem Begründer der
Synergetik, wesentliche Prinzipien seiner Selbstorganisationstheorie und einige kritische Betrachtungen zur Anwendung dieser Konzepte in der Psychologie aus der Sicht des Physikers dargestellt. Wolfgang Tschachers Beitrag bezieht sich auf Basis der
Synergetik auf die Beschreibung eines Selbstorganisationsansat-
zes des kognitiv-emotionalen Systems von Personen, der das humanistische und das systemische Menschenbild verbindet. Auch
Siegfried Greif rückt die innerpsychischen Prozesse ins Zentrum
seiner Analyse, allerdings legt er seinen Schwerpunkt dabei auf
Prozesse im Zusammenhang mit der Handlungsregulationstheorie und arbeitet Beziehungen zwischen Systemtheorie/Syn-
ergetik und der (Selbst-)Organisation menschlichen Handelns
durch Handlungsschemata und Handlungsabläufe heraus.
Bernd Runde betrachtet anschließend ein konkretes psychologisches Handlungsfeld, nämlich den Coachingprozess, aus einer

synergetisch-psychologischen Sicht. Hans-Jürgen Walter thematisiert aus gestalttheoretischer Perspektive Aspekte einer Theorie der Persönlichkeit, indem er den Begriff der »Ich-Zentrierung« definiert und weiter ausdifferenziert. Thomas Slunecko stellt in seinem Beitrag weitreichende Überlegungen zum Begriff des Humanismus an und versucht, diesen aus einer system- und medienorientierten Perspektive zu verstehen, die auch für den personzentrierten Ansatz, der sich ja auf humanistische Werte beruft, neue Erkenntnisse erschließt.

Die folgenden Beiträge sind dann stärker von der Therapiepraxis her formuliert. Am Übergang steht hier Alfried Längle, der aus der Verbindung der personalen Existenzanalyse mit systemtheoretischen Prinzipien Gedanken über Wirkfaktoren der Psychotherapie herleitet, die, wie es auch die Personzentrierte Systemtheorie fordert, das Eingehen auf den existenziellen Sinn des menschlichen Daseins erfordern. Jochen Eckert und Eva-Maria Biermann-Ratjen gehen auf eine aktuelle Grundproblematik ein, nämlich auf die Wirksamkeit verschiedener Therapieverfahren, und plädieren für eine differenzielle Indikation für Psychotherapie. Von ähnlichen Gedanken geht Jochen Schweitzer in seinem Text zum »Präparat Therapie« aus, in dem dann aber schwerpunktmäßig die Verwendung und Bedeutung des Therapiebegriffs mit seinen Neben- und Folgewirkungen reflektiert wird. Rosmarie Welter-Enderlin fokussiert auf die therapeutische Begegnung selbst, als Einlassen auf die Einzigartigkeit des Menschen/Klienten und auf eine Beziehungsgestaltung, die die »Sinnwelten« des Anderen verstehen hilft. Diese Einzigartigkeit des Menschen wird auch im anschließenden Text von Bruno Hildenbrand aufgegriffen, der von einem Begriff von Walter Benjamin ausgeht, der »Aura«, und der im Vergleich zwischen Therapie und Kunstwerk deren Bedeutung für den Therapieprozess analysiert. Günter Schiepek greift in seinem Beitrag wieder auf eine synergetische Perspektive zurück und stellt neben seine theoretischen Überlegungen eine Reihe von »generischen Prinzipien« des synergetischen Prozessmanagements, die als Bedingungen für die angestrebte Selbstorganisation des Klienten in der Therapie postuliert werden. Paolo

Knill beschreibt, wie durch künstlerische Therapie mit verschiedenen kreativen Elementen Spielräume für die Entstehung neuer Ordnungen eröffnet werden: Sinnattraktoren entstehen durch die Sinne.

Der Band wird abgeschlossen durch eine Art »Zitatenfeuerwerk« – aus unserer Sicht durchaus passend für einen 60. Geburtstag: Eugene Epstein und Manfred Wiesner setzen verschiedene Zitate von Jürgen Kriz mit einem Reigen anderer Zitate aus dem (fach-)literarischen Diskurs zueinander in Beziehung.

Es war unser Interesse, den jahrzehntelangen Dialog mit unterschiedlichsten wissenschaftlichen und therapeutischen Positionen, in dem Jürgen Kriz gestanden hat, in der Vielfalt der Beiträge zum Ausdruck kommen zu lassen. Ein breites Spektrum von Persönlichkeiten, die in irgendeiner Weise den Lebensweg von Jürgen Kriz begleitet haben, waren gern bereit, ihre jeweilige Perspektive einzubringen. Die Personzentrierte Systemtheorie möge es dem Leser ermöglichen, die begonnenen Brücken weiterzubauen und zu begehen, oder auch dazu anregen, völlig neue Vernetzungen und Wege zu beschreiten, die für die Lektüre der weiteren Buchbeiträge, aber auch für die Gestaltung der eigenen Lebenswelt Sinn machen.

Osnabrück und München

Arist von Schlippe und Willy Christian Kriz

Jürgen Kriz

Personzentrierte Systemtheorie – Grundfragen und Kernaspekte

Positionsbestimmung[1]

Die Personzentrierte Systemtheorie hat sich seit rund zwei Jahrzehnten aus dem Bedürfnis heraus entwickelt, für wesentliche
Aspekte psychotherapeutischer und klinisch-psychologischer
Prozesse angemessene Modellvorstellungen bereitzustellen. Allzu sehr sind die Beschreibungen und Erklärungen, mit denen
Wissenschaftler und Praktiker in der Klinischen Psychologie
und Psychotherapie die für sie bedeutsamen Phänomene kon-
zeptionell zu fassen und zu vermitteln versuchen, von den Metaphern des 19. Jahrhunderts beeinflusst. Entsprechend den
Prinzipien des mechanistischen Weltbilds, das seinen Höhe-
punkt zum Ende des 19. Jahrhunderts hatte – wo zugleich der
Beginn professioneller Psychologie und Psychotherapie anzu-
setzen ist –, werden eher Dinge statt Prozesse, Statik statt Dynamik, kontinuierliche Veränderung statt qualitativer Sprünge (so
genannte Phasenübergänge), enge Kausalität von Wirkfaktoren
statt ökologisch-vernetzter Wirkungsweise, isolierte Ursache-
Wirkungsmodelle statt systemischer Rückkopplungsmodelle,

---

[1] Vor einem Jahrzehnt (Kriz 1994) habe ich eine Darstellung der Personzentrierten Systemtheorie mit der Erläuterung meiner persönlichen, ethisch-epistemo-
logischen Grundposition dieses Ansatzes begonnen. Wenn ich hier nun inhalt-
lich-systematisch beginne, so soll dies nicht dahingehend missverstanden
werden, dass ich diesen Aspekten inzwischen eine geringere Bedeutung beimessen würde oder sich etwas an dieser Position wesentlich geändert hätte. Vielmehr ist das Umgekehrte der Fall: Ich habe dem nichts hinzuzufügen. Die Entwicklung im letzten Jahrzehnt an der Personzentrierten Systemtheorie betraf
vor allem inhaltliche Ausdifferenzierungen und Präzisierungen.

Analyse und Synthese statt Ganzheitlichkeit als fundamentale Begriffe und Konzepte herangezogen.

Die unterschwellige Kraft dieser mechanistischen Metaphern wird besonders bei Darstellungen aus Bereichen der Humanistischen Psychologie deutlich. Hier fällt nämlich der Kontrast am stärksten ins Auge, der zwischen dem Menschenbild und den inhaltlich Anliegen einerseits und der Art der therapeutischen und klinischen Beschreibungen andererseits besteht. Immerhin war diese Richtung ja mit dem expliziten Ziel angetreten, biologistische (»Triebe«), mechanistische (»Druck«), und humanethologische (»Behavior«) Reduktionismen zu überwinden und die Relevanz von autonomen (aber sozial eingebetteten) Entwicklungsaspekten, Sinn- und Bedeutungsprozessen, ganzheitlich-integrativen Wirkgefügen der Lebensgestaltung und so fort ins Zentrum der Betrachtungen und Erklärungen zu stellen. Doch lässt sich zeigen, wie Beiträge selbst von solchen Therapeuten und Wissenschaftlern, die sich explizit zu dieser Richtung zählen, implizit von mechanistischen Metaphern durchzogen sind. So wird bei klinischen Prozessen[2] etwa von »Blockierungen«, »Bewältigung«, »Zielfindung«, »Wirkfaktoren« »Kontrolle« et cetera in einer Weise gesprochen, die eher an das Schmieden eines Werkstücks oder an das Ausbeulen einer Blechdose erinnert als an die Veränderung der selbstorganisierten Struktur eines Wasserfalls oder an Interventionen in ein komplexes ökologisches Gleichgewicht. Dies belegt, wie unhinterfragt und scheinbar selbstverständlich selbst bei völlig anderen Intentionen das klassische Weltbild unsere Sprache und unser Denken durchzieht.

Es ist daher kein Wunder, dass auch die ganz überwiegende Mehrheit jener Menschen, die uns als Patienten Einblicke in ihre Lebenswelt gewähren, die Beziehungen zur »Welt«, zu anderen Menschen und zu sich selbst in mechanistischen Metaphern beschreiben. Solche Metaphern sind in ihrer Statik und

---

2 »Klinische Prozesse« sind hier in der Regel sehr weitgehend zu verstehen – sie umfassen neben Prozessen der Psychopathologie und Psychotherapie beispielsweise auch Erziehungsberatung oder Coaching.

Ursachenzuschreibung nicht nur den Lebens- und Erlebens-
prozessen inadäquat, sondern sie behindern die Sicht auf und
Einsicht in bestehende Veränderungsmöglichkeiten.

Es ist jedoch nicht das Anliegen der Personzentrierten Systemtheorie, naturwissenschaftliche Konzepte und Metaphern
grundsätzlich zu vermeiden. Interdisziplinäre Diskurse und die
Technisierung der Alltagswelt haben sowohl die Wissenschaft
als auch die Praxis längst mit naturwissenschaftlichen Metaphern durchdrungen. Diese ganz zu vermeiden wäre wohl
kaum möglich. Zudem befinden sich die Grundprinzipien
gerade Humanistischer Psychologie in hervorragender Übereinstimmung mit den Grundprinzipien moderner naturwissenschaftlicher Systemtheorie (vgl. Kriz 1998). Daher geht es
vielmehr darum, die für das Verständnis von Lebensprozesse in-
adäquaten, mechanistischen Metaphern des 19. Jahrhunderts
durch adäquatere zu ersetzen.

Gleichwohl nimmt die Personzentrierte Systemtheorie aber
dezidiert eine *psychologische* Perspektive ein, um das Leben und
Erleben von Menschen verstehbar zu machen. Aufgrund dieser
Perspektive stellt sich die Personzentrierte Systemtheorie explizit dem Problem, dass die Psychologie unter mindestens drei
Aspekten als eine »Grenzwissenschaft« zu sehen ist – eine Wissenschaft, die im Grenzbereich unterschiedlicher Anliegen und
Vorgehensweisen angesiedelt ist, die jeweils berücksichtigt werden müssen: Dabei geht es erstens um den Unterschied zwischen Innenwelt und Außenwelt, das heißt zwischen der Perspektive der »ersten Person« (»ich«) versus jener der »dritten
Person« (»er«, »sie« »es«). Zweitens befindet sich die Psychologie im Grenzbereich zwischen »Natur« und »Kultur«. Und drit-
tens muss die spezifische Einordnung in die hierarchischen
Wechselwirkungen zwischen Mikro- und Makroprozessen bedacht werden, da die Kernphänomene der Psychologie – Wahrnehmungen, Gedanken, Gefühle, Handlungen – eine Ebene
zwischen biosomatischen und sozialen Prozessen einnehmen,
gleichwohl aber an die anderen Prozessebenen gekoppelt sind.
Diese drei Aspekte psychologischer Grenzbereiche sind allerdings nicht unabhängig voneinander: so ist eine »Natur«-wis-

senschaftliche Position mit der Perspektive der »dritten Person« verkoppelt.

Die Personzentrierte Systemtheorie versucht, diesen unterschiedlichen Aspekten und Perspektiven integrativ Rechnung zu tragen. Gleichwohl verweisen die beiden Begriffsteile auf zwei unterschiedliche Arten von Diskursen:

- »Personzentriert« nimmt Bezug auf das Menschen- und Weltbild, wie es besonders Carl Rogers in seiner personzentrierten Psychotherapie dargelegt hat.[3] Im Zentrum steht dabei der innere Bezugsrahmen, aus dem heraus ein Mensch der Welt, anderen Menschen und letztlich sich selbst Sinn stiftend und Stellung nehmend begegnet, und der in spezifischer Weise mit dem fortwährenden Strom seiner Eindrücke und seines Ausdrucks verbunden ist. Die Struktur dieser Prozesse hat sich, biografisch gesehen, in bedeutsamen Beziehungen zu anderen (in der Regel zunächst den Eltern) entwickelt – sie kann sich aber, etwa bei ungünstiger Entwicklung, durch die Nutzung eines spezifischen Beziehungsangebots zum Beispiel eines Therapeuten auch später noch erheblich verändern.

- »Systemtheorie« steht für ein konzeptionelles Feld, das (angelehnt an die Vorstellungen der Synergetik von Hermann Haken und zunächst ausgehend von den Naturwissenschaften) Phänomene auf unterschiedlichen Mikro-Makro-Prozessebenen miteinander in Verbindung bringen kann. Hierbei stehen Fragen von Stabilität, selbstorganisierter Strukturbildung und deren Veränderung et cetera im Zentrum des interdisziplinären Diskurses und lassen sich wissenschaftlich präzise erörtern.

---

3   Bei aller Unterschiedlichkeit im Detail sehe ich hier wesentliche Übereinstimmungen auch zum Person-Konzept, das der Personalen Existenzanalyse von Alfried Längle zugrunde liegt (1993; s. a. Längle i. d. Bd.).

Phänomenologische Ebene: Die Ordnung unserer Lebenswelt

Die Personzentrierte Systemtheorie ließe sich von unterschiedlichen Kernproblemen ausgehend entwickeln. Eines davon ist die Ordnung unserer Lebenswelt. Ich halte diese, schon in der Gestaltpsychologie als »Problem der Ordnung« (Metzger 1954) benannte Grundfrage deshalb für zentral, weil hier zwei unterschiedliche Sicht- und Erfahrungsweisen miteinander verbunden werden müssen:

Auf der einen Seite betont beispielsweise die Humanistische Psychologie Aspekte von Veränderbarkeit, Kreativität, Entfaltungsmöglichkeit und daher eher das Prozesshafte des Lebens und der Welt. Der bereits Heraklit zugesprochene Satz »Man kann nicht zweimal in denselben Fluss steigen« wird gern in diesem Zusammenhang angeführt. Aber auch die moderne Naturwissenschaft stellt die Prozesshaftigkeit unserer Welt ins Zentrum der Betrachtungen. Es ist eine Welt voller Dynamik, mit unglaublich komplexen Evolutionsprozessen, ständigem Entstehen und Vergehen von Entitäten auf allen Ebenen zwischen der Mikrowelt (zum Beispiel Elementarteilchen) und der Makrowelt (Sterne und Galaxien), mit dynamischen Stoffwechselprozessen als Basis des Lebens und mit hochdynamischen Wahrnehmungs-, Gedanken-, Gefühls- und Handlungsströmen der Menschen inmitten einer sich wandelnden materiellen und sozialen Umgebung – kurz: einer Welt, die nicht *ist*, sondern die *geschieht*, wie Friedrich Cramer (1988) markant formulierte.

In offenkundigem Gegensatz dazu finden wir aber in der Gesellschaft und ihren Institutionen, von den politischen Parteien bis hin zur Organisation der Wissenschaft, und noch stärker bei einem großen Teil unserer Patienten eher zu viel Regelmäßigkeit und zu statische Ordnung, die mit Kontrollzwängen aufrechterhalten wird. Dies wird mit Begriffen wie »Rigidität«, »Verkrustung«, »Erstarrung«, »zu geringe Flexibilität« in der Fachliteratur thematisiert.

In »Chaos, Angst und Ordnung« (Kriz 1997) habe ich vorgeschlagen, diesen Hang zur zwanghaften Ordnung als Angstreaktion zu verstehen. Spätestens seit dem Aufkommen der Psychoanalyse wissen wir, dass alle Symptome auch als Leistungen gesehen werden können. Die Erstarrungen in der Lebenswelt, die viel zu rigiden Regelmäßigkeiten und reduzierten Ordnungen lassen sich daher auch als übertriebene und inadäquate Ausprägungen der Leistung verstehen, die Angst vor der Ordnungslosigkeit zu überwinden. Es liegt nämlich nahe, dass in einer Welt, in der nichts »ist«, sondern ständig nur Neues »geschieht«, die wir als eine Abfolge von Einmaligkeiten *erleben* würden, der Mensch vor Angst schier vergehen würde. In einer solchen Welt gäbe es keinerlei Vorhersagemöglichkeit und nichts Vertrautes. Dies darf daher nicht die Grunderfahrung unserer Lebenswelt sein, und es ist nur allzu verständlich, wenn der Mensch gegebenenfalls noch seine letzten Kräfte mobilisiert, um sich drohender Strukturlosigkeit entgegenzustemmen. Viele Fallgeschichten zeigen jedenfalls, wie notfalls versucht wird, dem Chaos zumindest einen Rest von Ordnung abzuringen. So schreibt Rohde-Dachser – unter Verweis auf Kernberg sowie auf Ciompi – zur Kennzeichnung der Spaltung der Objektbeziehungen in »gut« und »böse« bei »Borderline«-Störungen: »Die Spaltung ist also – wenn man so will – der erste und urtümliche Versuch des Menschen, seine widersprüchlichen Erfahrungen innerlich abzubilden und gleichzeitig zu ordnen, dem Chaos eine Struktur zu geben« (Rohde-Dachser 1986, S. 136).

Geht man der Frage nach, wie üblicherweise in der Lebenswelt Ordnung geschaffen wird, so verweist ein erster Antwortschritt auf die Phylogenese: Das Programm des Lebens beinhaltet nämlich, der unendlichen Komplexität einer einmalig ablaufenden Welt-Evolution, dem Chaos, dadurch Ordnung abzuringen, dass Regelmäßigkeiten ge- und erfunden werden.

Auch beim Menschen greifen evolutionäre Programme faktisch vom ersten Lebenstag an, um die Prozesse der erfahrbaren Welt nach möglichen »Regelmäßigkeiten« abzusuchen. So ist schon beim Kleinstkind die Fähigkeit vorhanden, gehörte Sprache in Phoneme zu zerlegen und daraus die grammatikalischen »Regeln« der jeweiligen Sprachgemeinschaft zu erwerben.

Selbst dort, wo diese Regel-Suche und Ordnungs-Konstitution eigentlich erfolglos verlaufen müsste, werden Strukturen konstruiert. So hat die Gestaltpsychologie herausgearbeitet, wie stark unsere Erfahrung der Welt bereits auf unterster Wahrnehmungsebene aktiv organisiert ist, indem Reize zu Gestalten strukturiert werden: Punkte auf dem Papier werden »automatisch« zu Mustern und Bildern geordnet, eine Abfolge von Tönen wird, wenn irgend möglich, als eine »Melodie« wahrgenommen, und die Einzelteile (Punkte oder Töne) erhalten innerhalb dieser Ordnungen oft eine neue und spezifische Bedeutung – zum Beispiel ergibt sich so das Phänomen »Leitton« einer Melodie. Auch zur Erfindung von komplexeren Ordnungsstrukturen gibt es Befunde in zahlreichen Varianten. Dies belegt unter anderem ein altes Experiment aus der Wahrnehmungspsychologie (Scheffler 1959), bei dem in einer Matrix mit, sagen wir, zehn mal zehn Lampen jede einzelne über einen Zufallsgenerator angesteuert wird und daher völlig regellos aufleuchtet. Der Betrachter aber ist weit davon entfernt, »zufällig aufblitzende Lichter« zu sehen – was er stattdessen sieht, sind »bewegte Gebilde« (oder Gestalten), die K. Lorenz daher bereits 1959 als »Eigenrauschen« von Gestalttendenzen treffend kennzeichnete. Solche Befunde gibt es in zahlreichen Varianten – es sei nur an ähnliche Experimente über »soziale Gradienten« von Heider (1944) oder über »Kausalitätswahrnehmung« von Michotte (1954) erinnert, bei denen bewegte geometrische Figuren den zwingenden Eindruck von bestimmten »sozialen Beziehungen« oder »kausalen Verursachungen« hervorrufen.

Diese aktive Suche nach Regelmäßigkeiten und die dabei konstruierte Organisation von »Reizen« gilt in ähnlicher Form (ohne dies hier näher ausführen zu können) für faktisch alle »Lebensregeln«. Beim Menschen ist allerdings zusätzlich bedeutsam, dass er die evolutionär-biologisch erworbene Erkenntnis von Regeln individuell und sozial überformen und zudem völlig neue Regelbereiche erfinden kann. Diese dienen besonders der individuellen Anpassung an die persönlichen Lebensverhältnisse im engeren Sinne.

Die Erfindung von Regeln findet wesentlich über die sprachlich-kategorielle Reduktion des komplexen Erfahrungsprozesses statt. Durch Einführung von Kategorien werden jeweils viele einmalige Situationen als »gleich« behandelt: Jeder Morgen hat zwar genau genommen seine Einmaligkeit, doch die Kategorie »Morgen« lässt diese außer Acht. Stattdessen lässt sich »Morgen« mit »Abend« vergleichen, und die Abfolge solcher Kategorien schafft zugleich Regelhaftigkeit, was wiederum Voraussagbarkeit und Planbarkeit ermöglicht. Die Reduktion eines komplexen, einmaligen Prozesses in regelhaft wiederkehrende Klassen von Phänomenen strukturiert das Chaos, ermöglicht Prognosen, reduziert damit die Unsicherheit und schafft so Verlässlichkeit. Und diese verlässliche Ordnung begleitet uns von den ersten Lebenstagen an.

Doch diese Etablierung von Vertrautem und Gewohnten kann in anderen Situationen etwas höchst Gefährliches haben: Wenn man dort die Situation nur nach dem längst Vertrauten und Bekannten absucht und innerlich oder äußerlich reagiert mit: »Ach – das kenne ich ja schon!«, dann ist oft Ärger vorprogrammiert. Wer kennt beispielsweise nicht den Vorwurf, gar nicht richtig zugehört zu haben? Hier zeigt sich die andere Seite der Ordnungsmedaille: Die Reduktion zu allzu Vertrautem verschließt nämlich gleichzeitig den Blick auf die Einmaligkeit der Lebensprozesse. Und im Gegensatz zu Situationen, in denen die Bekanntheit vertrauter Kategorien wichtig ist, wird in andern Situationen Wert darauf gelegt, dass hier das Neue im Zentrum der Aufmerksamkeit steht. Wenn wir uns darauf nicht einlassen, dann findet statt einer Begegnung ein Austausch von Floskeln, ein Abspulen eingefrorener Rituale statt. Unser Gegenüber fühlt sich dann zu Recht nicht als er selbst wahrgenommen, sondern als geradezu beliebig austauschbares Objekt missbraucht, das nur unsere eigenen Schemata in Gang setzt.

Dass aber wohl jeder solche Situationen kennt, zeigt, wie wirksam dieser Mechanismus ist, der uns die Erfahrungswelt vor allem nach Regelmäßigkeiten absuchen lässt. In der Tat ist derselbe Vorgang, der Ordnung und Sicherheit schafft – nämlich die Reduktion auf vertraute Kategorien – gleichzeitig der Totengräber für Kreativität und Veränderung. Und hier kann nun auch die unnötige, die zu stark reduzierte, die Zwangsordnung beginnen.

Die Möglichkeiten, der »Welt« zu begegnen, lassen sich somit zwischen zwei Polen einordnen: Auf der einen Seite, im Extrem, finden wir das Chaotische, Unvorhersagbare, Hochkomplexe. Und je mehr wir uns auf die Einmaligkeit von Prozessen einlassen, desto weniger haben wir Kategorien zur Hand und können Prognosen aufgrund der »Regelmäßigkeiten« anstellen; und desto eher sind wir damit der Angst vor Unberechenbarkeit und Kontrolllosigkeit ausgeliefert. Aber desto weniger reduziert ist auch unsere Erfahrung, die nun eher die Wahrnehmung von Neuem, Überraschendem und Kreativem zulässt. Im anderen Extrem finden wir die reduktionistische Ordnung; und je mehr wir auf dieser anderen Seite kategorisieren und Regelmäßigkeiten (er-)finden, desto planbarer, prognostizierbarer und damit sicherer wird unsere Welterfahrung – jedoch erscheinen uns die so behandelten »Dinge« auch umso starrer, langweiliger, reduzierter und gleichförmiger.

Es sei bemerkt, dass die Wahl der Begriffe »Prozess« und »Ding« eben im Zusammenhang mit den beiden Extrempositionen nicht zufällig erfolgt: Die so genannte »Verdinglichung« (*Reifikation*) ist der bei uns am weitesten verbreitete Mechanismus zur Reduktion und Kategorisierung. Hierbei werden Prozesse und dynamische Phänomene durch Akte der Erkenntnis und Sprache von uns erst erschaffen und dann faktisch als etwas »An-sich-Seiendes« behandelt. Wir treten dann »Dingen« wie »der Schizophrenie«, »der Sucht« oder »der Intelligenz« gegenüber.

Im Gegensatz dazu kann unter der Haltung, die Einmaligkeit »der Welt« erfahren zu wollen, sogar die Begegnung mit relativ zur menschlichen Veränderbarkeit und Lebensspanne konstanten Dingen, wie einem Stein, eher ein Prozess werden: Was immer den Stein für den erkennenden Menschen zu »dem Stein« werden lässt, beruht auf sinnlicher Wahrnehmung und deren kognitiv-emotionaler Verarbeitung, also auf einem Prozess der Erkenntnis. Da wir als Erkennende aber keineswegs immer gleich *sind*, sondern unsere Stimmungen, die Art der Wahrnehmung, was wir empfinden et cetera Prozesse sind, die *geschehen,* kann unsere Erfahrung in Auseinandersetzung mit dem (relativ) konstanten »Gegenstand« veränderbare, neue, überraschende und kreative Aspekte bekommen. Dies spielt sowohl in der bildenden Kunst als auch in der Meditation eine Rolle – wobei die Kreativität der kognitiven Prozesse beispielsweise in der starken Veränderung beim oftmaligen Wiederholen »desselben« Wortes oder gar Mantras erfahrbar wird.

Seinen jeweiligen Standort im Spannungsfeld zwischen diesen beiden Polen »Chaos« und »Ordnung« findet der Mensch nun natürlich nicht allein. Vielmehr wird er durch die Sinndeutungen und Interaktionsstrukturen der Gesellschaft wesentlich mitbestimmt. Und es ist bekannt, dass speziell der abendländischen Kultur eine besonders starke Tendenz zur Ordnung, zur Reduktion und zur Verdinglichung von Prozessen nachgesagt wird. Die Tendenz, das natürliche Sicherheitsbedürfnis des Menschen allein und einseitig über die Kontrolle von Ordnung zu befriedigen, zeigt sich vor allem in den menschlichen Beziehungen – im Umgang mit sich selbst, mit den anderen Mitmenschen und mit der Welt insgesamt. An anderer Stelle (Kriz 1997) wurde ausgeführt, wie die moderne Wissenschaft als Ordnungsideologie aus der Perspektive der Angstabwehr rekonstruiert werden kann. Und es wurde dort die Frage aufgeworfen, ob eine Psychotherapie, die auch die schöpferische Seite des Chaos nutzt, als »Wegweiser für eine lebensgerechtere Wissenschaft« dienen könnte.

Systemtheoretische Modellebene: Attraktoren und Komplettierungsdynamik

Die im vorangegangenen Abschnitt geschilderten Prozesse finden wir in analoger Form auch für viele Naturvorgänge beschrieben – besonders solche, denen sich die Naturwissenschaft in den letzten Jahrzehnten unter den Schlagworten »Selbstorganisation«, »Ordnungsbildung«, »Emergenz«, »Phasenübergang« zuwendet. Dass deren Erforschung für die Naturwissenschaftler von hoher Bedeutung ist, wird durch die Verleihung von Nobelpreisen dokumentiert – etwa für den Laser oder für »dissipative Strukturen«.

Obwohl diese Naturvorgänge recht unterschiedlichen Bereichen zugeordnet werden, etwa der Physik, der Chemie, der Biologie, der Biochemie oder der Physiologie, hat sich mit der Systemtheorie eine gemeinsame »Sprache« herausgebildet – mit allen gemeinsamen Konzepten und gemeinsamer epistemologisch wie formaler Herangehensweise. Vor allem die Synergetische Systemtheorie, die von dem Physiker Hermann Haken zunächst als Theorie des Lasers entwickelt wurde, sich dann aber zunehmend als interdisziplinäres Wissenschaftsprogramm etablierte, fördert diese Gemeinsamkeit in der Betrachtung der Phänomene aus unterschiedlichen Disziplinen.

Es liegt daher nahe zu versuchen, diese Konzepte auch für Prozesse in der klinischen Psychologie und Psychotherapie heranzuziehen. Dabei geht es einmal darum, diesen Bereich an den skizzierten interdisziplinären Diskurs heranzuführen. Zum Zweiten eröffnet sich damit die Möglichkeit, von der größeren Präzision naturwissenschaftlicher Konzepte zumindest insofern profitieren zu können, als durch eine veränderte Perspektive auf die klinischen Prozesse Anregungen zu einem veränderten Verständnis gegeben und Fragen für Grundlagenforschung entwickelt werden können. Das dritte und wichtigste Argument ist für mich allerdings, dass lebensinadäquate naturwissenschaftliche Modelle und Metaphern durch lebensadäquate ersetzt werden können.

Das meines Erachtens bedeutsamste Konzept, um Prozesse der Ordnungsbildung zu verstehen, ist der »Attraktor«. Damit wird thematisiert, dass manche Prozesse auf eine (zumindest für einen gewissen Zeitraum) feste Struktur hinauslaufen, die sogar gegenüber nicht allzu großen Störungen stabil bleibt.

Um uns den Details des Konzepts »Attraktor« zu nähern, soll mit zwei Attraktoren aus sehr unterschiedlichen Phänomenbereichen begonnen werden, auch um ihre interdisziplinäre Bedeutung zu unterstreichen – nämlich anhand eines Beispiels aus der Physik und eines aus der menschlichen Interaktion.

Physik

Die Bénard-Instabilität wurde als Phänomen bereits vor rund hundert Jahren beschrieben. Erklärt werden konnte dieses Phänomen aber erst im Rahmen der Systemtheorie in der zweiten Hälfte des 20. Jahrhunderts :

Eine von unten erhitzte Flüssigkeit gleicht die Temperaturunterschiede zur (gekühlten) Oberfläche durch Konvektionsströmung aus. Bei kontinuierlicher Erhöhung dieser Temperaturdifferenz geschieht ab einem kritischen Wert plötzlich ein qualitativer Sprung: Eine makroskopisch geordnete Bewegung setzt ein, wobei große Bewegungsrollen entstehen, an denen jeweils Myriaden von Molekülen kooperativ beteiligt sind. Die *Emergenz* meint hier, dass sich aus dem Chaos der unglaublichen Vielfalt molekularer Bewegungsrichtungen ein klares Bewegungsmuster bildet, das den Attraktor dieser Bewegungsdynamik darstellt. Die geordnete Rollenbewegung nimmt dabei komplizierte Formen an – zum Beispiel das Muster einer Bienenwabe (von oben gesehen), wie dies in Abbildung 1b (in 1a stark schematisiert von der Seite) dargestellt ist.

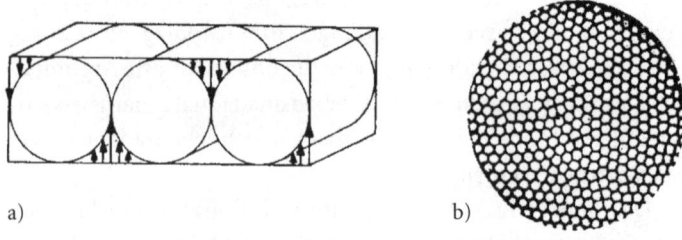

a)   b)

Abb. 1: Bénard-Instabilität als Beispiel materieller Selbstorganisation

Wesentlich ist, dass die Flüssigkeit diese makroskopische Struktur *selbstorganisiert* bildet: Denn die Struktur wird eben gerade nicht von außen als »Ordnung« eingeführt (etwa indem jemand in der Flüssigkeit in Form der Bewegungsrollen herumrührt). Vielmehr führt die kontinuierliche Änderung relativ undifferenzierter (aber keineswegs beliebiger!) Randbedingungen (hier: Temperaturdifferenz) in diskontinuierlichen Sprüngen zu dieser hoch differenzierten Struktur. Und jedes Teilsystem oder »Element« trägt zirkulär-kausal einerseits zur Gesamtdynamik bei, wird aber andererseits durch diese in seiner Dynamik bestimmt (so genanntes »Slaving«-Prinzip der Synergetik).

Wesentlich ist auch die Nichtlinearität des Zusammenhangs zwischen der Veränderung der Umgebungsbedingungen und der des Systems: Je nach Systemzustand (das heißt der bisherigen »Geschichte« des Systems) können große Umgebungsveränderungen überhaupt nichts bewirken, während minimale Einflüsse große Veränderungen auslösen können. Die »klassische« Regel, dass große Wirkungen auf große Ursachen zurückgehen müssen, gilt für solche Systeme also nicht.

Ein dritter zentraler Aspekt ist die Tatsache, dass dem System keine beliebigen Strukturen aufgezwungen werden können, vielmehr ist es nur möglich, das System zur Bildung ihm *inhärenter* Ordnungsmöglichkeiten zu veranlassen. Da das System dabei grundsätzlich eine Phase (chaotischer) Instabilität durchläuft, hat es in der Regel mehrere »Wahlmöglichkeiten«, auf welchen Attraktor hin es sich zubewegt, das heißt welche der ihm inhärenten Lösungsmöglichkeiten (= stabile Strukturen) es aufsucht. Da hier Zufallsschwankungen eine Rolle spielen können, ist die »gewählte« Lösung nicht deterministisch vorhersagbar.

Menschliche Interaktion

Ein einfaches, aber eindrucksvolles Beispiel ist ein selbstorganisierter Klatsch-Rhythmus: Nach Beendigung einer Vorführung, etwa eines Konzerts, entsteht aus dem Chaos der vielfältigen Klatsch-Rhythmen (nur als chaotisches Klatsch-Rauschen wahrnehmbar) oft plötzlich ein gemeinsamer Rhythmus. Dieser ließe sich zwar auch erzeugen, wenn jemand auf die Bühne springen und die Anweisung geben würde: »Jetzt klatschen wir mal alle gemeinsam!«, und mit großen Bewegungen den Rhythmus vorgäbe: »Jetzt! – jetzt! – jetzt! ... « Dies wäre aber eine von außen eingeführte Fremdorganisation, und gerade dies geschieht meist nicht. Trotz der immer noch in vielen Köpfen verankerten Vorstellung, Ordnung könne nur durch ordnenden Eingriff erzeugt werden, entsteht der gemeinsame Rhythmus hier selbstorganisiert – und dies in präziser Übereinstimmung mit den Selbstorganisationsvorgängen der Bénard-Instabilität: Aus dem Chaos der Rhythmenvielfalt emergiert eine einfache Ordnung, wobei der sich stabilisierende Gesamtrhythmus (für eine gewisse Zeit) den Attraktor des Prozesses darstellt.

Ein zweites, ebenso einfaches wie häufig verwendetes Beispiel ist die Interaktionsstruktur in einer Paar-Dynamik mit den beiden Verhaltensweisen A: »Mann geht in Kneipe« und B: »Frau meckert« (s. Abb. 2):

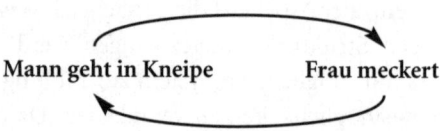

Mann geht in Kneipe   **Frau meckert**

Abb. 2: Paar-Dynamik

Üblicherweise liegt der Fokus in der Beschreibung darauf, wie sich beide Verhaltensweisen, A und B, im Rahmen dieses einfachen Interaktionssystems gegenseitig stabilisieren. Im Hinblick auf »Attraktoren« ist aber zusätzlich bedeutsam, dass die Beteiligten solche Verhaltensweisen oft nicht einfach in die Beziehung einbringen, sondern dass sich dieses Muster erst in kleinen Schritten entwickelt: A und B kommen dann zunächst schwach oder selten vor – wie auch in zahlreichen anderen Beziehungen, die *kein* solches Muster entwickeln. Wenn der Mann auf B aber verstärkt mit A reagiert und die Frau auf A verstärkt mit B, so differenziert sich dieses Muster als ein Attraktor heraus – das sich so weit radikalisiert, wie es die Randbedingungen zulassen (»Mann« kann nicht ewig in der Kneipe bleiben, und »meckern« geht nur in Anwesenheit des Partners). Weder dieses Muster selbst noch die konkrete Frequenz sind vorgegeben oder von einem der beiden (in der Regel) intendiert, sondern eben selbstorganisiert.

Attraktoren bei iterativen Prozessen

Nach diesen Beispielen für Ordnungsbildung soll ein etwas präziserer Blick auf die Entwicklungsdynamik attrahierender Prozesse geworfen werden. Dazu findet man im Rahmen der naturwissenschaftlichen Systemtheorie sehr präzise Antworten (vgl. Kriz 1992, 1999a) – deren Kern im Kontext dieses Beitrags aber nur veranschaulicht werden soll. Die bedeutsamen Aspekte lassen sich nämlich mit der notwendigen Präzision auch ohne Mathematik – durch die geometrische Version der mathematischen Beschreibung – bildlich-intuitiv vermitteln:

Zunächst sei hervorgehoben, dass all den Phänomenen der Systemtheorie – also vor allem auch der Ordnungsbildung – das Prinzip der Rückkopplung zugrunde liegt. Diese kann mit sehr geringen Anteilen oder auch, wie bei Prozessen lebender Systeme typisch, mit großen Zeitverzögerungen wirksam werden. Gleichwohl lässt sich ohne Verlust der Allgemeinheit das Prinzip so vereinfachen, dass dabei eine Operation immer wieder auf ihr eigenes Ergebnis angewendet wird (s. Abb. 3).[4]

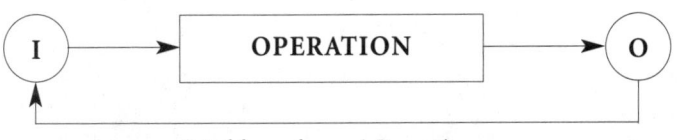

Rückkopplung / Iteration

Abb. 3: Rückkopplung

Die Bedeutung dieser Rückkopplung oder auch »iterativen Abbildung« (oder -Operation) lässt sich anhand einer einfachen geometrischen Operation demonstrieren.[5] Dabei sei beachtet,

---

4   Hier soll nicht weiter darauf eingegangen werden, dass kontinuierliche Änderungen eher durch Differenzialgleichungen dargestellt werden – die Betrachtung in diskreten Schritten somit *eine* bestimmte Sicht darstellt.

5   Es sei zumindest darauf hingewiesen, dass in längeren Briefwechseln zwischen dem Physiker Wolfgang Pauli und dem Psychologen C. G. Jung zwischen 1946 und 1958 in dem Bemühen, eine gemeinsame Sprache von Physik und Psychologie zu finden, diese iterative Abbildung eine zentrale Rolle spielt (vgl. Meier 1992).

dass in den folgenden beiden Beispielen die Operation(en) zur Einfachheit vorgegeben werden – in der Realität, das heißt bei selbstorganisierten Prozessen, bilden sich diese Operatoren aber ebenfalls selbst (so wird der Klatschrhythmus in der Regel gerade *nicht* vorgegeben!). Für Abbildung 4 ließe sich der Operator beispielsweise wie folgt formulieren: »Entferne aus einer Strecke das mittlere Drittel und ersetze es durch eine Spitze von 60°.« Übt man diese Operation nun immer wieder auf das Ergebnis aus, so läuft dieser Prozess der iterativen Abbildung auf einen *Attraktor* hinaus. Mathematisch ergibt sich der Attraktor erst nach unendlich vielen Iterationen. In der Realisation der begrenzten Auflösung des Druckes am Papier freilich stabilisiert sich ein Attraktor schon nach wenigen Schritten: Zwischen Schritt fünf und sechs ist kein Unterschied mehr zu sehen, wie lange der Prozess auch immer weitergehen würde.

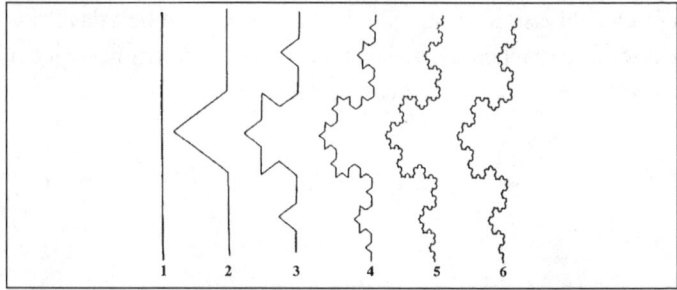

Abb. 4: Erste Schritte einer rückgekoppelten geometrischen Operation

Dies wird noch deutlicher in Abbildung 5: Der Schriftzug »KRIZ« wird jeweils zum Bild von einem Farn oder von einem Ahornblatt. Fairerweise soll gesagt sein, dass hier statt einer jeweils vier Operatoren verwendet wurden, die man sich als vier Linsen eines Fotokopiergeräts vorstellen kann. »Iterative Abbildung« würde dann bedeuten, dass dessen Kopien immer wieder kopiert werden.

Gleichzeitig macht Abbildung 5 aber eine weitere sehr wichtige Eigenschaft attrahierender Dynamiken deutlich: Wenn aus »KRIZ« das Bild eines Ahornblatts oder eines Farns werden

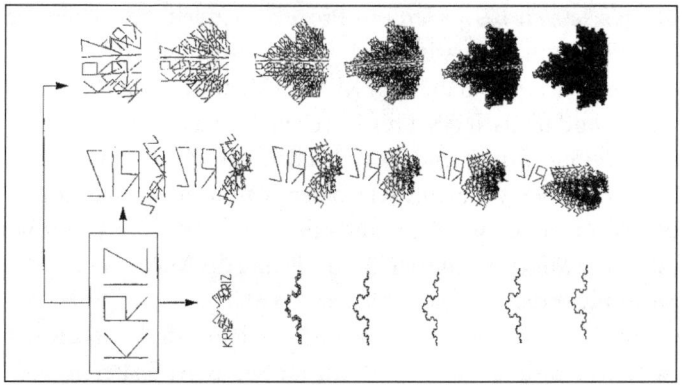

Abb. 5: Iterative Abbildung

kann, so gilt dies natürlich auch für andere Zeichen als »Anfangsbedingungen«. Offenbar ist also die *Operation* entscheidend und nicht die Konstellation der *Anfangsbedingungen* (das »Ausgangsmaterial«). Mehr noch: Es gibt keine Einschränkung, wann dieser »Anfang« stattfindet. Daraus folgt, dass der Prozess, der zum »Ahornblatt« führt, zum Beispiel nach der fünften Operation gestört werden könnte, etwa indem man 99 Prozent des Bildes einfach zerstört (tatsächlich muss nur ein einziger Punkt übrig bleiben). Wenn man nun mit der Iteration dieser Operation einfach fortfährt, so werden natürlich die Bilder der nächsten Schritte völlig anders aussehen. Da aber jede beliebige Ausgangsform in der Rückkopplung mit dieser Operation letztlich zum »Ahornblatt« führt, gilt das natürlich auch für die »Form«, die aus dem Rest des zerstörten Bildes besteht. Sofern also die Operation selbst nicht verändert wird, führen beliebige Störungen und Zerstörungen gleichwohl wieder zum selben Endbild (und in der grafischen Auflösung eines Buchbildes wäre dies sogar bereits nach wenigen Schritten erreicht).

Die Assoziation zu Selbstheilungskräften wäre auch hier mehr als nur Metaphorik. Auf jeden Fall lässt sich festhalten, dass ein beliebiger Teil des Endbildes durch die Rückkopplung wieder zum vollständigen Bild komplettiert wird. Attrahierende Prozesse sind somit durch eine *Komplettierungsdynamik* gekennzeichnet. Dies ist noch bedeutsamer, wenn es sich nicht wie bei den letzten Beispielen um Prozesse handelt, bei denen die Operatoren mathematisch *vorgegeben* werden, sondern wie bei der Bénard-Instabilität, dem Klatsch-Rhythmus, der Paar-Dynamik und faktisch allen realistischen Beispielen, die Ordnungen *selbstorganisiert* sind. Dabei bilden sich die Operatoren im Prozess selbst erst heraus. Wie in den Beispielen der Selbstorganisation deutlich wurde, findet offenbar ein Wechselspiel zwischen der Mikro-Ebene der Dynamik und der Makro-Ebene der Ordnung (oder: »Regel«, »Muster«) statt.

Im Prozess der Bénard-Instabilität bedeutet dies, dass die Bewegungsrichtung von Molekülen im Sinne der späteren Ordnung durch die Randbedingungen stärker unterstützt wird als konkurrierende Bewegungen. Je mehr Moleküle aber bereits an diesen makroskopischen Rollbewegungen teilnehmen, desto größer wird der Einfluss dieser Gesamtbewegung auf die restlichen Moleküle, sich dieser Bewegungsrichtung anzuschließen – und je mehr »mitmachen«, desto größer wird der Einfluss. Analoges gilt für praktisch alle Selbstorganisationsprozesse in den Naturwissenschaften – beispielsweise für den Laser und dessen Photonen.[6] Wir haben eine Top-down-Wechselwirkung zwischen der Gesamtdynamik, die wie ein Feld wirkt, und den Teilen: Je mehr Teile in Sinne des Feldes wirken, desto größer der Einfluss und desto mehr Teile ändern ihre Dynamik im Sinne des Feldes, was wieder den Einfluss vergrößert.

Dies ist auch beim Klatschen der Fall: Aus dem Chaos der vielfältigen Klatsch-Rhythmen heben sich (nach kurzer Zeit) einige hervor. Je mehr Menschen sich (meist unbewusst) einem bestimmten Rhythmus anschließen – weil dieser lauter, deutlicher oder (ebenfalls unbewusst) »angemessener« ist als konkurrierende Rhythmen, desto lauter wird er und desto eher schließen sich auch noch andere an – bis letztlich alle *diesen* einen Rhythmus klatschen (eventuell mit wenigen Counter-Rhyth-

---

6   Dies ist übrigens auch der Grund, weshalb Beispiele aus den Naturwissenschaften die Konzepte präziser verstehen lassen: Sie sind leichter abgrenzbar, und vor allem unterstellt man Molekülen und Photonen keine »Absichten« – was im psychosozialen Bereich sofort als »Erklärung« herangezogen werden würde.

men, die aber in der Regel gut zum Gesamtrhythmus passen).[7] Analog lässt sich auch die Dynamik bei den Interaktionsprozessen verstehen: Je stärker bereits ein Muster besteht – je geringer die Freiheitsgrade werden, davon abzuweichen –, desto stärker ist auch der attrahierende Sog, immer mehr der Verhaltensweisen und Wahrnehmungen von diesem Muster bestimmen zu lassen. Im Beispiel oben: Je mehr der Partner »säuft«, desto deutlicher wird dessen Fehlverhalten und desto mehr »Grund« besteht zum Nörgeln; je mehr aber genörgelt wird, desto deutlicher wird die unerträgliche Situation und desto mehr »Grund« besteht, das Weite oder die Kneipe zu suchen.

Daran wird das bedeutsame Verhältnis zwischen Gesamt- und Teildynamik (zwischen Feld und Teilen) deutlich: Ohne das Verhalten der Teile gäbe es keine Gesamtdynamik oder kein Feld – denn jenes ist nichts anderes als eben die Bewegung der Moleküle, als das Klatschen oder als das Verhalten in der Paardynamik. Gleichzeitig bestimmt (technisch: »versklavt«) die Gesamtdynamik oder das Feld aber das Verhalten der einzelnen Teile.

Alle diese Beispiele demonstrieren einen weiteren Aspekt der Prinzipien von Selbstorganisation, Attraktoren und Komplettierungsdynamik, nämlich die *zirkuläre Kausalität*. Haken (1992) hat hervorgehoben, dass Musterbildung und Mustererkennung als zwei Seiten derselben Medaille aufzufassen sind: Ist ein Teil der Subsysteme oder sind Teile bereits geordnet, so generieren diese ein Feld (beschrieben durch so genannte Ordnungsparameter), das den Rest des Systems »versklavt« (*enslaving-Prinzip*), das heißt die Ordnung komplettiert. So bilden sich Muster und Ordnungen. Andersherum werden Ordnungen »erkannt«, indem einige Eigenschaften dieser Ordnung ebenfalls ein Feld beziehungsweise Ordnungsparameter generieren, was ebenfalls alle weiteren Eigenschaften der Ordnung komplettiert (vgl. Abb. 6).

---

7   Und selbst, wenn man unterstellt, dass bei vielen eine »Intention« zu einem »gemeinsamen Rhythmus« vorhanden war (was ich *so* bezweifeln möchte), erklärt dies nicht, *welcher* Klatschrhythmus letztlich entsteht – beispielsweise jener der »Dame in der fünften Reihe im roten Kleid«. *Dies* war ganz gewiss *nicht* die Intention der meisten!

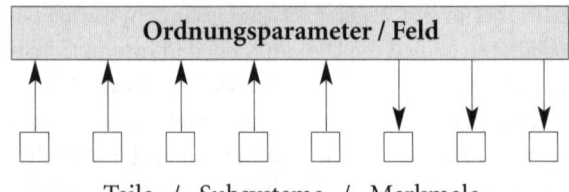

Teile / Subsysteme / Merkmale

Beispiele:

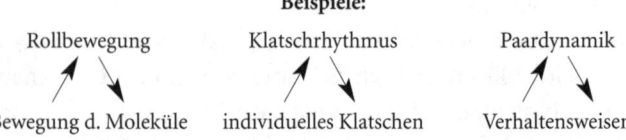

Abb. 6: Zirkuläre Kausalität

Bei den Selbstorganisationsprozessen sind die entstehenden Felder in der Regel dergestalt, dass sie mindestens zwei Attraktoren (in der Regel sogar komplizierte Attraktoren-Landschaften) bilden. Dies ist in Abbildung 7 (für vier und für mehr) Attraktoren dargestellt: Die Dynamik entspricht dann einer Kugel, die auf einen Gipfel (oder in die Nähe eines Gipfels) gesetzt wird und ins Tal (= Attraktor) rollt. Sehr typisch ist übrigens, dass sich beim Entstehen der Attraktoren-Landschaften oder Felder die Attraktoren paarweise bilden: Das System hat dann die Möglichkeit, den einen oder den anderen Attraktor zu »wählen« (bei der Bénard-Instabilität beispielsweise die Links- oder die Rechtsdrehung einer bestimmten Rolle). »Wählen« meint dabei, dass kleinste Zufallseinflüsse – aber auch kleinste Steuerimpulse! – ausreichen, damit das System von einem instabilen Zustand (= Position auf dem Gipfel in Abbildung 7) in eines der Täler (Attraktoren) rollt.

Befindet sich die Kugel in Abbildung 7 auf dem höchsten Punkt (oder in dessen Nähe), dann gibt es eben mehrere Möglichkeiten für die weitere Dynamik. Ein Wechsel wird aber immer unwahrscheinlicher, je weiter die Kugel sich auf diesem Wege voranbewegt (sie müsste dann ja wieder über den »Berg« gehoben werden). Neben der *Entstehung* von Ordnung (Emer-

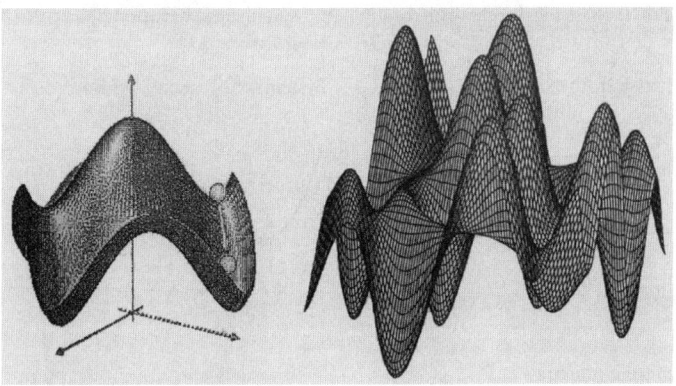

Abb. 7: Attraktoren-Landschaften

genz) aus chaotischer Komplexität spielt auch der *Übergang* von einem Ordnungszustand (Attraktor) in einen anderen Ordnungszustand eine Rolle (Phasenübergang). In Abbildung 7 muss die Kugel also von einem Tal über den Berg (= Instabilität) gehoben werden, damit sie in ein anderes Tal rollen kann. Eine Änderung der Ordnung ohne Instabilität ist also nicht möglich – das »Stirb und werde!« aller Weisheitslehren.

Zusammenfassend zu diesem Abschnitt sollen nochmals die wesentlichen Prinzipien der Systemtheorie kurz aufgezählt werden – besonders jene, welche die klassisch-mechanistischen Anschauungen über das »Funktionieren der Natur« deutlich korrigieren (vgl. Tab. 1). Die klassischen Prinzipien haben durchaus weiterhin ihren Gültigkeitsbereich – allerdings eher in Sonderfällen und keineswegs, wie angenommen, als Regelfall: So kann man natürlich den Klatschrhythmus »befehlen« oder versuchen, Flüssigkeiten computergesteuert gezielt zu rühren – aber dies setzt nicht die Prinzipien der Selbstorganisation außer Kraft.

An anderer Stelle habe ich gezeigt (Kriz 1998), wie diese Kernprinzipien interdisziplinärer Systemtheorie hervorragend mit Kernprinzipien Humanistischer Psychologie und Psychotherapie korrespondieren – etwa mit Wolfgang Metzgers (1962) »Kennzeichen der Arbeit am Lebendigen«.

Tab. 1: Klassisch-mechanistisches Bild und systemische Kernprinzipien

Klassisch-mechanistisches Bild

Systemisch-dynamisches Bild

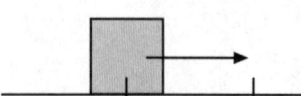

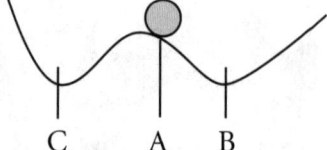

C A B   C A B

Fremdorganisation
Eine Kraft, ein »Einfluss« oder ein »Wirkfaktor« bewirkt, dass sich das System (Quadrat) von A nach B bewegt. Ebenso könnte das System aber auch zu jedem anderen Punkt (Ordnungszustand) zwischen A und B – oder auch in Richtung auf C et cetera – bewegt werden – das hängt ausschließlich von der genauen Dosierung, das heißt von Ausmaß und Richtung der Kraft ab.

Selbstorganisation
Aufgrund von unspezifischen Umgebungsbedingungen (Kräfte, die die Kurvenlandschaft bewirken) nimmt das System (Landschaft mit Kugel) einen dynamischen Ordnungszustand oder *Attraktor* ein (Kugel rollt nach B). Dieser wird nicht von außen eingeführt (das wäre Fremdorganisation), sondern ist dem System inhärent (die Kräfte können nur bestimmte, systeminhärente Landschaften bewirken; die Kugel kann dann nur bei C oder B landen; es gibt also ausgezeichnete Zustände).

Determinismus
Was geschieht, ist nur von der Dosierung (s. o.) der Kraft abhängig. Zufallseinflüsse spielen höchstens als Fehlervariable eine Rolle.

Wahlfreiheit
Es gibt immer mehrere inhärente Zustände (C und B), zwischen denen das System »wählen« kann – das heißt, aufgrund von Zufallseinflüssen oder minimalen Steuereinflüssen (am Gipfel oder noch bei A) werden relativ große Veränderungen bewirkt.

Stabile Gleich-Gültigkeit
Ohne Wirk-Kraft geschieht gar nichts, ansonsten sind alle Punkte der Ebene gleich gültig (s. o.). Die Ordnung (irgendeine! Position zwischen C und B) wird von außen eingeführt

Instabilität
Das Entstehen von Ordnung (Emergenz) oder der Ordnungs-Ordnungs-Übergang (Phasenübergang von B nach C) spielt Instabilität eine zentrale Rolle (Gipfel)

Klassisch-mechanistisches Bild	Systemisch-dynamisches Bild

Ordnung als Ordnungs-Aufbau
Typischerweise werden etwas kompliziertere Ordnungszustände aus einfachen synthetisch zusammengesetzt (Baukastenprinzip). Zum Beispiel wird kompliziertes Verhalten aus einer Sequenz operationaler Konditionierungen »zusammengesetzt«.

Ordnung als Reduktion
Die Emergenz von Ordnung bedeutet eine radikale Reduzierung von Komplexität (bei der Bénard-Instabilität werden Myriaden Gleichungen, die Bewegungsrichtungen und Geschwindigkeiten der Moleküle beschreiben, auf drei Gleichungen für die Rollbewegung reduziert).

Einseitig gerichtete, lokale Kausalität
Ordnung wird hier nur von außen in die Organisation des Systems eingeführt.

Zirkuläre Kausalität
Die Dynamik auf der Mikro-Ebene etabliert die Ordner, die ihrerseits *als Feld* auf der Makro-Ebene die Ordnung der Dynamik bewirken; so genanntes *Slaving-Prinzip.*

Lineare Ursache-Wirkung
Je größer die aufgewendete Arbeit (»Ursache«), desto größer die Veränderung (die zurückgelegte Wegstrecke von A zum neuen Punkt – etwa B).

Keine lineare Ursachen-Wirkungs-Relation
Je nach Systemzustand und Geschichte des Systems bewirken »dieselben« Veränderungen Unterschiedliches (in der Umgebung von B oder C wird jede Einwirkung oder Abweichung wieder nivelliert; bei A hingegen führen geringste Einflüsse zu großen Veränderungen).

Ahistorisch
Ganz gleich, wo das System sich befindet oder wie es dort hingekommen ist: Die lineare Ursache-Wirkung gilt stets. (Ob von A nach B oder B nach A oder von A–x nach B–x: Es bewirkt stets die gleiche Arbeit eine gleich große Veränderung.)

Hysterese und Geschichtlichkeit
Werden Veränderungen der Umgebungsbedingungen (»Ursachen«) zurückgefahren, so beharrt das System länger in dem Attraktor, in dem es gerade ist. Das heißt, dieselben quantitativen Veränderungen »verursachen« Unterschiedliches. (Die Entwicklung von A nach B ist ungleich der von B nach A; von A führt eine kleine Veränderung nach B, von B aber nur eine große zurück nach A.)

Kognitive Ebene: Systemprinzipien in der Realität des psychologischen Labors

Sinnfindungs- und Sinndeutungs-Dynamiken – die dynamischen Prinzipien unserer Lebenswelt – stimmen nun meines Erachtens in hervorragender Weise mit den dynamischen Prinzipien der referierten Systemtheorie überein. Die Komplexität und Vagheit von zahlreichen Situationen erfordert es, bei der Konstituierung unserer Lebenswelt die Fülle der Außen- und Innenreize zu ordnen, zu vereinfachen und so »stimmig« zu machen. Das bedeutet, sie können als attrahierende Prozesse verstanden werden. Dies soll zunächst ein experimentelles Beispiel aus der Psychologie erhellen:

Ein komplexes Punktemuster (links oben in Abb. 8) wird dabei kurz von einer Versuchsperson angeschaut, die dann versucht, es aus dem Gedächtnis zu reproduzieren (zweites Muster von links oben). Diese Reproduktion wird von einer weiteren Versuchsperson kurz angeschaut, die dann wieder eine Reproduktion erzeugt (drittes Muster in der oberen Reihe). In dieser

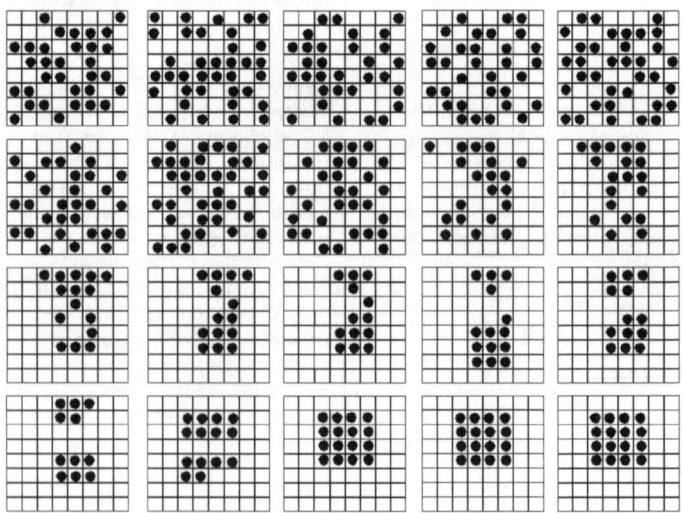

Abb. 8: Serielle Reproduktion eines komplexen Punktemusters bei 19 aufeinander folgenden Versuchspersonen (n. Stadler u. Kruse 1990)

so genannten »seriellen Reproduktion« verändert sich das Punktemuster so lange, bis es so einfach und prägnant ist, dass es perfekt reproduziert werden kann (wobei natürlich keineswegs immer aus dem Muster links oben das »Quadrat« rechts unten folgen muss, sondern auch andere prägnante Formen als Attraktor möglich sind).

Dieser Vorgang der seriellen Reproduktion entspricht genau der erläuterten iterativen Abbildung (vgl. Abb. 5) sowie dem Prinzip zirkulärer Kausalität mit Mustererkennung und Musterbildung (vgl. Abb. 6): Unsere Tendenz, Ordnungen zu (er-) finden, führt dazu, dass irgendwann bei der seriellen Reproduktion die Zufallspunkte etwas geordneter erscheinen. Darauf reagiert unser kognitives System als Mustererkennungs-Dynamik sofort: Aus den (vermeintlich) erkannten Eigenschaften wird ein ordnendes Feld erzeugt, das die Dynamik zunehmend versklavt und letztlich ein prägnantes Muster liefert, das gegenüber dem Anfangsmuster eine deutliche Reduktion an Komplexität darstellt.

Natürlich ist diese attrahierende Dynamik bei der visuellen Wahrnehmung und Reproduktion nur ein besonders anschauliches Beispiel aus jüngerer Zeit. Bemerkenswert ist, dass die serielle Reproduktion und damit die Nutzung der iterativen Abbildung bereits in den dreißiger Jahren von dem Psychologen Bartlett (1932) erfunden wurde, um schwache Wirkungen von attrahierenden Ordnungsdynamiken zu untersuchen – also rund drei Jahrzehnte, bevor diese in der modernen naturwissenschaftlichen Systemtheorie eine Renaissance erlebte.

Mit dieser Methode untersuchte Bartlett die serielle Reproduktion von Geschichten und andere Gedächtnis- und Reproduktionsvorgänge. Zur theoretischen Einordnung seiner Befunde entwickelte Bartlett das Konzept des Schemas: »Schema refers to an active organisation of past reactions, or of past experiences.« Dieses wirkt dann strukturierend in jeder Reaktion des Organismus. So fordert der Akt der Erinnerung einen aktiven »process of construction«; während einer solchen Erinnerung werden erworbene Schemata genutzt, um passende Details zu konstruieren. Die besonders schwache Gedächtnisleistung für fremdartige Teile der Geschichten interpretierte er beispielsweise damit, dass das Material nicht durch existierende Schemata assimiliert werden konnte, weil Konzepte und somit im wörtlichen Sinne »die Worte fehlten« (Bartlett 1932, S. 172). Ohne dass hier auf Details eingegangen werden kann, muss doch betont werden, dass nicht nur die Übereinstimmung der seriellen Reproduktion mit den iterativen Abbildungen, sondern auch die Korrespondenz der zentralen Prinzipien seiner Schema-Theorie mit den Prinzipien zirkulärer Kausalität, Musterbildung und -erkennung erstaunlich ist. Dass Bartlett damit der Begründer der für die Entwicklungspsychologie bedeutsamen Schema-Theorie von Piaget war, sei nur am Rande vermerkt.[8]

Auch vonseiten behavioristisch orientierter Forscher wird Bartlett – nach Jahrzehnten der Ignoranz gegenüber seinem Ansatz – heute als einer der Vorläufer moderner kognitiver Psychologie anerkannt. Es scheint sogar so, als könnte das Schema-Konzept eines der verbindenden theoretischen Glieder unterschiedlicher Therapierichtungen werden. So stellen beispielsweise moderne Verhaltenstherapeuten (Beck et al. 1994; Young 1994; Young et al. 2003; Parfy et al. 2003) ebenso wie humanistische Therapeuten (Greenberg u. van Balen 1998; Greenberg et al. 2003; Höger 1995; Sachse 1999) das Schema-Konzept ins Zentrum ihrer Ansätze – so auch Grawe (1998) mit seinem übergreifenden Therapieansatz, Luc Ciompi (1982) mit seinen affektlogischen Schemata; Ähnliches gilt für therapierelevante Grundlagenforscher (Bower 1981; Rumelhart 1989; Kuhl 2001; um nur wenige zu nennen).

Trotz der großen Übereinstimmung in wesentlichen Vorstellungen taucht der Begriff »Schema« in der Personzentrierten Systemtheorie (fast) nicht auf.[9] Der unbestreitbare Vorteil, einen psychologischen Begriff im Gegensatz zu den im vorheri-

---

8 Leider wird dies explizit in angemessenem Maße erst in jüngerer Zeit gewürdigt (z. B. Inhelder 1976, S. 119).

9 In der Tat wurde auf dem 38. Kongress der DGfP in Trier 1992 von Zuhörern einer Arbeitsgruppensitzung die Frage erhoben, warum in Arbeiten, die Mitarbeiter und ich vorstellen, von »Attraktoren« und »Komplettierungsdynamiken« gesprochen würde und nicht von »Schemata«.

gen Abschnitt benannten naturwissenschaftlichen Begriffen zu haben, wird meines Erachtens dadurch zunichte gemacht, dass der Schema-Begriff in der Literatur sehr uneinheitlich und unpräzise verwendet wird und erhebliche Konfusion verursacht – was übrigens auch von vielen Autoren selbst zugestanden wird. Selbst Bartlett schrieb schon: »I strongly dislike the term ›schema‹« – um dann aber zu argumentieren, dass er keinen besseren Begriff wisse und daher fortfahre, ihn zu benutzen.

Der Hauptgrund für die Probleme mit dem Schema-Konzept liegt wohl darin, dass oft zwei sehr unterschiedliche Aspekte und Ebenen der Prozessdynamik miteinander konfundiert werden: »Schema« wird nämlich zum einen im Sinne von ordnenden Kräften verstanden, meint also die Operatoren, attrahierenden Kräfte oder das Feld – kurz: die Ordner. Zum anderen aber wird »Schema« auf die dabei entstandene Ordnung bezogen – also auf den Attraktor. Dieser wichtige Unterschied zwischen Ordner und Ordnung wird in Abbildung 4 und 5 deutlich: So ist das Bild des Blatts oder des Farns die entstandene Ordnung. Was aber die Ordnung entstehen lässt, die Operatoren, ist nicht zu sehen – in diesem Beispiel wären es entweder die mathematischen Transformationen in der iterativen Abbildung oder, real interpretiert, der Vorgang des wiederholten Kopierens am Kopierer mit bestimmten Linsen. Ebenso ist das Punktequadrat in Abbildung 8 die entstandene Ordnung. Das, was diese Ordnung aber hervorbringt, ist der kognitive Prozess aus Wahrnehmen – Merken – Reproduzieren, so wie auch bei Bartletts serieller Reproduktion von Geschichten.

Es dürfte klar sein, dass die ordnenden Kräfte sowie die dabei entstehende Ordnung keineswegs dasselbe sind und eine Konfundierung in große Probleme führen kann. Bartlett, Piaget und andere verstehen unter »Schema« auch meistens die ordnenden Kräfte (wie aber nennt man dann die vom Schema verursachte Ordnung?) – aber leider nicht immer. Und bei anderen originären Autoren, oder jenen, welche deren Theorien darstellen oder verwenden, findet man eine noch stärkere Vermischung beider Bedeutungen. Meines Erachtens liegt das daran, dass »Schema« (als Operator) bereits so viel systemtheoretisch-dynamisches Denken enthält, dass es nicht zur mechanistisch-statischen Metaphorik passt – und die Vorstellungen immer wieder auf das manifeste Produkt der Ordner, eben die Ordnung, zurückfallen.[10]

Eine ähnliche Konfundierung von Ordnern und Ordnung findet man bei einem der Schema-Theorie sehr verwandten Ansatz: der psychologischen Theorie der »persönlichen Konstrukte« von George A. Kelly (1986) – die übrigens auch die jahrzehntelange Nichtbeachtung mit der Theorie von Bartlett teilen musste. So werden »Kernkonstrukte« beispielsweise definiert als Konstrukte, die »die lebenserhaltenden Prozesse einer Person steuern« – was (wie ganz überwiegend) den Ordner-Aspekt der Konstrukte betont. Hingegen heißt es, ein Konstrukt sei »durchlässig, wenn es neu wahrgenommene Elemente in seinen Kontext aufnimmt« (Hess 2003, S. 28) – was eher den Ordnungs- oder Inhaltsaspekt ins Zentrum rückt.

Als rein kognitive Komplettierungsdynamik lässt sich auch ein klassisches Experiment von Asch (1946) reinterpretieren. Asch vertrat eine gestaltpsychologische Orientierung und betonte daher, dass der Gesamteindruck von einer Situation oder von einer Person nicht nur eine Sammlung verschiedener einzelner Informationen ist, sondern dass diese Informationen in einem Kontext gesehen werden und ein organisiertes Ganzes ergeben. Seine Arbeit beginnt mit der Feststellung: »Wir schauen einen Menschen an, und sofort bildet sich in uns ein bestimmter Eindruck über seinen Charakter« (Asch 1946, S. 258). Wieder sehen wir uns sofort an die Komplettierungsdynamik erinnert.

In einem von Aschs vielen variantenreichen Experimenten wurde Schülern als Beschreibung einer Person langsam nacheinander sechs typische Eigenschaften vorgelesen. Eine Gruppe bekam die Eigenschaftsliste »intelligent – eifrig – impulsiv – kri-

---

10 Dasselbe Problem finden wir übrigens bei Jungs »Archetypen«, die auch bei Jung lange Zeit mal Operatoren, mal deren Produkt waren – und erst recht bei zahlreichen Darstellungen Jung'scher Theorie. Präzise wird es dann durchgehend im Dialog mit dem Physiker Pauli (vgl. Kriz 1997, 1999b).

tisch – eigensinnig – neidisch«. Eine andere Gruppe erhielt dieselbe Liste, allerdings in umgekehrter Reihenfolge, also: »neidisch – eigensinnig – kritisch – impulsiv – eifrig – intelligent«.
Es zeigte sich, dass die erste Gruppe von der beschriebenen Person danach einen deutlich positiven Eindruck hatte, während
die andere Gruppe die Person deutlich negativ beurteilte.

Dieser in der Literatur als »Primacy-Effekt« oft zitierte Be-
fund lässt sich im Lichte der in Abbildung 6 schematisierten zirkulären Kausalität oder Komplettierungsdynamik auch wie in
Abbildung 9 verstehen (wobei die Pfeilrichtungen natürlich nur
mögliche *Haupt*richtungen der Wirkungen darstellen).

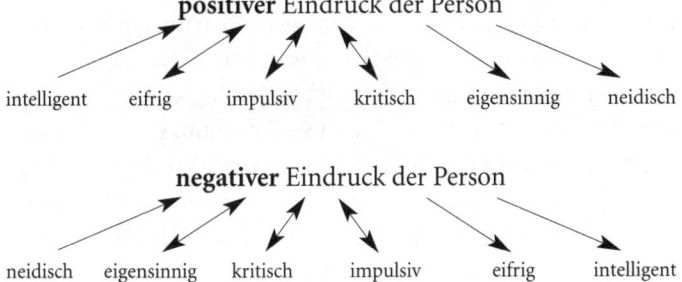

positiver Eindruck der Person

intelligent   eifrig   impulsiv   kritisch   eigensinnig   neidisch

negativer Eindruck der Person

neidisch   eigensinnig   kritisch   impulsiv   eifrig   intelligent

Abb. 9: »Primacy-Effekt«

Diese wenigen Beispiele zeigen die Fruchtbarkeit des dargestell-
ten systemtheoretischen Ansatzes und dessen Prinzipien zur
Rekonstruktion psychologischer Experimente, Befunde und
Beschreibungen sowie der darin herrschenden Wirkprinzipien.
Es lag daher nahe, gerade das iterative Design der seriellen
Reproduktion für die Untersuchung von psychischen, affektlo-
gischen[11] Komplettierungsdynamiken zu verwenden. Hierzu

---

11 Ich bevorzuge hier »affektlogisch«, weil die Bedeutung von »kognitiv« zwar ehe-
    mals den gesamten Erkenntnisprozess (also selbstverständlich rationale *und* af-
    fektive Teilekomponenten) umfasste, dann aber absurderweise auf »rational-lo-
    gisch« reduziert wurde, sodass man nun wieder mit Begriffsschöpfungen wie
    »kognitiv-affektiv« diese analytische Einseitigkeit der Sicht künstlich zu synthe-
    tisieren versucht.

wurden in Osnabrück in den letzten 15 Jahren zahlreiche Experimente durchgeführt, in denen die attrahierende Kraft der affektlogischen Prozesse in recht unterschiedlichen Zusammenhängen untersucht wurde (Übersichten in Kriz 1999a, 2001). Obwohl hier nicht auf Einzelheiten eingegangen werden kann, soll doch betont werden, dass sich meines Erachtens mit iterativen Designs und serieller Reproduktion noch ein großer Bereich an psychologischen Fragestellungen untersuchen ließe, bei dem es darum geht, wie aus Einzelinformationen »Felder« mit strukturierenden Operatoren erzeugt oder aufgerufen werden, die dann im weiteren Verlauf attrahierend zu einer klaren Ordnung im Sinne eines Bildes »der Realität« führen. Ferner sei zumindest noch erwähnt, dass unsere Darstellung sich hier auf das iterative Design fokussiert hat, weil es sich um ein besonders eingängiges Beispiel für die Demonstration der Korrespondenz zwischen systemtheoretischen und psychologischen Prinzipien handelt. Es wurden aber viele weitere Forschungswege beschritten, an denen inzwischen eine größere Anzahl auch psychologischer Forscher beteiligt ist – verwiesen sei auf die Übersichtswerke von Haken und Stadler (1990), Tschacher et al. (1992), Schiepek und Tschacher (1997) oder Tschacher und Dauwalder (1999, 2003).

Klinische Ebene: Systemprinzipien in der Realität der psychologischen Praxis

Vor dem Hintergrund der eingangs charakterisierten Position wurden in den nachfolgenden Abschnitten zentrale Prinzipien erörtert, die für die Personzentrierte Systemtheorie von Belang sind. Es sollte dabei – trotz aller hier gebotenen Kürze – deutlich werden, wie diese Prinzipien eine Verbindung zwischen der phänomenologischen und der systemtheoretischen Betrachtungsebene herzustellen vermögen und dass dies keineswegs nur metaphorisch zu verstehen ist. Vielmehr lassen sich diese Zusammenhänge und Prinzipien präzise im experimentalpsychologischen Labor untersuchen. Nun schließt sich der Argumentationskreis wieder zur phänomenologischen Ebene, indem die praktische Relevanz der erörterten Aspekte im Kontext der Personzentrierten Systemtheorie dargelegt wird.

Besinnen wir uns nochmals auf die gewählte Ausgangsfrage: Es ging um eine Erklärung dafür, wie in einer »objektiv-physikalischen« Welt eines Stroms von Einmaligkeiten unsere so stabile – und allzu oft: überstabile – Lebenswelt entstehen kann. Dabei hatten wir bereits auf evolutionär erworbene Mechanismen für die Etablierung von Regelmäßigkeiten und Ordnung verwiesen. Dies ist ein wichtiger Hintergrund, der bis zur Renaissance der evolutionsbiologischen Betrachtungsweisen in der Psychologie bisweilen unterschätzt wurde. Gleichwohl ist es für unseren Fokus nur ein bedeutsamer Hintergrund, vor dem sich die Frage nach den individuell-ontogenetischen und interaktiv-soziogenetischen Ordnungsprozessen weiterhin stellt. Damit lässt sich unsere Ausgangsfrage zu folgender Problemstellung verdichten:

Als Therapeuten beobachten wir in den Interaktionen von Paaren, Familien und Gruppen bestimmte Regelmäßigkeiten oder Muster. Diese sind nicht – oder zumindest nicht ausschließlich – von außen durch physikalische, biologische oder juristische Gesetze vorgegeben. Daher sind sie vor dem Hintergrund physikalischer, biologischer und sozialer Gesetzmäßigkeiten nur als selbstorganisiert zu verstehen.

Die beobachtbaren Interaktionen sind aber zugleich stets auch persönlicher Ausdruck der beteiligten Individuen. Denn zumindest für Psychologen und Therapeuten hat die Sichtweise der soziologischen Systemtheorie von Luhmann (1984), dass »Kommunikationen an Kommunikationen anschließen«, erhebliche Erklärungsdefizite. Dies gilt auch für solche systemischen und familientherapeutischen Ansätze, die sich ausschließlich an Kommunikationsprozessen ausrichten.

Diese beobachtbaren Äußerungen von individuellen Lebensprozessen sind ebenfalls vor dem Hintergrund physikalischer, biologischer und sozialer Gesetzmäßigkeiten als selbstorganisiert zu verstehen. Denn was wir von der »Persönlichkeit« eines Menschen beobachten, sind offenbar ebenfalls Regelmäßigkeiten in der Abfolge seiner Äußerungen. Dabei gehen wir davon aus, dass unsere Selbsterfahrungen, die Berichte unserer Mitmenschen und die psychologischen Beschreibungen zutreffen, wonach diese *äußerlich sichtbaren* Strukturen von Lebensprozessen mit anderen Lebensprozessen zusammenwirken, die aus der Außenperspektive *nicht beobachtbar* sind. Gemeint sind damit vor allem die »Eindrücke« oder Wahrnehmungen sowie die bewussten und unbewussten gedanklich-emotionalen Prozesse.

Das Problem auf den Punkt gebracht lautet: Wie sind diese selbstorganisierten Prozesse und ihre Musterbildungen auf den unterscheidbaren Betrachtungsebenen und in ihren Interaktionen zu verstehen?

Die Bedeutsamkeit individueller Systemprozesse für Interaktionsmuster

Manche klassische Systemtherapeuten würden die eben gestellte Frage als irrelevant einstufen, da es ausreiche, nur die strukturelle Ebene der Interaktionen zu berücksichtigen. In arroganter Einseitigkeit wurde nämlich die völlig überzogene Position vertreten, man könne den größten Teil psychologischen und psychotherapeutischen Wissens »vergessen«, weil dies ein überholtes Relikt eines »alten Paradigmas sei«.[12] So ist den frühen Entwürfen der Personzentrierten Systemtheorie trotz wohlwollender Aufnahme vorgeworfen worden, die »Unterscheidung zwischen psychischen und sozialen Systemen« nicht »klar durchzuhalten« (Schiepek 1991, S. 153), weil sie nicht von »operational abgeschlossenen Systemen« ausgehe, die füreinander nur unspezifische »Umwelt« darstellen, zwischen denen es keinerlei Input und Output gebe. Doch diese Abgrenzung der Systemebenen, die dann mit so vagen Konzepten wie »Interpenetration« oder »strukturelle Koppelung« irgendwie

---

12 So nicht nur Haley (1980), sondern leider auch viele andere in den sechziger bis achtziger Jahren.

wieder verbunden werden, stellt sich völlig blind gegenüber den eingangs thematisierten Problemen, dass aus dem Bereich menschlicher Lebenswelten weder in der Innen- noch in der Außensicht Sinnfragen ausgeklammert werden können. Meines Erachtens wird dies durch die zunehmende Bedeutsamkeit der »narrativen Perspektive« in den Diskursen systemischer Therapie inzwischen weitgehend geteilt (Epstein 1996).

Wie sehr eine Sichtweise zu kurz greift, die ausschließlich auf interaktionelle oder kommunikative Regeln fokussiert, sei am Beispiel des Kommunikations-Axioms der »Interpunktion« von Watzlawick et al. (1969) gezeigt. Dieses wichtige Axiom betont, dass eine bestimmte Abfolge von Situationen oder Handlungen von den Beteiligten ganz unterschiedlich gedeutet und hinsichtlich der Erklärung (Narration) interpunktiert werden kann. Nehmen wir das bereits bekannte Beispiel, »K_m« sei »Mann geht in Kneipe« und »K_f« sei »Frau meckert«. Dann lässt sich die beobachtbare Abfolge

$$\ldots \to K_m \to K_f \to K_m \to K_f \to K_m \to K_f \to \ldots$$

von beiden Partnern unterschiedlich interpunktieren und damit »erklären«, nämlich

$$\ldots (\to) \; /\underline{K_m \to K_f}/ \; (\to) \; /\underline{K_m \to K_f}/ \; (\to) \; / \underline{K_m \to} K_f/ \; (\to) \ldots$$

$$\ldots \to K_m/ \; (\to) \; / \underline{K_f \to K_m}/ \; (\to) \; /\underline{K_f \to K_m}/ \; (\to) \; / K_f \ldots$$

Das heißt, in der ersten Narration meckert die Frau, weil der Mann in die Kneipe geht, in der zweiten Narration geht der Mann in die Kneipe, weil die Frau meckert.

Allerdings sind hier, wie ich in einem Beitrag über systemische »Macht« ausgeführt habe (Kriz 1995), interessanterweise nur die Opfer-Rollen narrativiert. Entsprechend der systemischen Erkenntnis, dass jene Teile, die als »Täter« zu einer Dynamik beitragen, gleichzeitig als »Opfer« unter ihr zu leiden haben, wären aber auch die beiden Täter-Narrationen denkbar: »Die Frau meckert, *damit* der Mann in die Kneipe geht«, und »der Mann geht in die Kneipe, *damit* die Frau meckert«.

Die zweite Interpunktionsvariante mag zunächst ungewöhnlich erscheinen. Unsere Alltagserfahrung (und noch viel mehr klinische Erfahrung) lässt aber leicht Motive für solch gezieltes Handeln finden: So könnte dem Mann das Meckern als willkommener Vorwand dienen, seine Wirtshauseskapaden nicht einschränken zu müssen. Und die Frau könnte durchaus Nutzen daraus ziehen, sich im sozialen Umfeld für ihren »rücksichtslosen Trunkenbold« bedauern zu lassen oder eine Distanz zu ihrem Mann und dessen Wünschen an sie schaffen wollen (um nur wenige mögliche Aspekte zu nennen). Dort, wo der »Täter«-Anteil gegenüber dem »Opfer«-Anteil in der zirkulären Dynamik bewusster ist, würden Therapeuten aber mehr Veränderungspotenzial ausmachen. Handlungen, die von den Beteiligten als intentional steuerbar erlebt werden, lassen sich leichter verändern, als erlebte »Reaktionen« auf andere.

Insgesamt wird an dieser Argumentation wohl deutlich, dass es Sinn macht, die »Abfolge« zweier Kommunikationen K1 und K2 zwischen den Personen P1 und P2 entsprechend der Personzentrierten Systemtheorie anders zu interpunktieren, nämlich sie so aufzubrechen, dass die Personen ins Zentrum des Geschehens rücken, wie in Abbildung 10 dargestellt (n. Kriz 1990).

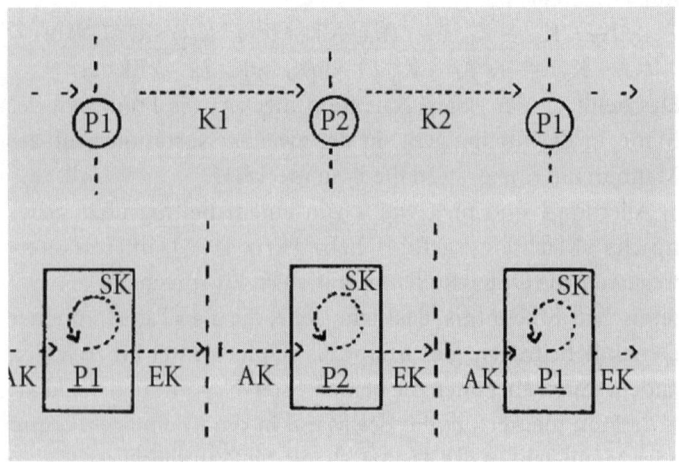

Abb. 10: Interpunktion der Kommunikation K1 – K2 in der Personzentrierten Systemtheorie
K1, K2: Kommunikationen; P1, P2: Personen; AK: afferente Kommunikation; EK: efferente Kommunikation; SK: selbstreferente Kommunikation

Dabei wird jede Kommunikation K in »afferente« (ankommende) und »efferente« (ausgehende) Teile unterschieden (AK und EK in Abb. 10) – man könnte auch von »Wahrnehmungen« oder »Eindrücken« oder von »Handlungen«, »Interaktionen«, »Verhalten« oder »Ausdruck« sprechen. Afferente und efferente Kommunikation betonen aber die Tatsache, dass der Mensch immer nur und immer schon im Kontext sozialer Beziehungen seine zu Beginn des Beitrags charakterisierten *wesentlichen* Aspekte seines Daseins erwirbt. *Wesentlich* ist hierzu aber auch das reflexive Bewusstsein, das in Abbildung 10 als »selbstreferente« Kommunikation bezeichnet wird.

Jede Kommunikation muss somit stets durch das »Nadelöhr« persönlicher Wahrnehmungen, Sinndeutungen – kurz: Narrationen –, bevor eine andere Kommunikation »anschließt«. Andererseits aber würde es bei den Strukturen von Traumbildern und Halluzinationen bleiben, wenn nicht die selbstorganisierten kognitiven Prozesse über Wahrnehmungen und Handlungen an die Prozess-Strukturen der »Außenwelt« gekoppelt würden. Denn neuronale, hormonelle und andere Körperprozesse bilden ein Netzwerk jeweils selbstorganisierter, aber doch verbundener Prozesse als Basis für diese kognitive »Innenwelt« (unter anderem Gedanken und Gefühle). Die Existenz von schizophrenen Schüben, Halluzinationen, massiven (Tag-)Träumen und so fort belegt, dass eine befriedigende Koppelung keineswegs immer sichergestellt ist.

Die Personzentrierung wird somit der Tatsache gerecht, dass der Mensch als kommunikatives Wesen einerseits seine Identität immer nur in sozialen Prozessen gewinnen und aufrechterhalten kann (was vielfach auch von anderen ausgeführt wurde: das »role taking« bei G. H. Mead oder die »Du-Ich-Beziehung« bei Martin Buber). Andererseits aber sieht er sich stets als Mittelpunkt seiner Narrationen – selbst dann noch, wenn eine Narration lauten sollte: Ich (!) werde von anderen »ferngesteuert« (vgl. Bruner 1996).

Die individuelle Ebene

Zur weiteren Klärung ist es daher notwendig, einen näheren Blick auf die Prozesse der Sinnkonstitution zu werfen, darauf also, wie über Komplettierungsdynamiken jene Sinnattraktoren entstehen, welche die phänomenale Stabilität (und auch intersubjektive Stabilität) unserer Lebenswelt bewirken. Hier muss nämlich auf eine bemerkenswerte Differenz zwischen der Außensicht und der Innensicht aufmerksam gemacht werden:

Aus der *Außensicht* wissen wir als Psychologen, dass das, was uns hier und jetzt bewusst ist, mit dem zusammenhängt, was je nach theoretischem Kontext als »Aufmerksamkeitsspanne«, »Arbeitsgedächtnis«, »Kurzzeitgedächtnis« benannt wird. Dieses hat, wie unzählige Experimente belegen, grob eine Zeitspanne von maximal 30 Sekunden. Was nicht erneut wahrgenommen oder über Schleifen explizit in der »Erinnerung« gehalten wird, entschwindet dem Bewusstsein.[13] Ganz im Gegensatz dazu ist das, was in diesem Bewusstseins-»Fenster« von nur 30 Sekunden in unserem Kopf erzeugt wird, was also den subjektiven *Inhalt* dieses objektiven Prozesses ausmacht, zeitlich und räumlich extrem viel umfassender: Wir haben den Eindruck, unsere gesamte Biografie überschauen zu können (mit ein paar Abstrichen bei den ersten Lebensjahren) – ja, sogar ein Teil der möglichen Zukunft ist stets präsent.[14] Und wir erleben uns zudem inmitten einer räumlichen Realität.[15] Für das refle-

---

13 Diese grobe Zeitangabe und stark vereinfachende Zusammenfassung einer ungeheuren Fülle an differenzierten experimentellen Befunden und entsprechenden Abhandlungen über diesen Bereich mag für unsere Zwecke reichen: Die je nach Sinnesmodalität und genauen Untersuchungskontexten erheblichen Unterschiede erscheinen mir für den Fokus *unserer* Argumentation nicht bedeutsam – sehr wohl aber die zwischen Operator und Inhalt.

13 Die Ausführungen hier sind auf das reflexive Tagesbewusstsein bezogen – »Traum«, »Trance«, »Flow«, alle diese spannenden Phänomene werden zunächst nicht berücksichtigt.

15 Es sei darauf hingewiesen, dass die ersten Thesen von Rogers »Client-Centered Therapy« (1951) lauten: 1. Jedes Individuum existiert in einer ständig sich ändernden Welt der Erfahrung, deren Mittelpunkt es ist. 2. Der Organismus reagiert auf das Feld, wie es erfahren und wahrgenommen wird. Dieses Wahrneh-

xive Bewusstsein sind somit zwei Hauptaspekte überaus wichtig:

- Die reflexive Perspektive vom *Dann auf das Jetzt* – das heißt die Möglichkeit, das Jetzt relativ zu anderen Zeitpunkten erfahren und sinnhaft einordnen zu können – begründet eine Lebenswelt, die ganz wesentlich als eine »geschichtliche Wirklichkeit« strukturiert ist. Denn erst diese Reprojektion ermöglicht, im Jetzt subjektiv auch »Vergangenheit« und »Zukunft« präsent zu haben. Dies wiederum ist die Basis für Trauer (auf Vergangenheit gerichtet) oder Furcht (auf Zukunft gerichtet). »Geschichtlich« meint dabei zunächst einmal, »auf einer zeitlichen Achse geordnet«; gleichzeitig aber ist es ein wesentliches Strukturierungsprinzip, diese Ordnung über Geschichten oder »Narrationen« herzustellen.

- Die Perspektive vom *Dort auf das Hier* – das heißt auf sich selbst aus der Position eines anderen zurückzublicken. Dies ist von G. H. Mead und in dessen Folge von den »Symbolischen Interaktionisten« ausführlich thematisiert worden (vgl. Mead 1968). Dieser Prozess begründet Phänomene, die mit »Selbstkonzept«, »generalisierter Anderer«, »Normen und Werte«, »Rollen« gekennzeichnet werden. Und es ist klar, dass die zeitlich-räumliche Distanzierungsmöglichkeit aus dem unmittelbaren Sein im Hier und Jetzt auch die Basis von Phänomenen wie »Wille« und damit »Verantwortung« und auch »Schuld« ist.

Da aber dies alles jeweils in einem Prozess-Fenster mit der objektiven Zeitbreite von nur rund 30 Sekunden erzeugt wird, stellt sich die Frage nach der *Stabilität* dieser lebensweltlichen Realität nur umso brisanter. Offenbar ist dieser Prozess an andere Prozesse gekoppelt, die langsamer »getaktet« sind und somit auch für inhaltliche Kontinuität in diesem objektiven Zeitfenster sorgen (so, wie die Struktur eines Wasserfalls viel länger

---

mungsfeld ist für das Individuum »Realität«. 3. Der Organismus reagiert auf das Wahrnehmungsfeld als ein organisiertes Ganzes.

konstant ist als das Zeitfenster für das Fallen einer bestimmten Kaskade von Tropfen oder wie die Struktur einer Kerzenflamme viel länger konstant bleibt als das Zeitfenster für die gerade stattfindende Oxidation bestimmter Moleküle).

In der Personzentrierten Systemtheorie ist besonders die Vernetzung der Prozesse im Arbeits- oder Kurzzeitgedächtnis mit den Prozessen von drei anderen Systemen bedeutsam (vgl. Abb. 11):[16]

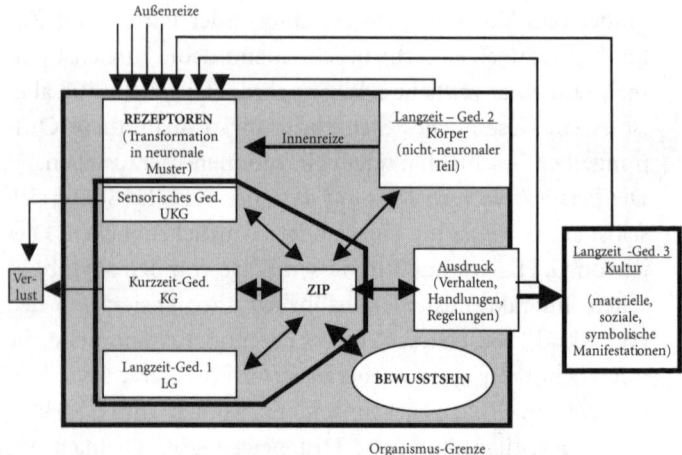

Abb. 11: Vernetzung der Gedächtnisprozesse
ZIP: zentraler Informationsprozess; (U)KG: (Ultra-)Kurzzeitgedächtnis;
LG: Langzeitgedächtnis

- das (im Wesentlichen neuronale) Langzeitgedächtnis;
- der (im Wesentlichen nichtneuronale) Prozess »Körper«. Hier sind zunächst die Prozesse des Hormonsystems als wichtigste Basis der Affekte von Bedeutung. Darüber hinaus geht es um die von Körpertherapeuten betonte leiblich ge-

---

16 Dabei ist wichtig, dass es sich um ein *funktionales* Modell handelt – der biosomatischen Realisierung daher hier nicht so viel Aufmerksamkeit geschenkt wird. Gleichwohl liegen dem Kurzzeitgedächtnis eher bioelektrische, dem Langzeitgedächtnis eher biochemische Modi der »Speicherung« zugrunde.

wordene biografische Erfahrung, die in den Muskeln und Sehnen – etwa den von Reich und Lowen thematisierten »Muskelpanzern« – sowie in vielen anderen Körperprozessen gespeichert sind und über Interorezeptoren auf den Prozess im Kurzzeitgedächtnis einwirken.

- Externe Prozesse, »materielle, soziale und symbolische Manifestationen« – kurz: das, was wir als »Kultur« bezeichnen. Ein banales Beispiel ist, dass man sich eine Notiz aufschreibt, die man viel später wieder lesen (und so ins Kurzzeitgedächtnis bringen) kann.

Die Bedeutung dieser drei Prozesse und deren Zusammenwirken für die Stabilität der Lebenswelt habe ich bereits früher ausgeführt (Kriz 1985, 1989). Hier sollen daher nur wenige Aspekte hervorgehoben werden:

Zum »Körper« sei betont, dass nicht zuletzt Ciompi (1982) darauf hingewiesen hat, dass die affektive »Gestimmtheit« eine wesentlich längere Veränderungszeit benötigt als die rational-logischen Prozesse im Kurzzeitgedächtnis: Wenn ein Auto an mir vorüberfährt und ich »fast« überfahren wurde, so bedarf es höchstens Sekunden für die logische Operation: »Ich bin *nicht* überfahren worden!« Der Schreck aber kann mir sowohl »in die Glieder fahren« (Muskelverspannungen) als auch Hormone ausschütten; die Wirkungen dieser so veränderten Körperprozesse auf meine Wahrnehmungen, meine Gedanken und mein Verhalten lassen sich noch Stunden später bemerken.

Mit dem Verweis auf die »Kultur« sei betont, dass sich ein großer Teil menschlicher Lebensprozesse in sinnhafter Veränderung der Materie oder als manifestierte gesellschaftliche Sinnstrukturen niederschlägt (Kleidung, Werkzeug, Möbel, Bilder, Bücher, Wohnung, Wohnumgebung): Diese materiell manifestierten Kommunikationen werden für das Prozessgeschehen gewissermaßen zeitlich fixiert, wirken aber ständig aufgrund ihres Gewahrwerdens beeinflussend auf die aktuellen Prozesse mit ein und sorgen so in hohem Maß für die Stabilität unserer Eindrücke.

Zirkuläre Kausalität und Bewusstsein

Insgesamt ist der Mensch daher – von außen gesehen, und das kann auch die Perspektive der Selbst-Beobachtung sein – als eine Art »Transformator« in die ihn umgebenden Lebensprozesse eingeklinkt. Er kann nicht anders, als im ständigen Strom seiner Eindrücke zu stehen und ständig etwas auszudrücken – wobei die kommunikative Funktion dieses Stroms seiner Eindrücke und des Stroms seines Ausdrucks in Abbildung 11 durch die Bezeichnungen »afferente«/«efferente« Kommunikationen hervorgehoben wird. Ununterbrochen werden »ankommende Kommunikationen« zu Wahrnehmungen (grob: zur Gesamtheit der »Eindrücke«) verarbeitet und in ausgehende Kommunikationen (Handlungen, oder grob: die Gesamtheit der »Ausdrücke«) transformiert. Damit klinkt sich der Mensch zugleich in die Prozesse seiner Umgebung ein – wobei die Prozesse, die wir mit »Kultur« bezeichneten, einen besonderen Stellenwert haben. Darüber hinaus wird dieser Transformationsprozess durch Koppelung an die Subprozesse des Langzeitgedächtnisses und der nichtneuronalen Körperprozesse wesentlich moderiert. Die funktionale Einheit dieser affektlogischen Moderation wird in Abbildung 11 als ZIP (zentraler Informationsprozess) bezeichnet.

Es sollte beachtet werden, dass bisher das, was für uns Menschen wesentlich ist und besonders markant erscheint, nämlich das reflexive Bewusstsein, noch gar nicht thematisiert wurde. Der Prozess von afferenter Kommunikation, deren affektlogische Verarbeitung im zentralen Informationsprozess unter Moderation der Prozesse »Langzeitgedächtnis« und »Körper« und letztlich deren Reaktion als efferenter Kommunikation würde somit auch ohne ein reflexives Bewusstsein ablaufen. Dass dies hochkoordiniert geschehen kann, wissen wir aus der Tierwelt (der wir ja kein reflexives Bewusstsein[17] unterstellen). Wie Jaynes (1993) hervorragend gezeigt und argumentiert hat, wä-

---

17 Die Frage, wie weit Primaten ansatzweise ein Selbstbewusstsein zugesprochen werden kann, soll hier außer Acht bleiben.

ren Menschen durchaus zu beachtlichen Kulturleistungen auch ohne reflexives Bewusstsein fähig. Wir bekommen davon eine Ahnung, wenn wir in Gedanken versunken unser Auto durch den Straßenverkehr lenken und »aus Routine« an einem ganz anderen Ziel landen, als wir eigentlich wollten. Doch trotz der scheinbaren Routine, die uns diesen anderen Weg fahren ließ, musste sich unser Organismus mit seiner afferenten und efferenten Kommunikation in ein komplexes Geschehen (Straßenverkehr) »einklinken«. Er musste dabei in hohem Maß situationsspezifische Reize selektiv als afferente Kommunikation wahrnehmen, gezielt auf umfangreiche im Gedächtnis gespeicherte Information zugreifen und diese in adäquater Weise verarbeiten (Bedeutung von Schildern, Ampeln und anderen Zeichen). Und letztlich musste er ebenso hochkoordinierte efferente Kommunikation ausgeben (Lenken, Bremsen, Zeichen geben). Dies ist ein kaum zu fassender komplexer kognitiver und motorischer Koordinationsprozess, mit dem wir uns auch dann in interaktive und kulturelle Prozesse einfädeln, wenn unsere bewusste Aufmerksamkeit mit ganz anderen Inhalten beschäftigt ist.

Damit wird deutlich, dass der (reflexive) Bewusstseinsprozess, der in Abbildung 11 als selbstreferente Kommunikation[18] bezeichnet wurde, ein *zusätzlicher* Prozess ist. Ob, wann und wie er in die anderen Lebensprozesse eingreift und von diesen beeinflusst wird, ist eine viel offenere Frage, als sie uns gewöhnlich erscheint. So mag das Wissen darüber, dass ein naher Verwandter kürzlich gestorben ist, im Langzeitgedächtnis gespeichert sein und kann durchaus häufig und massiv die Prozesse im Kurzzeitgedächtnis und im zentralen Informationsprozess moderieren. Damit wird dann auch die Art der Wahrnehmung (afferente Kommunikation) in Form von Selektion und Interpretation beeinflusst und die Art und Form des Ausdrucks, des

---

18 Es kann hier nicht auf die große Bedeutung dieses »inneren Dialogs« eingegangen werden, der vor allem in zahlreichen Weisheitslehren als Stabilisator der lebensweltlichen Realität hervorgehoben wird und dessen Unterbrechung daher ein Kern recht unterschiedlicher – und nicht nur esoterischer – Techniken ist.

Verhaltens und der Handlungen (efferente Kommunikation) (mit-)bestimmt. Gleichwohl können alle diese Prozesse stattfinden, ohne dass dies *Inhalt* des Bewusstseins werden muss. Führt man nun noch die Unterscheidung ein, dass dies (a) zwar gerade nicht bewusst ist, aber bewusst werden *könnte*, wenn man die Aufmerksamkeit darauf richtet, oder aber (b), dass dies aus bestimmten Gründen für das Bewusstsein nicht zugänglich wird (etwa aufgrund schmerzlicher biografischer Erfahrungen), so sind wir bei der freudschen Unterscheidung in Bewusstes, Vorbewusstes und Unbewusstes.

Ebenso können Affekte, muskuläre Spannungen und andere biografisch im Körper »geronnene« Erfahrungen die Verarbeitung der afferenten und/oder die efferente Kommunikation – ja, sogar den Fluss der Gedanken (selbstreferente Kommunikation) selbst – moderieren, ohne dass diese Einflüsse selbst *Inhalt* der Gedanken, also »bewusst« werden müssen. Bei der Wahrnehmung solcher Handlungen oder Gedanken ist der Mensch sich dann oft selbst fremd – eine alltägliche klinische Erfahrung. Aber selbst in moderaterer Form bleibt der Einfluss vieler kognitiver Prozesse auf das Bewusstsein in der Regel unerkannt und unreflektiert – wie das Experiment in Abbildung 9 bereits exemplarisch demonstrierte.

Die Beschreibung der letzten Absätze betont aber nur die *eine* Perspektive auf die zirkuläre Kausalität. Aus dieser Sicht ist das Bewusstsein nur ein kleines Schifflein, das auf dem ungeheuren Strom unbewusster Prozesse dahinschwimmt – wie schon Freud sinngemäß formulierte. Die andere Perspektive aber ist mindestens ebenso so bedeutsam, und sie wird in ihrer Wirkung gewöhnlich noch stärker unterschätzt: Es geht um die bedeutsame »Top-down«-Wirkung des Bewusstseins – also um den Einfluss des Bewusstseins*feldes* auf die Mikroprozesse. Damit sind nicht nur die (Be-)Deutungsprozesse von Informationspartikeln wie in Abbildung 9 gemeint (also die Bedeutung, welche beispielsweise das Wort »kritisch« im Feld des Gesamteindrucks der Person bekommt). Diese Feldwirkungen sind offenbar noch viel weitreichender und überschreiten auch in dieser Richtung (top-down) wieder die »Mind-body«-Grenze:

Unter den eindrucksvollen Belegen hierzu aus jüngster Zeit sind die Experimente von Mechsner (Mechsner et al. 2002; Mechsner 2004), von denen hier eines kurz angeführt sei: Nennen wir den Zeigefinger der linken Hand *Zl,* den der rechten Hand *Zr* und entsprechend die Mittelfinger *Ml* und *Mr.* Man kann zeigen (und leicht selbst ausprobieren) dass sich die »symmetrische« Trommel-Bewegung auf dem Tisch (»Klavierspielen«) – gleichzeitig *Ml* und *Mr,* dann gleichzeitig *Zl* und *Zr* et cetera – von langsamem Tempo zu schnellem Tempo leicht steigern lässt. Die »parallele« Bewegung hingegen – gleichzeitig *Ml* und *Zr,* dann gleichzeitig *Zl* und *Mr* und so fort – schlägt, wenn man ein langsames Tempo steigert, unweigerlich in die »symmetrische« Bewegung um. Symmetrie ist also vorherrschend. Die klassischen Erklärungen[19] dafür machten jahrzehntelang evolutionäre Programme und/oder die Symmetrie der Hirnhälften mit sensorisch-motorischen Zellverbänden und »homologen« Muskeln verantwortlich. Mechsner kam auf die genial-simple Idee, bei *einer* von beiden Händen nicht Mittel- und Zeigefinger, sondern Mittel- und Ringfinger (R) trommeln zu lassen: Sofern es die Spiegelsymmetrie der Anatomie wäre, sollte nun die »parallele« Bewegung mit gleichzeitigem Senken beider Mittelfinger stabiler sein als die »symmetrische« – diesmal aus gleichzeitig *Rl* und *Mr,* dann *Ml* und *Zr.* Doch auch hier war die Symmetrie klar dominant, das heißt, die parallele langsame Bewegung (also gleichzeitige Aktivierung homologer Muskeln der Mittelfinger) landete bei Beschleunigung in der Symmetrie (an der ja nun unterschiedliche Finger beteiligt sind). Mit weiteren Experimenten zeigte Mechsner, dass eine einheitliche »Bewegungsgestalt« wichtiger ist als der Abruf irgendwelcher neuronaler Aktivierungsprogramme. Die Motorik folgt sozusagen den Vorstellungsbildern. Dies ist, so Mechsner, auch das Geheimnis exzellenter Marionetten-Puppenspieler, die sich mit ihrer imaginativen Vorstellung quasi in die Puppe

---

19 Dies ist auch ein besonderes Phänomen, das im Rahmen synergetischer Selbstorganisationstheorien seit einem Jahrzehnt sorgfältig untersucht wurde (vgl. Haken et al. 1985).

hineinbegeben. Dass diese Ergebnisse sofort von »nature« und »GEO« veröffentlicht wurden, belegt die hohe Bedeutsamkeit, die auch andere Wissenschaftler diesen Befunden beimessen.

Teleologische Aspekte der Imagination

Ein besonders wichtiger Aspekt der Attraktoren und deren Komplettierungsdynamik ist die teleologische Kausalität: Damit ist gemeint, dass ein Prozess eben nicht (nur) durch die Vergangenheit und deren Kräfte bestimmt wird, sondern durch etwas, das sich erst in der Zukunft zeigt. Teleologische Erklärungen waren lange Zeit in der abendländischen Wissenschaft verpönt. Zu Recht brandmarkte man typische »Erklärungen« wie »Der Vogel hat Flügel, damit er fliegen kann« als überaus dürftig und letztlich für alles passend (und damit eben *nichts* erklärend). Nun kommen teleologische Betrachtungsweisen mit der naturwissenschaftlichen Systemtheorie durch die Hintertür wieder in den »Raum der Wissenschaft« und werden salonfähig – allerdings im angemessenen Gewand differenzieller Spezifität, nämlich durch Konzepte wie »Attraktor« und »Komplettierungsdynamik« präzisiert.

Im Bereich des Menschlichen ist der teleologische Aspekt attrahierender Kräfte besonders im Zusammenhang mit Fantasie oder Imagination wirksam. Wenn man einen Studenten, der gerade die Treppe zu einem Hörsaal hinaufgeht, fragt, warum er dies tut, so wird er selten Gründe aus der Vergangenheit bemühen – etwa weil er Abitur gemacht habe oder weil er unten losgegangen sei und so viel Schwung hatte. Sondern man wird eher teleologische Erklärungen finden – etwa: um eine Vorlesung zu hören und dies (auf Nachfrage), weil er Prüfung machen wolle oder müsse, und dies wiederum, weil er den Beruf X ergreifen wolle. Dass menschliches Handeln in wesentlichen Anteilen zielgerichtet ist, ist eigentlich so selbstverständlich, dass es geradezu absurd erscheint, dass teleologische Erklärungen lange Zeit auch in der Psychologie verpönt waren und man versuchte, alles einseitig aus den »Kräften der Vergangenheit« heraus zu erklären.

Im Bereich menschlicher Wahrnehmungs-, Verarbeitungs- und Handlungsprozesse entfalten nun Imaginationen von zukünftigen Zuständen bedeutsame Kräfte zur Ordnung weiterer Lebensvorgänge. Der erwähnte Student, der zum Hörsaal strebt, hat meist weder präzises und exaktes Wissen über die Vorlesung, die ihn gleich erwartet, noch gar über seinen späteren Beruf. Aber indem er sich von seiner eher vagen Vorstellung leiten lässt und sich auf das imaginierte Ziel zubewegt, wird dieses – analog zur attrahierenden Dynamik in Abbildung 5 – zunehmend klarer und auch realer.

Damit wird auch ein bedeutsamer Unterschied zwischen imaginativ-teleologischen und planerisch-determinierten Prozessen deutlich: Bei den Letzteren wird zwar auch ein Bild der Zukunft entworfen. Aber die Informationsbasis und die »Gesetzmäßigkeiten«, auf denen ein Plan beruht, stammen aus der bisherigen Vergangenheit, und das Einhalten der planerischen Schritte kann kontrolliert werden. Ja, in dieser Kontrollmöglichkeit wird sogar die Stärke guter Pläne und deren Realisation gesehen. Kontrolle ist nun natürlich nichts »Schlechtes«: Für manche klar vorgegebenen Ziele (aus welchen Gründen auch immer) ist dies sehr effizient. Allerdings hat eine solche Dynamik dann auch nichts Überraschendes mehr – oder Überraschungen treten nur als Abweichungen vom Plan auf und sind daher fast immer »böse Überraschungen«.

Beim anderen Prinzip, der imaginativ-teleologischen Dynamik, ist Überraschung sozusagen wünschenswert. Es gibt eben nur eine recht vage Vorstellung, die überhaupt erst zunehmend klarer wird, indem man ihr folgt und sie zunehmend realisiert. Die Vagheit erlaubt es auch, Überraschungen sogar dafür zu nutzen, letztlich etwas recht anderes zu verwirklichen, als zunächst vermutet wurde: In Abbildung 8 hätte im Anfangstadium aus den Punkten des werdenden Quadrats noch leicht eine andere Form entstehen können, wenn irgendwelche Änderungen dies nahe gelegt hätten. Der Student, der einem imaginierten Berufswunsch nachgeht, kann sich viel leichter an neue Gegebenheiten (der Berufswelt) oder Erkenntnisse (über eigene Stärken und Schwächen) anpassen – beispielsweise Physiklehrer statt Mathematiklehrer zu werden oder lieber in die Grundschule zu gehen oder vielleicht gar kein Lehramt zu ergreifen. Statt Kontrolle der einzelnen Schritte ist hier Vertrauen in die werdende »Gestalt« wichtig. Wenn hingegen das Studium bis aufs Letzte im Hinblick auf einen bestimmten Beruf und sogar dessen genaue Ausübung »durchgeplant« ist (wenn etwa sogar auf jeden Fall eine Stelle am Gymnasium in X-Stadt angestrebt wird), ist eben Kontrolle notwendig, weil sonst ein Scheitern droht.

Dieser Unterschied zwischen beiden Prinzipien ist dem Unterschied zwischen »Play« und »Game« analog – ein Unterschied, den Paolo Knill im Rahmen der »Expressive Arts Therapy« besonders betont hat (Knill et al. 1995, vgl. Knill i. d. Bd.): Ein »Game« erfolgt nach Regeln, deren Einhaltung kontrolliert wird. Bei »Play« hingegen kann sich, oft innerhalb eines ebenfalls klar strukturierten Rahmens, kreativ Neues entfalten.

Die interaktive Ebene

Der Mensch als kulturelles Wesen ist mit seinen afferenten und efferenten Kommunikationen von der Wiege bis zur Bahre in soziale Prozesse »eingeklinkt«. Seine Biografie ist immer auch eine soziale und sein Bewusstsein bildet sich nach Ansicht vieler im Detail durchaus unterschiedlicher theoretischer Richtungen nur in einem sozialen Umfeld – etwa durch die »Rollenübernahme« (in der Theorie von G. H. Mead). Dies konstituiert auch die Bedeutung der Erwartungs-Erwartungen, die unser Handeln, unser Denken und Fühlen und damit auch die Selektivität und Sensibilität unserer Wahrnehmung wesentlich mitbestimmen: Wir können uns nur dadurch in die sozialen Prozesse einklinken, dass wir lernen, hinreichend treffende Erwartungen darüber zu entwickeln, was andere von uns erwarten. Dies gehört zum »Dann und Dort«, mit dem wir aus der vermuteten Perspektive der anderen auf uns selbst im »Hier und Jetzt« zurückblicken.

Ohne hier auf Details eingehen zu können, ergibt sich aus einer solchen Perspektive, dass Affekte, die nicht von wichtigen Anderen – meist den Eltern – akzeptiert und verstanden werden, nicht in das entstehende Selbst integriert werden können. Um Zuwendung zu erhalten, werden zudem oft Bewertungen und Interpretationen, die den eigenen Erfahrungen und Bedürfnissen nicht entsprechen, als Introjekte übernommen. Kurz: Es entstehen spezifische Quellen der Inkongruenz zwischen der Erfahrung des Organismus und der Struktur des Prozesses der selbstreferenten Kommunikation, das heißt dem »Selbst«.

Gleichzeitig wirken sich die Strukturen der Lebensprozesse – der vernetzten Prozesse von afferenter, efferenter und selbstreferenter Kommunikation einschließlich deren stabilisierende Interaktionen mit anderen Prozessen – dann auch auf die sozialen Interaktionsstrukturen aus. Und diese wirken wieder zirkulär-kausal auf die Stabilisierungen der Lebenswelten der Beteiligten zurück, das heißt auf deren jeweilige Besonderheiten der Strukturierung ihrer Realität und ihres Ausdrucks.

Das ebenso typische wie alltägliche Beispiel in Paar- und Familientherapien schildert den Therapeuten, wie er einen der Partner fragt: »Haben Sie gehört, was Ihr Partner gerade gesagt hat?«, und dieser antwortet: »Nein, das zwar nicht, aber wie er mich ansah, war mir schon klar, was er sagen würde!« (vgl. v. Schlippe u. Kriz 1993). Die attrahierenden Reduktionsmechanismen und Komplettierungsdynamiken der Einzelnen lassen dann die Aussagen des Partners zu einem Trigger werden, der nur ein Abspulen der »inneren Filme« auslöst. Man reagiert auf die eigenen Vermutungen und Unterstellungen als eine äußere Realität, die zudem allzu selten infrage gestellt und überprüft wird. Schlimmer noch: »Wozu soll ich mich ändern, wenn der andere das sowieso nicht merkt«, ist eine ebenso häufig zu findende Aussage, die davon zeugt, dass Fluktuation und Kreativität im Verhalten zwar immer wieder aufflackern, aber genauso oft durch die Macht der Sinnattraktoren in den alten Kategorien gedeutet werden. Damit verarmt dann aber zusehends diese nicht gewürdigte und wahrgenommene Flexibilität, sodass auch ein Beobachter von außen nicht nur Rigidität in den Kategorisierungen und Deutungen, sondern auch in den interaktiven Verhaltensmustern findet. Individuelle und interaktive attrahierende Dynamiken sind so miteinander verkoppelt. Auch hier ist es wieder wichtig, die Feldwirkungen »topdown« zu berücksichtigen. Denn die erwähnten Narrationen, die Episoden und Geschichten, aus denen sich der biografische Hintergrund des Einzelnen jeweils formt (und verändert), sind in die Feldstrukturen sozialer Sinndeutungen und Geschichten eingebettet. Und diese sind als Teilprozesse noch größerer geografischer und historischer Dynamiken und ihrer Strukturen zu sehen. Typische Felder unserer Kultur lassen sich leicht ausmachen: Dazu gehören neben basalen Tendenzen, wie die zur »Verdinglichung«[20], die Mythen und Geschichten Europas und seiner Völker, ferner der gegenwärtige Hang zur Effektivität und zu besonders starkem Reduktionismus, die Bevorzugung einer kausal-mechanistischen Deutung der Welt einschließlich der Beziehungen zu den Dingen, den anderen Menschen und zu sich selbst, aber auch die in Geschichten gekleideten Werte der Subkulturen bis hinunter zur Familie. Die Selbstorganisation der Bedeutungszuschreibungen, die in einer spezifischen Familie stattfindet und in Bezug auf ein »Problem« beispielsweise Gegenstand eines Therapieprozesses wird, kann nur relativ zu all diesen umgebenden Sinn-Feldern gesehen und verstanden werden. Die Wirklichkeitskonstruktionen der Familie müssen in diese Felder ebenso stimmig eingepasst werden wie die biografischen Geschichten der einzelnen Familienmitglieder in den Familienmythos. Sinn-Attraktoren sind daher immer als spezifisch fokussierter Ausschnitt aus einem komplexen Multi-Ebenen-Prozess zu sehen.[21]

---

20 Die Sprachstruktur unserer Kultur fördert die Tendenz, Prozesse als »Dinge« zu interpretieren und dann auch entsprechend zu behandeln.

21 Dies lässt sich auch an Abbildung 9 verdeutlichen: Wie das Wort »kritisch« interpretiert wird und zum Gesamteindruck der Person beiträgt, ist zwar zu erstaunlich hohem Anteil selbstorganisiert, aber gleichwohl nicht unabhängig von allgemeiner Bedeutung dieses Wortes in der Kultur und Subkultur, von typischen Personen, von typischen Erzählungen über Menschen und deren »Charaktere« und so fort.

Gleichwohl wirken in unserer Kultur gerade die »großen« Fragen und Themen als typische und übergeordnete Felder. Es sind jene zwar prinzipiell wichtigen Fragen und Themen, die versuchen, Orientierungen in den durch Dichotomien aufgespannten kognitiven Landschaften zu geben: »richtig« versus »falsch«, »gut« versus »böse«, »krank« versus »gesund«, »schuldig« versus »unschuldig«, »immer« versus »nie«, »wahr« versus »unwahr« et cetera. In vielen Fällen finden wir diese Aspekte aber mit erschreckendem Totalitarismus versehen und auf dinghafte Charaktereigenschaften attribuiert. So reduzieren sie oft die Kreativität und Spontanfluktuation in den konstruierten Lebenswelten von Paaren und Familien – besonders bei jenen, deren Interaktionsmuster in der Literatur als »rigide« und »verkrustet« beschrieben werden. Entweder wird dann bis zum Sankt-Nimmerleins-Tag erbittert darum gekämpft, was »wahr« ist, was »wirklich« geschah oder wer »schuldig« ist. Oder aber der Kampf wurde bereits von einer Partei gewonnen, und die gefundenen Beschreibungen der Realität sind in resignierte »Wahrheiten« einzementiert. Hier kommt es dann in der Therapie darauf an, solche zementierten Beschreibungen zu dekonstruieren, das heißt, die Sinnattraktoren zu destabilisieren, und so neue, dem System inhärente Deutungsmöglichkeiten zuzulassen.

Hierzu zumindest ein Beispiel: So wirkt ein Begriff wie »Verhaltensstörung« – vielleicht im Kontext der Narration: »Der kleine Hans *hat* eine Verhaltensstörung« – als Verdinglichung eben »Ding«-haft und damit statisch und festschreibend. Der Begriff ist dann für Veränderungen in der realen Dynamik der Wahrnehmungen und Handlungen eher hinderlich, auch wenn »intuitiv« klar sein mag, dass diese Narration nicht die ganze Wahrheit abbilden kann. Daher ist es eine Aufgabe im Rahmen von Psychotherapie, über die »Verflüssigung« der sprachlichen Sinnprozesse die Starrheit der Zuschreibungen aufzulösen. Schon die Formulierung: »Hans *verhält* sich gestört«, lässt Fragen aufkommen wie: »Wann?« und: »In welchem Zusammenhang?« Und deren nähere Erörterung führt zu einem komplexen Gefüge aus unterschiedlichen Situationen, in denen manches von Hans' »Störung« verständlich wird (als »natürliche Reaktion« auf das aktuelle Verhalten seiner Schwester) oder in anderem Licht erscheint (als »Signal für mehr Aufmerksamkeit« oder als »Ablenken vom sich anbahnenden Streit zwischen den Eltern«). »Intuitiv«, so werden die Eltern vielleicht sagen, »haben wir immer schon gewusst, dass manches, was Hans tut, etwas anderes bedeutet.« Aber die attrahierende Macht des Begriffs und Konzepts »Verhaltensstörung« hatte diesen intuitiven Blick für die komplexe Vielfalt der Situationen und ihrer Bedeutungen auf diese eine, »in Hans liegende«, »Ursache« fixiert (vgl. v. Schlippe et al. 1998).

Aus dieser Perspektive ließen sich nun zahlreiche therapeutische Vorgehensweisen in ihrer Wirkung theoretisch rekonstruieren – nicht nur systemische Techniken, sondern auch Vorgehensweisen anderer Therapieansätze. Doch dies würde einer recht detaillierten Erörterung bedürfen.

Zumindest sei aber noch ein eher spekulativer Zusammenhang angedeutet: Wenn man den Feldaspekt wirklich ernst nimmt, dessen hohe Bedeutung und Wirksamkeit berücksichtigt (wie sie in den Experimenten Mechsners gezeigt wurden) und die »Verklinkung« der afferenten, efferenten und selbstreferenten Kommunikation und (damit zusätzlich) anderer Körperprozesse in diese Felddynamiken beachtet, scheint die Erfahrung eines »gemeinsamen Feldes« zwischen Patient und Therapeut, von dem manche Therapeuten berichten, keineswegs so »esoterisch« zu sein, wie es auf den ersten Blick anmuten mag. So haben beispielsweise Rogers oder die Hypnotherapeuten Erickson und Gilligan einen Zustand beschrieben, in dem sie für das »Einklinken« in ein gemeinsames Bedeutungsfeld mit dem Klienten besonders sensibel waren. Eine verstehende Begegnung mit anderen Menschen findet aber immer so statt, dass der größte Teil der gemeinten Bedeutung von demjenigen, der etwas sagt, in die Kommunikation »eingefaltet« werden muss und dann bei dem, der dies hört, Bedeutung durch »Entfaltung« entsteht (vgl. Nørretranders 1994). Analog zu Abbildung 9 wird so zunehmend ein *gemeinsames* (Be-)Deutungsfeld aufgebaut, dessen Intensität erstaunliche Ausmaße annehmen kann. Winzige Hinweise reichen dann, die affektlogischen Prozesse der Beteiligten erheblich zu moderieren.

Mir scheint, dass in künstlerischen Therapien, bei der Verwendung von Skulpturtechniken oder anderen »Aufstellungen« solche Aspekte wirksam werden. Doch auch dies kann hier nicht weiter ausgeführt werden, zumal dieser Bereich leider auch durch eine große Unseriosität belastet ist, was eine besonders sorgfältige Diskussion erforderlich machen würde.

Zusammenfassende Standortbestimmung

Vergleicht man abschließend die Position der Personzentrierten Systemtheorie mit dem Ansatz von Rogers (Personzentrierten Psychotherapie) einerseits und dem der Systemtherapie andererseits, so lässt sich Folgendes zusammenfassend sagen:

Die Personzentrierte Systemtheorie betont wie die Personzentrierte Psychotherapie die Selbstorganisationsprozesse des Organismus und, in analytischer Unterscheidung dazu, des Selbst, wie sie in der Personzentrierten Psychotherapie durch »Aktualisierung« und »Selbstaktualisierung« thematisiert sind. Phänomenologisch-existenzielle Aspekte mit der Betonung des Sinns und der biografischen Geschichtlichkeit als Wesensmomente des Menschen sind ebenso wie die therapeutische Beziehung für die Personzentrierte Systemtheorie und die Personzentrierte Psychotherapie bedeutsam. In der Personzentrierten Psychotherapie ist aber die Einbettung in soziale Beziehungsstrukturen theoretisch unterbelichtet – und ebenso der praktische therapeutische Umgang mit Paaren und Familien sowie das Coaching von Teams und Firmen. Hier macht die Personzentrierten Systemtheorie von den sehr differenzierten Entwicklungen gerade für solche Fragen im Rahmen der Systemtherapie Gebrauch.

Ebenso sagt die Personzentrierte Psychotherapie wenig über die spezifische Struktur des Selbst aus – während die Personzentrierte Systemtheorie betont, dass diese Strukturen durch Narrationen bestimmt werden, die ihrerseits in umfassendere Sinnstrukturen aus Geschichten und Geschichtlichkeit eingebettet sind. Damit verbunden ist auch das hohe Gewicht, das den dynamisch-konstruktiven Anteilen der Realitäten in der Lebenswelt gegeben wird. Die Konzeption der Personzentrierten Systemtheorie mit Sinn-Attraktoren, Komplettierungsdynamiken, der spezifischen Prozessdynamik von afferenter, efferenter und selbstreferenter Kommunikation und deren Vernetzung (mit anderen Körperprozessen und mit sozialen Interaktionsstrukturen) sowie letztlich die Bedeutsamkeit von Feldwirkungen ermöglicht hier eine meines Erachtens wesentlich differenziertere Betrachtungsweise. Diese ist nicht nur an neuere Entwicklungen mit ähnlichen Ausrichtungen anschlussfähig – etwa Grawes (1998) Schema-Konzept im Rahmen der »Psychologischen Psychotherapie« oder Greenbergs »Experience-Centered Therapy« (Greenberg et al. 2003) –, sondern auch an die interdisziplinären Diskurse der Systemforschung, besonders der Synergetik. Damit werden Grundlagen und -annahmen leichter empirisch erforschbar.

Im Kontrast zur üblichen Systemtherapie wird besonders die prozessuale Verbindung zwischen individuellen Sinnprozessen (einschließlich deren attrahierender Stabilisierung und Reduktion) und interaktiven Mustern hervorgehoben. Der imaginativ-teleologische Charakter vieler Narrationen sowie die zirkulär-kausale Feldorganisation von »Geschichten« auf unterschiedlichen sozialen Systemebenen ist üblicherweise in der Systemtherapie theoretisch unterbelichtet, spielt in der Personzentrierten Systemtheorie aber eine wichtige Rolle.

Es ist daher zu hoffen, dass diese integrative Kapazität der Personzentrierten Systemtheorie sowohl die Entwicklung von therapeutischen Vorgehensweisen in der Personzentrierten Psychotherapie als auch in der Systemtherapie durch Perspektivenerweiterung und kritische Hinterfragung bereichern kann. Die Personzentrierte Systemtheorie versteht sich daher auch eher als ein Ansatz zur theoretischen Rekonstruktion klinisch-therapeutischer Prozesse mit der Möglichkeit, durch eine solche integrative Perspektive ein größeres Spektrum therapeutischer Vorgehensweisen kreativ nutzen und entfalten zu können. Sie versteht sich weniger als eine Neuentwicklung praktischer Interventionen, denn im breiten Interventionsspektrum des Personzentrierten Psychotherapie und der Systemtherapie sind genügend Potenziale bereits vorhanden und weitere prinzipiell angelegt. Wenn diese allerdings mithilfe der theoretischen Konzeption der Personzentrierten Systemtheorie noch besser und kreativer genutzt werden könnten, wäre dies sehr erfreulich.

Literatur

Asch, S. (1946): Forming impressions of personality. Journal of Abnormal and Social Psychology 41: 258–290.

Bartlett, F. C. (1932): Remembering. Cambridge.

Beck, A. T. et al. (1994): Kognitive Therapie der Depression. Weinheim.

Bower, G. H. (1981): Mood and memory. American Psychologist 36: 129–148.

Bruner, J. (1996): Sinn, Kultur und Ich-Identität. Heidelberg.

Ciompi, L. (1982): Affektlogik. Stuttgart.

Cramer, F. (1988): Chaos und Ordnung. Die komplexe Struktur des Lebendigen. Stuttgart.

Epstein, E. (1996): Der Narrative Turn: Postmoderne Theorie und systemische Therapie. In: Schlippe, A. v.; Kriz, J. (Hg.), Kontexte für Veränderung schaffen – systemische Konzepte in Theorie und Praxis. Osnabrück, S. 3–14.

Grawe, K. (1998): Psychologische Therapie. Göttingen.

Greenberg, L. S.; van Balen, R. (1998): The theory of experience-centered therapies. In: Greenberg, L. S.; Watson, J. C.; Lietaer, G. (Hg.), Handbook of Experimental Psychotherapy. New York, S. 28–57.

Greenberg, L. S.; Rice, L.; Elliott, R. (2003): Emotionale Veränderung fördern. Paderborn.

Haken, H.; Stadler, M. (Hg.) (1990): Synergetics of Cognition. Berlin/Heidelberg.

Haken, H. (1992): Synergetics in Psychology. In: Tschacher, W.; Schiepek, G.; Brunner, E. J. (Hg.), Self-Organization and Clinical Psychology. Empirical Approaches to Synergetics in Psychology. Berlin, S. 32–54.

Haken, H.; Kelso, J.; Bunz, H. (1985): A theoretical model of phase transitions in human hand movements. Biological Cybernetics 51: 347–356.

Haley, J. (1980): Ansätze zu einer Theorie pathologischer Systeme. In: Watzlawick, P.; Weakland, J. H. (Hg.), Interaktion. Bern.

Heider, F. (1944): Social Perception and Phenomenal Causality. Psychological Review 51: 358–410.

Hess, T. (2003): Lehrbuch für die systemische Arbeit mit Paaren. Heidelberg.

Höger, D. (1995): Unterschiede in den Beziehungserwartungen von Klienten. Überlegungen und Ergebnisse zu einem bindungstheoretisch begründeten und empathiebestimmten differentiellen Vorgehen in der Klientenzentrierten Psychotherapie. GwG-Zeitschrift 100: 4754.

Inhelder, B. (1976): Memory and intelligence in the child. In: Inhelder, B.; Chipman, H. H. (Hg.), Piaget and his School. New York, S. 100–120.

Jaynes, J. (1993): Der Ursprung des Bewusstseins. Reinbek.

Kelly, G. A. (1986): Die Psychologie der persönlichen Konstrukte. Paderborn.

Knill, P. J.; Barba, H. N.; Fuchs, M. N. (1995): Minstrels of Soul. Intermodal Expressive Therapy. Toronto.

Kriz, J. (1985): Grundkonzepte der Psychotherapie. München.

Kriz, J. (1989): Entwurf einer systemischen Theorie klientenzentrierter Psychotherapie. In: Sachse, R.; Howe, J. (Hg.), Zur Zukunft der klientenzentrierten Psychotherapie. Heidelberg, S. 168–196.

Kriz, J. (1990): Pragmatik systemischer Therapie-Theorie. Teil II: Der Mensch als Bezugspunkt systemischer Perspektiven. System Familie 3: 97–107.

Kriz, J. (1994): Personzentrierter Ansatz und Systemtheorie. Personzentriert 1: 17–70.

Kriz, J. (1995): Über die Macht der Sprache. In: Schmidt-Lellek, Ch.; Heimannsberg, B. (Hg.), Macht und Machtmissbrauch in der Psychotherapie. Köln, S. 43–63.

Kriz, J. (1997): Chaos, Angst und Ordnung. Wie wir unsere Lebenswelt gestalten. Göttingen.

Kriz, J. (1998): Die Effektivität des Menschlichen. Argumente aus einer systemischen Perspektive. Gestalt Theory 20: 131–142.

Kriz, J. (1999a): Systemtheorie für Psychotherapeuten, Psychologen und Mediziner. Eine Einführung. Wien.

Kriz, J. (1999b): Archetypische Ordnungen. Die Begegnung von Physik und Psychotherapie. In: Evangelische Akademie Mülheim (Hg.), Vom Sinn im Zufall. Zum Dialog zwischen Wolfgang Pauli und C. G. Jung. Mülheim, S. 36–51.

Kriz, J. (2001): Self-Organization of Cognitive and Interactional Processes. In: Matthies, M.; Malchow, H.; Kriz, J (Hg.): Integrative Systems Approaches to Natural and Social Dynamics. Heidelberg, S. 517–537.

Kuhl, J. (2001): Motivation und Persönlichkeit. Interaktionen psychischer Systeme. Göttingen.

Längle, A. (1993): Personale Existenzanalyse. In: Längle, A. (Hg.), Wertbegegnung, Phänomene und methodische Zugänge. Wien, S. 133–160.

Lorenz, K. (1959): Gestaltwahrnehmung als Quelle wissenschaftlicher Erkenntnis. Zeitschrift für experimentelle und angewandte Psychologie 6: 118–165.

Luhmann, N. (1984): Soziale Systeme. Grundriss einer allgemeinen Theorie. Frankfurt a. M.

Mead, G. H. (1968): Geist, Identität und Gesellschaft. Frankfurt a. M.

Mechsner, F. (2004): Gestalt Factors in Human Movement Coordination. Gestalt Theory 26: 94–117.

Mechsner, F. et al. (2002): Percetual basis of bimanual coordination. Nature 414: 69–72.

Meier, C. A. (1992): Wolfgang Pauli und C. G. Jung. Ein Briefwechsel. Heidelberg.

Metzger, W. (1954): Psychologie. Die Entstehung ihrer Grundannahmen seit der Einführung des Experiments. 2. Aufl. Darmstadt.

Metzger, W. (1962): Schöpferische Freiheit. Frankfurt a. M.

Michotte, A. (1954): La perception de la causalité. Louvain.

Nørretranders, T. (1994): Spüre die Welt. Die Wissenschaft vom Bewusstsein. Reinbek.

Parfy, E.; Schuch, B.; Lenz, G. (2003): Verhaltenstherapie. Moderne Ansätze für Theorie und Praxis. Wien.

Rogers, C. R. (1951): Die klientbezogene Gesprächstherapie. München.

Rohde-Dachser, C. (1986): Das Borderline-Syndrom. Bern/Stuttgart.

Rumelhart, D. E. (1989): The architecture of mind: A connectionist approach. Cambridge, MA.

Sachse, R. (1999): Lehrbuch der Gesprächspsychotherapie. Göttingen.

Scheffler, P. (1959): Ordnung ist unvermeidlich. Die Pyramide 7: 105–110.

Schiepek, G.; Tschacher, W. (Hg.) (1997): Selbstorganisation in Psychologie und Psychiatrie. Braunschweig.

Schiepek, G. (1991): Systemtheorie der klinischen Psychologie. Braunschweig.

Schlippe, A. v.; Braun-Brönneke, A.; Schröder, K. (1998): Systemische Therapie als engagierter Austausch von Wirklichkeitsbeschreibungen. Empirische Rekonstruktion therapeutischer Interaktionen. System Familie 11(2): 70–79.

Schlippe, A. v.; Kriz, J. (1993): Skulpturarbeit und zirkuläres Fragen. Eine integrative Perspektive auf zwei systemtherapeutische Techniken aus der Sicht der personzentrierten Systemtheorie. Integrative Therapie 19(4): 222–241.

Schlippe, A. v.; Kriz, J. (Hg.) (1996): Kontexte für Veränderung schaffen – systemische Konzepte in Theorie und Praxis. Osnabrück: Psychologische Forschungsberichte Nr. 111 aus dem FB 8 der Universität.

Stadler, M.; Kruse, P. (1990): The Self-Organisation Perspective in Cognition Research: Historical Remarks and New Experimental Approaches. In: Haken, H.; Stadler, M. (Hg.), Synergetics of cognition. Berlin, S. 32–52.

Tschacher, W.; Dauwalder, J. P. (2003): The Dynamical Systems Approach to Cognition. New Jersey.

Tschacher, W.; Dauwalder, J. P. (Hg.)(1999): Dynamics, synergetics, and autonomous agents. New Jersey.

Tschacher, W.; Schiepek, G.; Brunner, E. J. (Hg.)(1992): Selforganization and clinical psychology. Empirical approaches to synergetics in psychology. Berlin/Heidelberg.

Watzlawick, P.; Beavin, J. H.; Jackson, D. D. (1969): Menschliche Kommunikation. Bern.

Young, J. E. (1994): Cognitive Therapy for personal disorders: a schema-focused approach. Sarasota.

Young, J. E. et al. (2003): Schema Therapy: A Practitioners Guide. New York.

Hermann Haken

Ist der Mensch ein dynamisches System?

Natürlich möchten wir alle, dass ein Mensch dynamisch ist, abgesehen vielleicht von pathologischen Fällen, in denen ein Patient ruhig gestellt werden muss. Das ist aber nicht das Thema meines Beitrags, da ich hier den Ausdruck »dynamisches System« im wissenschaftlichen Sinne verstehe. Ich werde daher zunächst an die zugrunde liegenden Konzepte der Theorie dynamischer Systeme erinnern, sodann Bezüge zu meinem eigenen Fachgebiet der Synergetik herstellen, um mich dann einer kritischen Betrachtung der Anwendung der Theorie dynamischer Systeme auf die Psychologie und Psychotherapie zuzuwenden. Dies wirft, so hoffe ich, zugleich neues Licht auf die fundamentalen Beiträge von Jürgen Kriz zur Personzentrierten Psychotherapie.

Eine kurze Erinnerung an die Theorie dynamischer Systeme

Man kann wohl mit Fug und Recht sagen, dass die Theorie der dynamischen Systeme aus der Himmelsmechanik hervorgegangen ist, die mit dem Bestreben betrieben wurde, die Bahnen der Gestirne, insbesondere also der Planeten, vorauszuberechnen. Newton und Leibniz schufen unabhängig voneinander mit der Differenzial- und Integralrechnung das mathematische Fundament, auf dem Newton durch seine Bewegungsgesetze wie auch durch das Gravitationsgesetz ein erstes Stockwerk für die Himmelsmechanik aufbaute. Bedeutende Mathematiker haben dieses Gebäude weiter ausgebaut, wobei wohl besonders Poincaré herausragt. Er erkannte als Erster das Auftreten chaotischer Bewegungen und schuf auch Grundlagen dafür, die Lösungen der hier jeweils zugrunde liegenden Differenzialgleichungen zu veranschaulichen.

Die newtonschen Bewegungsgleichungen sind prototypisch für die Differenzialgleichungen, auf denen die Theorie dynamischer Systeme beruht. Zugleich tritt hier das Kausalitätsprinzip deutlich hervor. Auf der linken Seite der Differenzialgleichungen steht die zeitliche Änderung bestimmter Größen, etwa der Geschwindigkeit, die zu beobachtende »Wirkung« also, auf der rechten Seite die Ausdrücke für die hervorrufenden Kräfte, die Ursache also. Die Lösungen der Gleichungen können als Bahnkurven in, meist abstrakten, Räumen dargestellt werden; ein anschauliches (allerdings übervereinfachtes) Beispiel ist die elliptische Bahnkurve eines Planeten um die Sonne. In einer Reihe von Fällen kann das Verhalten der Lösungen klassifiziert werden, so zum Beispiel das Hinlaufen auf einen zeitunabhängigen Zustand (stabiler Fixpunkt), Sattelpunkte, bei denen in ihrer Nachbarschaft die Bahnkurven, auch Trajektorien genannt, in der einen Richtung auf einen solchen Punkt zulaufen, in einer anderen Richtung hingegen von ihm weg. Dann gibt es Grenzzyklen, bei denen sich eine Bahnkurve gewissermaßen in den Schwanz beißt, oder es gibt Tori in der Form von Autoreifen. Schließlich gibt es noch irreguläre Bewegungen, die aber bereits durch relativ einfache Differenzialgleichungen erzeugt werden können und deren Eigenschaften besonders in den letzten Jahren auch unter Benutzung von Methoden von Poincaré untersucht wurden. Die Theorie dynamischer Systeme wurde mit den damit entwickelten Methoden zur Lösung von gewöhnlichen und partiellen Differenzialgleichungen herangezogen, um beispielsweise Musterbildungen in von unten erhitzten Flüssigkeiten zu behandeln oder um derartige Musterbildungen in großräumigen chemischen Reaktionen zu berechnen. Auch das Gebiet der Biologie profitierte von dieser Theorie, so wurden schon frühzeitig Modelle zur Populationsdynamik von Lotka und Volterra bei Tieren oder von Verhulst bei menschlichen Populationen entwickelt. Dieses Gebiet der mathematischen Biologie befindet sich weiterhin im Aufwind.

Zur Lösung und auch zur Vereinfachung von Differenzialgleichungen wurden eine Reihe von Theorien und Verfahren entwickelt; es sollte zugleich aber nicht übersehen werden, dass mit der Theorie der dynamischen Systeme, so wie sie heute bekannt ist, wesentliche Einschränkungen verknüpft sind. So wird der fundamentale Einfluss von Zufallskräften, Fluktuationen also, vernachlässigt. Ich erinnere mich noch an eine Diskussion zwischen Rolf Landauer, einem Experten auf dem Gebiete der Halbleitertheorie, und René Thom, dem Vater der Katastrophentheorie. Bei dieser Diskussion auf einer von mir veranstalteten Tagung leugnete Thom zur Überraschung von Landauer die Existenz von Fluktuationen, die dem Physiker tagtäglich begegnen und in Betracht gezogen werden müssen. Streng genommen erscheint in der Theorie dynamischer Systeme die Welt als eine streng deterministisch bestimmte Maschine mit einem unerbittlichen Mechanismus. Dies spiegelt sich bereits in der Theorie von Laplace mit seinem Weltgeist wider. Wenn der Geist alle Anfangslagen und -geschwindigkeiten der Teile des Weltalls kennt, so kann er die weitere Entwicklung bis in ferne Zeiten hinaus vorausberechnen. Diese Auffassung hat zwei wesentliche Erschütterungen erlitten. Wie wir zum einen aus der Chaostheorie wissen, müssten für eine solche Vorausberechnung die Anfangslagen und -geschwindigkeiten unendlich genau bekannt sein, was in der Praxis nie zu erfüllen ist. Zum anderen, und das ist noch fundamentaler, wissen wir aus der Quantentheorie, dass die Anfangslage und -geschwindigkeit eines Teilchens grundsätzlich nicht gleichzeitig genau gemessen werden können. Wenn wir also darangehen wollen, den Menschen als dynamisches System zu betrachten und insbesondere an seine psychischen Eigenschaften denken, so werden wir kritisch hinterfragen müssen, wo denn die Theorie dynamischer Systeme hereinkommen kann. Wenden wir uns daher einem weiteren Gebiet zu, das mit der Theorie dynamischer Systeme Überlappungen aufweist, aber auch wieder andere Gesichtspunkte hereinbringt: die Synergetik.

Eine kurze Erinnerung an die Synergetik

Dieses vom Verfasser 1969 initiierte Gebiet befasst sich mit Systemen, die aus vielen Einzelteilen bestehen, wobei zwischen den Einzelteilen Wechselwirkungen herrschen (Haken 1983, 1995). Diese Systeme stehen mit ihrer Umgebung in Wechselbeziehung, indem sie von dorther ständig oder in Zeitabständen Energie, Masse und/oder Information erhalten. Die Synergetik untersucht Systeme, die sich im Sinne des Biologen Ludwig von Bertalanffy in einem Fließgleichgewicht befinden, einem Gleichgewicht also, das erst durch den Zu- und Abfluss von Energie, Materie und/oder Information aufrechterhalten wird. Die Synergetik fokussiert ihre Aufmerksamkeit auf Situationen, wo durch Änderung äußerer Bedingungen, die durch so genannte Kontrollparameter dargestellt werden, wie sich das makroskopische Verhalten eines Systems qualitativ ändert, wo also räumliche, zeitliche oder funktionale Strukturen entstehen. Nachdem die Synergetik ihren Ursprung in der Physik hatte, war eine quantitative Behandlung der qualitativen Änderungen von Systemen möglich. Beispielsweise wurde der so genannte Phasenübergang des Lasers, jener inzwischen berühmt gewordenen Lichtquelle, vorausgesagt. Ausgangspunkt waren quantenmechanische Gleichungen in Form von bestimmten Differenzialgleichungen für Operatoren, wobei aber von vornherein das Zufallsmoment mitberücksichtigt werden musste. An dieser Stelle bereits geht die Synergetik also über die konventionelle Theorie dynamischer Systeme hinaus. Des Weiteren mussten Methoden entwickelt werden, um das Verhalten eines Systems aus sehr vielen Teilen in der Nähe von solchen Phasenübergangspunkten zu berechnen. Wie sich dabei zu unserer eigenen Überraschung zeigte, treten an diesen Übergangspunkten Selbstorganisationsprozesse auf, bei denen sich die einzelnen Teile zu verabreden scheinen, um einen gemeinsamen makroskopischen Zustand mit neuen Qualitäten zu schaffen. Die mathematische Behandlung dieser Phänomene brachte, wie mir scheint, weitreichende neue Einsichten. In der Physik, zum Beispiel in der erwähnten Laserphysik, ist es dabei möglich, von den exakten Grundgleichungen der Physik, etwa der des Elektromagnetismus, der quantenmechanischen Atomphysik oder der Mechanik auszugehen. In der Chemie sind dies gut fundierte Modellgleichungen, in der Biologie oft zumindest plausible Gleichungen für beispielsweise physiologische oder populationsdynamische Vorgänge. Alle diese Prozesse werden durch die erwähnten Differenzialgleichungen, seien es gewöhnliche oder partielle, beschrieben. Hierbei tritt nun das interessante Phänomen auf, dass die Lösungen dieser Gleichungen qualitativ ihr Verhalten ändern können, wenn bestimmte Kontrollparameterwerte geändert werden. Der Mathematiker spricht hier von Bifurkationen. In der Synergetik zeigt es sich aber, dass an derartigen Stellen weitere fundamentale Phänomene auftreten, wenn wir die Rolle der Fluktuationen berücksichtigen und außerdem das Verhalten in der Nähe solcher Bifurkationspunkte untersuchen. Es kommt dann zu Erscheinungen wie dem kritischen Langsamwerden, bei dem das System in der Nähe solcher Instabilitätspunkte auf Störungen nur langsam reagiert, oder besonders auch zu kritischen Fluktuationen, bei denen in der Nähe dieser Punkte starke Schwankungen des Systemverhaltens auftreten. Es handelt sich hierbei um die Phänomene eines Nichtgleichgewichtsphasenübergangs. Für viele biologische Systeme und erst recht natürlich die Phänomene im psychischen Bereich sind die mikroskopischen Grundgleichungen nicht bekannt. Dennoch kann man von der grundsätzlichen Einsicht der Synergetik profitieren, dass in der Nähe solcher Instabilitätspunkte das Systemverhalten durch wenige makroskopische Größen, die so genannten Ordnungsparameter, bestimmt wird. Dies führt zur Formulierung einer phänomenologischen Synergetik, bei der aus experimentellen Beobachtungen auf Kontrollparameter, Ordnungsparameter und auf entsprechende phänomenologische Gleichungen geschlossen wird. Der Durchbruch wurde hier durch die Zusammenarbeit mit dem amerikanischen Physiologen Scott Kelso erzielt, der derartige Phasenübergänge bei unwillkürlichen Änderungen spezieller Fingerbewegungen in großem Detail nachweisen konnte, und wir eine entsprechende synergetische Modellierung vornehmen konnten. In diesem Sinne konnten auch eine Reihe von Phänomenen, die aus der Gestalttheorie bekannt sind, wie etwa die Wahrnehmung von Kippfiguren, im Detail mathematisch modelliert werden und mit experimentellen Befunden verknüpft werden.

Beziehungen zur Psychologie und Psychotherapie

Es bestehen bereits grundsätzliche Unterschiede zwischen der Theorie dynamischer Systeme und der Synergetik. Zum einem befasst sich die Synergetik besonders mit solchen Situationen, wo sich das Systemverhalten makroskopisch und qualitativ ändert. Dies wird auch in einem Teil der Theorie dynamischer Systeme, nämlich der Bifurkationstheorie vorgenommen. Aber die Synergetik betrachtet diese Phänomene vom Standpunkt der Naturwissenschaft aus, wo die Berücksichtigung von Schwankungserscheinungen unverzichtbar ist und auch die Erscheinungen in der Umgebung eines Phasenübergangspunkts berücksichtigt werden müssen. Dies hat auch wichtige medizinische Konsequenzen, beispielsweise bezüglich der Voraussage des Einsetzens eines epileptischen Anfalls oder auch bei dem Beginn einer motorischen Bewegung, etwa einem Wettlauf. Darüber hinaus hat die Synergetik detaillierte Methoden entwickelt, um mithilfe der Informationstheorie oder mithilfe des Versklavungsprinzips komplexe Phänomene, wie etwa Elektroenzephalogramme und Magnetoenzephalogramme, durch nur wenige Variable, die Ordnungsparameter, zu modellieren.

Bei Anwendungen der Synergetik auf Psychologie, Soziologie und verwandte Gebiete tun sich aber auch fundamentale Grenzen auf. Einerseits strebt die Wissenschaft wohl allgemein gesehen immer mehr eine Quantifizierung ihrer Resultate an. In Psychologie und Psychiatrie führt dies zur Suche nach Methoden zur Quantifizierung psychischer Zustände, etwa von Erregungszuständen, wobei nicht nur äußere Merkmale wie Hautwiderstand, Herzschlag und Mimik herangezogen werden, sondern auch subjektive Charakteristika. Hierzu gehören auch

Verlaufsuntersuchungen psychotischer Störungen. Hierbei sind
aber auch gewisse Grenzen in Betracht zu ziehen. Wie wir aus
der Theorie der Nichtgleichgewichtsphasenübergänge wissen,
kann sich das qualitative Verhalten eines Systems – auch eines
Menschen! – selbst bei einer scheinbar geringfügigen Änderung
eines Kontrollparameters schlagartig ändern, nämlich dann,
wenn sich das System in der Nähe eines Instabilitätspunkts
(vielleicht hier im Kontext adäquater ausgedrückt:»labilen Zustands«) befindet. Die andere Problematik besteht darin, dass
das begriffliche Gerüst der Synergetik, wie auch das der Theorie dynamischer Systeme, frei von Wertungen und Bewertungen
im Sinne von gut oder böse ist. Diese Bewertungen müssen erst
noch zu den Konzepten wie beispielsweise Ordnungsparameter
hinzugefügt werden. Bei Anwendungen in der Soziologie kann
ein Ordnungsparameter etwa die Staatsform Demokratie oder
auch die Staatsform Diktatur bezeichnen und charakterisieren.
Ersichtlich kommen in den Humanwissenschaften persönliche
Erfahrungen, historischer Hintergrund, Einstellungen, politische Überzeugungen, ethische Haltungen, Gefühlslagen et cetera herein, die der Synergetik und der Theorie dynamischer
Systeme absolut fremd sind.

Diese Bemerkungen haben natürlich Konsequenzen für die
Psychotherapie, was schon frühzeitig von Jürgen Kriz (1998,
1999, 2001), dem diese Schrift gewidmet ist, erkannt wurde.
Seine Kombination von systemisch fundierten Ansätzen mit
personbezogener Therapie ist daher mehr als gerechtfertigt.
Zum einen lehrt uns die Synergetik neue Einblicke gerade in
zwanghaftes Verhalten, wo durch Änderung bestimmter äußerer oder innerer Bedingungen ein bestimmtes neues Verhalten
entsteht. Wir lernen aber auch, wie selbst subtile Einflüsse verschiedene entscheidende Auswirkungen haben können. Hier ist
es die einfühlsame Wechselwirkung zwischen Therapeut und
Klient, die den Klienten in eine neue gewünschte Richtung
durch indirekte Steuerung bringen kann. Hierbei liegt die Betonung auf indirekt, da wir aus der Synergetik lernen, wie Aktio-
nen eines Systems indirekt durch Änderung von Bedingungen
gesteuert werden können.

Ein Beispiel sei hier nur genannt, nämlich die Beeinflussung des Betriebsklimas. Dies geschieht selten durch direkte Anweisungen an die Mitarbeiter, sondern eher durch indirekte Maßnahmen wie etwa die Schaffung von Begegnungsräumen und ausreichende Pausen. Die Ergebnisse der Synergetik lassen nicht nur Spielraum für feine menschliche Zwischentöne, für Empathie, sondern sie zeigen auch direkt deren Notwendigkeit auf. Diese Einsichten sind sicherlich für Jürgen Kriz nichts Neues, aber für den allgemeinen Leser mag es doch interessant sein, wie auch ein Wissenschaftler, der von harten Wissenschaften her kommt und die Synergetik geformt hat, hier die Bedeutung der Grenzüberschreitung nicht nur anerkennt, sondern sogar fordert.

Fazit

Die Betrachtungen dieses Beitrags können als ein Ansatz zur Beantwortung der Frage angesehen werden: Was können Theorien der modernen Naturwissenschaft und Mathematik zum Verständnis menschlichen Verhaltens und Möglichkeiten seiner Beeinflussung beitragen? Die Theorie dynamischer Systeme ist hierbei – ob man will oder nicht – immer noch sehr nahe am Konzept der Maschine mit ihrem strengen Kausalitätsbegriff. Hieran ändert auch die Chaostheorie nichts Grundsätzliches. Zwar wird die Vorhersagbarkeit des jeweiligen weiteren Verhaltens eines Systems eingeschränkt – die berühmte (oder berüchtigte) Empfindlichkeit eines chaotischen Systems gegenüber Anfangsbedingungen –, aber der Maschinencharakter bleibt dennoch erhalten. Die Frage nach der Emergenz neuer Qualitäten bleibt in diesem Ansatz unberücksichtigt. Dieser Aspekt ist dagegen eines der fundamentalen Anliegen der Synergetik. Sie untersucht die Beziehungen zwischen Mikro- und der Makroebene eines Systems, wobei auch eine oder mehrere Mesoebenen berücksichtigt werden können. Durch das Zusammenwirken der einzelnen Teile eines Systems entstehen auf der Makroebene neue Eigenschaften des Systems, die den einzelnen seiner Teile fremd sind, ja nicht einmal auf deren Beschreibungsebene definiert werden können. Was hierbei als neue Qualität auf der Makroebene angesehen – besser gesagt, erkannt wird – hängt vom Wahrnehmungsvermögen des Menschen ab: Zeigt ein Bild eine Ansammlung von Farbflecken, oder stellt es ein Gesicht dar? Hierbei muss die Antwort keineswegs eindeutig ausfallen, wie dies die Perzeption von Kippfiguren belegt. Wie wir bereits an diesem Beispiel erkennen, ist die Emergenz neuer Qualitäten zutiefst mit dem »Menschsein« verknüpft. Deren Wahrnehmung ist nicht nur genetisch durch die Evolution bedingt, sondern auch durch Tradierungen von Sprache, Kultur, Religion und so fort bestimmt. Der Mensch, selbst schon ein immens komplexes System mit seinem Gehirn, das aus Myriaden von Neuronen besteht, ist selbst wieder in ein höchst komplexes System sozialer Bindungen eingebettet – oder in vieler Hinsicht adäquater ausgedrückt: diesen ausgesetzt. Komplexe Systeme reagieren in oft höchst subtiler Weise indirekt auf äußere Einflüsse, die auf den ersten Blick oft klein und unbedeutend erscheinen und dennoch zu dramatischen Änderungen der Verhaltensweisen des Gesamtsystems führen können. Diese bislang rein naturwissenschaftliche Betrachtungsweise lässt aber vielleicht erahnen, welche Anforderungen hier auf den Psychotherapeuten oder Psychologen zukommen: die einfühlsame Wahrnehmung des Zustands des Klienten, die auf Erfahrung und Intuition beruhende Abschätzung der Interventionsmöglichkeiten und die Vertrauen einflößende Stabilisierung des Klienten. Meiner Ansicht nach kann die Theorie dynamischer Systeme einschließlich der Chaostheorie hier schnell überstrapaziert werden. Die Synergetik spiegelt wesentliche Eigenschaften biologischer Systeme wesentlich besser wider und gibt wertvolle Hinweise auf die Beeinflussung von Systemverhalten; aber all dies kann nicht die auf Empathie beruhende Beziehung ersetzen: All dies führt uns auf die schon längst von Jürgen Kriz gewonnenen Erkenntnisse zurück.

Literatur

Haken, H. (1983): Synergetics. An Introduction. 3. Aufl. Berlin.

Haken, H. (1995): Erfolgsgeheimnisse der Natur. Synergetik – Die Lehre vom Zusammenwirken. Reinbek.

Kriz, J. (1992): Chaos und Struktur. Systemtheorie. Bd. 1. Berlin.

Kriz, J. (1998): Chaos, Angst und Ordnung. Wie wir unsere Lebenswelt gestalten. 2. Aufl. Göttingen.

Kriz, J. (1999): Systemtheorie für Psychotherapeuten, Psychologen und Mediziner. Eine Einführung. Wien.

Kriz, J. (2001): Grundkonzepte der Psychotherapie. München.

Wolfgang Tschacher

Kognitive Selbstorganisation als theoretische Grundlage eines personzentrierten Ansatzes

Hintergrund

Der personzentrierte Ansatz in der Psychologie, Psychiatrie und Psychotherapie baut auf eine lange Tradition idealistischer und humanistischer Philosophie auf. Die Idee vom autonomen Individuum ist im Zentrum dieses Ansatzes (Kriz 2001). Ein so gesehenes Individuum verwirklicht, entwickelt und perfektioniert sich in einem fortlaufenden Prozess durch Selbstaktualisierung und psychisches Wachstum; es handelt intentional, zielorientiert und selbstbestimmt, also »frei« (Wille und Willensfreiheit). Dieses Verständnis von Individualität hat seit der Epoche der Aufklärung die europäischen und westlichen Gesellschaften als Weltbild und gesellschaftlich-politische Utopie geprägt. Staatliche Verfassungen und Rechtssysteme, Deklarationen zu allgemeinen Menschenrechten, Verfahrensregeln zur Ethik in der Forschung mit Menschen, Prinzipien der Psychotherapie – sie alle basieren auf der Vorstellung von der Person als ganzheitlichem, autonomem, handelndem Subjekt. Der sprichwörtliche Laie auf der Straße wäre deshalb erstaunt, sollte sich die psychologische Wissenschaft *nicht* zentral mit der so verstandenen »Person« befassen.

In den gegenwärtigen Entwicklungen der Psychologie dagegen ist die Sachlage weit weniger klar. Ohne dass ich hier eine umfassende Darstellung wagen möchte, scheint es doch, dass das psychologische Selbst, als Kern einer autonomen, sich verwirklichenden Person, kaum im Brennpunkt heutiger Forschung und Theoriebildung steht. Ganz offensichtlich trifft dies in der biologischen Psychologie und Psychiatrie zu: in der biologischen Psychopathologieforschung etwa hat die Faszination der Bildgebung den humanistischen Diskurs der Ganzheitlichkeit abgelöst durch einen Fokus auf die Lokalisierung von psychischen Fähigkeiten und Störungen. Ganz analog ist die Entwicklung, die durch die Sequenzierung (wenn auch nicht Entschlüsselung) der Erbinformation angestoßen wurde. In den für die Psychologie relevanten Feldern biologischer Forschung, zum Beispiel der Genforschung und Hirnforschung, bleibt die Erforschung von ganzheitlichen Mustern und Interaktionen weitgehend theoretisches Bekenntnis, ja Lippenbekenntnis; konkret gesucht und finanziert wird die Suche nach reduktionistischer Detailinformation, gefragt sind solche Ergebnisse, auf die gewissermaßen mit dem Finger gedeutet werden kann, von denen man sich daher schnelle marktwirtschaftliche Amortisation durch die pharmazeutisch-medizinische Industrie verspricht.

Nun weist die gegenwärtige Humanforschungslandschaft aber weitere markante Strömungen auf, etwa das angefachte Interesse an Fragen des Bewusstseins im Rahmen der »cognitive science«. Ist nicht die Frage nach dem Bewusstsein eine sehr personzentrierte Frage? Jedoch zeigt sich hier – wenn Bewusstseinsforschung nicht ohnehin als reine Neurowissenschaft betrieben wird – ein ganz ähnliches Bild. In praktisch jeder Hinsicht ist der einstige Nimbus des psychologischen Selbst beschädigt. Die kognitionswissenschaftliche Forschung sieht sowohl die Autonomie der Person (»agency«) als auch deren Kontinuität und Einheitlichkeit eher als aktive Produktionen des kognitiven Systems denn als deren stabiles Fundament an (Carter 2002). Lediglich die Frage nach den Qualia wird von einer größeren Anzahl von Wissenschaftlern als noch weitgehend offen angesehen; bei diesen »hard problems« handelt es sich um die Frage, warum wir zusätzlich zur *Funktion* von Bewusstsein (im Sinne von Aufmerksamkeit) über ein *Erleben* von Bewusstsein verfügen (Chalmers 1996).

Als Symptom der beschriebenen Entwicklung kann man ansehen, dass eine große Zahl von Menschen, darunter viele psychologische Fachleute, in den vergangenen Jahren nichtwestliche philosophische Bezugssysteme für sich entdeckten, die die Validität des psychologisch-humanistischen Selbstkonzepts insgesamt infrage stellen. Es scheint, dass die buddhistische Auffassung, nach der das Selbst eine Leiden verursachende Fiktion ist, mit den Befunden der modernen Bewusstseinsforschung kompatibler ist als der abendländische Humanismus (Varela et al. 1992).

Es ist das Ziel des vorliegenden Beitrags, eine naturwissenschaftlich inspirierte systemtheoretische Konzeption von Kognition und Handlung vorzustellen, in deren Zentrum trotz aller Einwände die »Person« steht. Genauer gesagt, zentral ist das kognitiv-emotionale System, in dem und aus dem emergiert, was zum Proprium einer Person gehört: bewusste Gedanken und Gefühle sowie überdauernde Gestalten, die die Basis für ein »Selbst« darstellen könnten. Diese Systemkonzeption eines kognitiv-emotionalen Systems basiert auf der Selbstorganisationstheorie, wie sie etwa von Haken (1990) im synergetischen Ansatz vertreten wird. Ich werde im Folgenden Prinzipien und Grundbegriffe der Synergetik auf kognitiv-emotionale Systeme anwenden (vgl. das Projekt der »Psychosynergetik« nach Hansch 2002; Ciompi 1997). Eine ausführliche Abhandlung hierzu findet sich in Tschacher (1997).

Nach Vorstellung dieser systemtheoretischen Konzeption werde ich mir neu die Frage stellen können, welche der Bestandteile des humanistischen Bildes der Person mit der Systemtheorie vereinbar erscheinen, ja durch sie sogar »erklärt« werden können.

Komplexität

Wie kann ein Selbstorganisationsansatz auf der Basis des kognitiv-emotionalen Systems einer Person aussehen? Ein kognitiv-emotionales System ist, so meine Prämisse, stets komplex; als Komponenten (»Verhaltenskerne« einer Mikro-Ebene) umfasst es alle kognitiven und emotionalen Variablen, die ein Individuum psychologisch charakterisieren. Zum System gehören auch Umweltvariablen, insofern sie perzipiert und psychisch repräsentiert sind.

»Komplex« kann operational definiert werden: Die Länge eines Algorithmus, den eine Turing-Maschine benötigt, um das System zu simulieren, ist Maß für Komplexität. Betrachtet man so allein schon die Anzahl der aktualisierbaren kognitiv-emotionalen Elemente eines Individuums (etwa die im Langzeitgedächtnis abrufbaren deklarativen und episodischen Inhalte), muss man von einer sehr komplexen »Grundausstattung« des kognitiv-emotionalen Systems einer Person ausgehen.

Diese vorausgesetzte Komplexität steht nicht durchweg in Einklang damit, was wir, als Personen, introspektiv im phänomenologischen Erleben vorfinden. Wir können uns auf wenige, umschriebene Handlungen und Ziele »konzentrieren«, die dann auch Erleben, Denken und Wollen für eine gewisse Zeit bestimmen. Kognitive Komplexität wird ständig reduziert. Das erlebte Zentrum der Person, das »Bewusstsein« und »Selbst«, hebt bestimmte Sachverhalte hervor, während alles andere zum bloßen Hintergrund verschmilzt (Beispiele sind das »Cocktailparty-Phänomen« oder gestaltpsychologische Kippfiguren).

In psychologischen Sachverhalten finden wir also sowohl Komplexität als auch Ordnung. Aus naturwissenschaftlicher Sicht ist vor allem Letzteres erklärungsbedürftig: Es stellt sich die zentrale Frage, wie in einem komplex angelegten System stets neu Ordnung zustande kommt. Mir scheint, dass die Kognitionspsychologie das Vorhandensein von Ordnung im Sinne von Wünschen, Zielen und Absichten zu selbstverständlich als gegeben annimmt; oft liegt die größte Herausforderung darin, das scheinbar Selbstverständliche zu verstehen. In der Geschichte der Psychologie hat besonders die Gestalttheorie die geläufigen Erklärungen für Ordnung hinterfragt und als ungenügend zurückgewiesen. Meiner Ansicht nach ist die Klärung des Ursprungs von Ordnung ein nach wie vor aktuelles, zugleich vernachlässigtes Thema der theoretischen Psychologie.

Die Entstehung von Ordnung (im Sinne von Struktur, Muster, Kausalität, Vorhersagbarkeit) in Verhalten und Kognition wird von unterschiedlichen Theorieansätzen (Behaviorismus, Evolutionsbiologie, Künstliche-Intelligenz-Forschung, Kognitivismus) thematisiert. Diese Ansätze scheitern meines Erachtens jedoch letztlich an der Aufgabe, Ordnung zu erklären (Tschacher 1997). Warum? Ihnen ist eines gemeinsam: Sie versuchen, einen Ordner in der Art eines Homunkulus zu etablieren, der die Musterentstehung plausibilisieren soll. Das zu Erklärende wird aber dadurch nur in ein neues Konzept gekleidet, oft dadurch der weiteren Infragestellung entzogen. Ein »Erklärungswert« solcher Argumente liegt nur darin, dass sie von vornherein den Homunkulus an je unterschiedlichen Orten lokalisieren. Dadurch wird zwar kenntlich, wo die Lösung des Problems vermutet wird (in der Reizumwelt, im Genom, in der Kognition), aber nicht, wie sie zustande kommen soll.

Die Künstliche-Intelligenz-Forschung zeigt durch ihr teilweises Scheitern bei der Entwicklung intelligenter Computer darüber hinaus, wie der Homunkulus *nicht* ersetzt werden kann: Die Ordnungsleistung von Organismen kann nicht auf einem Satz von Symbolen beruhen (Tschacher u. Scheier 2003). Dabei spielt es keine Rolle, wie Symbole repräsentiert sind: ob als Produktionen (Wenn-dann-Regeln in einem symbolverarbeitenden Computersystem) oder Kognitionen (belief systems) oder auch als genetisch fixierte Protein-Bauanweisungen. Dies deutet darauf hin, dass der zugrunde liegende theoretische Ansatz das psychologische Phänomen der Kognition nicht zutreffend erfasst (Pfeifer u. Scheier 1999; Edelman 1992).

Wie aber kann dann Ordnungsbildung im kognitiv-emotionalen System erklärt werden? Wie kann dieses System sich kohärent verhalten und ein sinnvolles, funktionales Bild der Welt erzeugen? Meiner Ansicht nach liegt die Antwort im Phänomen der Selbstorganisation.

Auf dem ersten Blick ist diese Erklärung nicht sehr befriedigend: wird doch, nachdem die Suche nach Organisatoren und Ordnern ergebnislos verlief, die Erklärung scheinbar wieder nur »gesetzt«, indem dem Explanandum »Organisation« der Zusatz »Selbst-« vorangestellt wird.

Es ist nun aber möglich zu zeigen, dass dem »Selbst-« im

Sinne eines rekursiven, zirkulär-kausalen Prinzips eine ordnende Funktion zukommt. Bereits die Kybernetik beschreibt
Gleichgewichte vom Typus »Punktattraktor«: Systeme (Regel-
kreise) aus gekoppelten Variablen können dazu tendieren, einen
einzigen stabilen Zustand einzunehmen. Umwelteinflüsse werden durch das System in Richtung dieses Gleichgewichts »gere-
gelt«. Damit zeigt sich bereits auf einem rudimentären Niveau,
dass in einem System eine ordnende Funktion wirken kann, die
nicht auf eine ordnende Instanz (einen Homunkulus) zu verweisen braucht. Die notwendigen Bedingungen sind lediglich
Rückkopplung und Dynamik: Es muss zumindest eine ge-
schlossene kausale Schleife vorhanden sein, und diese muss in
einem Prozess durchlaufen werden.

Der systemtheoretische Begriff der Stabilität, bereits bei
Fechner 1873 »Prinzip der Tendenz zur Stabilität« genannt,
wurde in dreierlei Weise weiterentwickelt:

- Die Theorie dynamischer Systeme (Kriz 1997) beschreibt
  eine Vielzahl von Attraktoren: Neben den Punktattraktoren
  gibt es periodische Attraktoren verschiedener Dimension sowie die »seltsamen« oder »chaotischen Attraktoren«. Letztere
  weisen ein Verhalten auf, das unvorhersagbar und zufällig erscheint: Nur eine genaue Analyse von Zeitreihen kann die
  hinter dem Chaos vorhandene homöostatisch-stabile Dynamik belegen (Kriz 1992).
- Auch in der Selbstorganisationstheorie und Synergetik geht
  es um Attraktoren. Es ergibt sich aber zusätzlich, dass einfache Attraktoren auch in dissipativen hoch komplexen Systemen auftreten. Stabilität und Ordnung in komplexen Systemen bedeutet eine enorme Reduktion von Freiheitsgraden
  (das heißt der Zahl der relevanten Zustandsvariablen eines
  Systems). Statt der aus Sicht der statistischen Physik und
  Thermodynamik erwarteten Entropiezunahme emergieren
  in Systemen Ordnungsparameter (Haken 1983). Zu den genannten Bedingungen der Rückkopplung und Dynamik
  kommt bei der synergetischen Erweiterung der Diskussion
  also der Aspekt der Dissipativität, der Offenheit des Systems,
  hinzu.

- Zu den ältesten philosophischen Problemen gehört das erkenntnistheoretische Subjekt-Objekt-Problem. In neuerer Zeit wird das Problem der Objektivität der Erkenntnis auch in der Physik diskutiert, ausgehend etwa von den Folgerungen der Unschärferelation der Quantenmechanik (»Endophysik«, Rössler 1992a). Auch die geisteswissenschaftliche Systemtheorie befasst sich prinzipiell mit selbstreferenten, ja selbst erzeugenden (autopoietischen) Systemen (Luhmann 1984). Selbstreferente Systeme, die sich selbst »erkennen«, und sich dieser Erkenntnis folgend weiter verändern müssen, möchte ich im Folgenden als Endosysteme bezeichnen. Ein Beispiel ist die sich ihrer selbst bewusste Person. Endosysteme sind komplexe Systeme, die zu einer Form von »Kognition« fähig sind und sich selbst repräsentieren (»Selbstmodellierung«).

Konzeption eines kognitiv-emotionalen Systems

Kognitiv-emotionale Systeme besitzen, neben der axiomatisch vorausgesetzten Komplexität, alle genannten Attribute: Rückkopplung, Dissipativität und Offenheit, und im Zusammenhang mit dem psychologischen Selbst, Selbstreferenz. Dies nun eröffnet die Möglichkeit, analog wie bei selbstorganisierenden Systemen anderer Provenienz, Ordnungsbildung in kognitiv-emotionalen Systemen ohne Rückgriff auf einen Homunkulus zu verstehen.

Die Idee ist folgende: Der Zustand eines kognitiv-emotionalen Systems zu einer gegebenen Zeit und bei einer gegebenen Umweltkonstellation ist in der Regel makroskopisch geordnet. Diese Ordnung kommt in zielgerichtetem und kohärentem Verhalten und in überdauernden Kognitions-Emotions-Zuständen zum Ausdruck. Diese Ordnung ist aber nicht eine Eigenschaft des Systems noch seiner Umwelt oder seines biologischen Substrats, sondern eine Prozessgestalt, die nur aufgrund des Zusammenwirkens von System und Umwelt, auf der Basis des physischen Substrats, zustande kommt.

Meine Systemkonzeption kann als dynamisierte und rekursive Formulierung des Konzepts »Lebensraum« (Lewin 1936) betrachtet werden (die mathematische Formulierung dieses Gedankens findet sich in: Tschacher 1997; Tschacher u. Dauwalder 1999; Frank u. Beek 2003). Systemkomponenten sind die Zustandsvariablen der Person und ihrer psychologischen (perzipierten) Umwelt. Person und Umwelt sind in kausale Rückkopplungsschleifen eingebunden, da ihre Veränderung immer eine Funktion ihres Zustands ist. Beide Variablen sind bei Lewin Bestandteil des Lebensraums; da das kognitiv-emotionale System als Gesamtheit aller psychologisch wirksamen Variablen definiert wurde, besteht es aus »Person«-Variablen und »Wahrgenommene-Umwelt«-Variablen.

Selbstorganisation kommt dann zustande, wenn Valenzen (in der Synergetik: Kontrollparameter) beginnen, Nichtgleichgewichts-Potenziale aufzubauen. Dabei werden bestimmte einzelne Person- und/oder Umweltvariablen zu Ordnern im Sinne Hakens (1990) und »versklaven« die übrigen Komponenten des Systems. Es kann dann unter den übrigen Komponenten ein Musterbildungsprozess in Gang kommen, der zu einer Prozessgestalt führt.

Die Valenzen strukturieren also das kognitiv-emotionale Gesamtsystem. Diese Strukturierung ist nicht als ein herkömmlicher Ursache-Wirkungs-Mechanismus in einem Kräftefeld zu verstehen, wie die klassische Gestalttheorie vorschlug, sondern als ein dissipativer Prozess. Die kognitiv-emotionalen Komponenten strukturierten sich nicht einfach entlang vorgegebener Feldlinien – das Feld entspräche wieder einem Homunkulus. Stattdessen erzeugen die gekoppelten kognitiv-emotionalen Komponenten spontan und eigenaktiv eine Struktur, die geeignet ist, das Nichtgleichgewicht zu reduzieren.

Ein physikalisches Paradigma stellen die regelmäßigen Bénard-Konvektionsformen dar, mit der ein Flüssigkeitssystem ein angelegtes Temperaturgefälle optimal abbaut: Konvektionsrollen sind unter gegebenen Randbedingungen optimale Wärmeleiter. Teleologisch interpretiert, erfüllt die Musterbildung einen Zweck (nämlich die Optimierung des Energiedurchsatzes). Es ist aber natürlich kein zielbewusstes, intentionales Subjekt vorhanden.

Es erhebt sich also unmittelbar als Frage: Wie »wissen« die Komponenten, welches die optimale selbstorganisierte Gestalt ist? Ebenso wie es zielgerichtete Handlungen seitens des Bénard-Systems nicht geben kann, sollen auch keine teleologischen Eigenschaften des kognitiv-emotionalen Systems angenommen werden – meine Intention ist ja, Musterbildung ohne Homunkulus zu konzeptualisieren. Eine »darwinistische« Lösung bietet sich an dieser Stelle an: Eine große Zahl von makroskopischen Mustern (in der Sprache der Synergetik: Moden) kann in einem komplexen System realisiert werden. Zwischen den konkurrierenden möglichen Mustern findet eine Selektion statt, ein »Darwinismus der Moden« (Haken u. Wunderlin 1991), wobei die in der gegebenen Situation instabilen Moden »gewinnen«. Übertragen auf kognitiv-emotionale Systeme bedeutet das: Die Valenzen lesen die prägnanteste Prozessgestalt (die optimale Mode) so aus, dass die an einem kritischen Punkt instabil werdende (also gewissermaßen die am stärksten betroffene) Variable durch ihre sensible Reaktion alle anderen Variablen »versklavt«.

Psychologisch gesehen liegt nahe, dass Valenzen solche Parameter sind, die eine motivationale Schnittstelle zur nichtpsychologischen Umwelt des kognitiv-emotionalen Systems herstellen. Das System grenzt an drei verschiedene Domänen der nichtpsychologischen Umwelt: die Kultur einer Sozietät, die physische Umwelt und den biologischen Organismus des eigenen Körpers; in sie ist das kognitiv-emotionale System eingebettet. Das »thermodynamische« Nichtgleichgewicht, aus dem die Selbstorganisation des Systems gespeist wird, rührt von seiner Offenheit gegenüber Einflüssen aus diesen nichtpsychologischen Bereichen. Sie bilden die Grundlage für Motivation, das heißt Valenz.

Der so eingeführte Motivationsbegriff beschreibt die verhaltensaktivierende Funktion, die die Umwelt via Valenzen für das System hat; die zielführende, verhaltenssteuernde Funktion der Motivation, die in der Psychologie üblicherweise einen dem

Motivationsbegriff zugeordneten Aspekt ausmacht, wird dagegen erst durch die Selektion verschiedener kognitiver Prozessgestalten erzeugt. »Ziele«, »Intentionen«, »Volitionen« entstehen durch Selbstorganisation plus Selektion; Motivation im Sinne von Aktivierung entsteht durch die Entfernung vom thermodynamischen Gleichgewicht. Der unspezifische Impuls der Motivation (die »Triebkomponente«) entstammt der »Hülle nichtpsychologischer Tatsachen« Lewins. Die Umsetzung in Verhalten, also der kreative, problemlösende Anteil ist ein aktiver, spezifischer Beitrag des kognitiv-emotionalen Systems selbst. Dieser Zusammenhang ist in Abbildung 1 dargestellt.

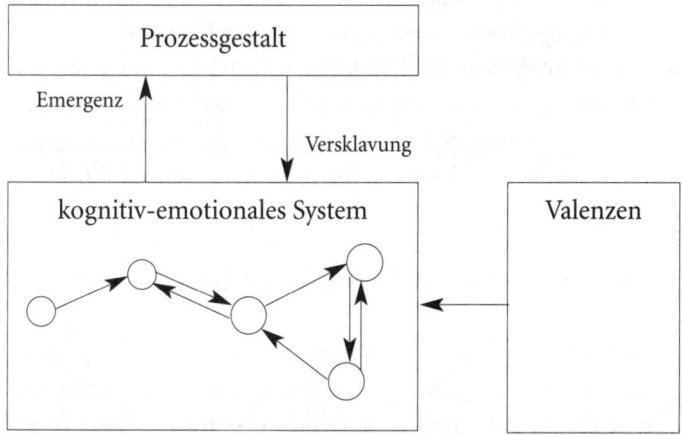

Abb. 1: Schematische Darstellung der motivationalen Aktivierung eines kognitiv-emotionalen Systems über Valenzen

Dies sei erläutert am gestaltpsychologischen Beispiel einer Kippfigur, bei der derselbe Stimulus zur Wahrnehmung zweier verschiedener prägnanter Gestalten führen kann:

Eine Valenz ist zunächst durch eine generelle Suchhaltung gegeben: Wie kann die Stimulusinformation interpretiert werden? Menschen sind aus phylogenetischen Gründen »informavores« (vgl. Tschacher 1990). Die Lösung, ein menschliches Gesicht zu sehen, ist oft diejenige von vielen möglichen Gestalten, die die valente Spannung, die durch die Kippfigur entsteht, wirksam reduziert. Das Gesicht-Schema »versklavt« dann rasch alle anderen Sichtweisen. Weitere Valenzen mögen aber simultan vorhanden sein – psychologische Situationen sind häufig von mehreren zugleich wirkenden Valenzen geprägt. Das Zusammenspiel dieser Kontrollparameter entscheidet über die wahrgenommene Gestalt und im Weiteren auch über die Phasenübergänge hin zu neuen in der Kippfigur gesehenen Gestalten.

Entsprechendes gilt für andere kognitiv-emotionale Ordnungsphänomene wie Gedanken, Ideen, Wünsche, Gefühle, Leidenschaften und für Handlungen. Es können dabei kompliziertere Kombinationen von Valenzen oder auch »Ambivalenzen« eine Rolle spielen, sodass Gestalten resultieren, die weniger vorhersagbar, flüchtiger oder uneindeutig sind. Meine Grundannahme bleibt dieselbe: Es handelt sich auch hier um Ordnungsphänomene in einem an sich komplexen kognitiv-emotionalen System. Die Prozessgestalten sind Versuche der Bewältigung oder »Abarbeitung« von Valenzen durch Komplexitätsreduktion.

Kognitionspsychologische Handlungstheorie

Wie ordnen sich diese Vorstellungen in den Kontext der psychologischen Handlungstheorie ein (z. B. Kuhl 1983; Gollwitzer 1996)? Heckhausen und Kuhl (1985) diskutieren den »langen Weg«, den ein Individuum vom Wunsch bis zur tatsächlichen Handlung kognitiv zurücklegt:

(1) Der Wert eines antizipierten Ziels erreicht eine kritische Schwelle (Wunsch).

(2) Dann wird die Wahrscheinlichkeit der Zielerreichung überprüft (Erwartung), wodurch eine Handlungstendenz resultieren kann.

(3) Die Relevanz des Ziels wird eingeschätzt, bevor aus der Handlungstendenz eine Intention und

(4) – nach einer Selbstkontrollstufe und bei ausreichender Volitionsstärke – eine ausgeführte Aktion wird,

(5) welche postaktional bewertet wird.

Verglichen mit dieser und ähnlichen terminologisch elaborierten Handlungstheorien ist die Vorstellung eines aufgrund von Valenzen sich organisierenden kognitiv-emotionalen Systems sparsamer formuliert. Die in die Handlungstheorien eingebauten Prüfschleifen (bei Heckhausen und Kuhl findet ein Check von Wert, Potenz, Relevanz, Selbstkontrolle statt: Wer aber prüft?) sind dem von mir vorgeschlagenen Selbstorganisationsmechanismus implizit. Wie dargestellt, erfüllt die Prozessgestalt ja Optimalitätskriterien bezüglich der Valenzen – entspricht die Prozessgestalt diesen Kriterien, ist sie »prägnant« im Sinne der Gestaltpsychologie. Handlungs- und Motivationstheorien dagegen laufen immer Gefahr, einen Willens-Homunkulus zu etablieren. Besonders deutlich scheint mir dies an Stellen zu sein, die eine Selbstkontrolle, Selbstverstärkung oder Selbstregulation zur Entscheidung über den weiteren Ablauf zur Handlung hin erfordern (Thoresen u. Mahoney 1974).

Ich möchte dem kognitionspsychologischen Ablauf des »Wünschen-Wählen-Wollens« (Heckhausen 1987), das als propositionale Abfolge vom Wunsch via Intention zur Handlung dargestellt wird, mithilfe meiner Systemkonzeption nachgehen. Ein Wunsch ist ein Verhaltenskern unter potenziell vielen; wenn er beginnt, aufgrund von Kontrollparametern valent zu werden und das System zu strukturieren, entsteht ein Möchten. In kognitivistischer, intentionaler Sprache ist dies die Stufe, auf der Erwartungen über die Zielerreichung überprüft werden. Nach meinem Modell hat die Bildung einer Prozessgestalt eingesetzt, was eine Selektion von Verhaltenskernen unter der Prägnanzvorgabe, möglichst optimal die Valenzspannung zu beseitigen, auslöste. Bei Erreichen einer hinreichenden Prägnanz der Prozessgestalt wird die Handlung initiiert. Hierbei entsteht notwendig ein Endosystem, denn die Prozessgestalt beginnt, wegen der nun eintretenden Handlungsresultate die Valenzen zu verändern. Zugleich entscheidet sich das Schicksal der Handlung: Bleiben die Valenzen stabil und wirksam, so wird die Handlung weiter durchgeführt. Auch eine subkritische Valenzänderung kann die Prozessgestalt qualitativ unverändert lassen. Als andere Möglichkeit besteht, dass eine neue Prozessgestalt (mit

neuer Handlungsumsetzung) emergiert: dann ist die vorausge-
gangene Handlung beendet (oder abgebrochen) worden. Geschieht dies in einer frühen Phase der Umsetzung, kommt es
unter Umständen zu überhaupt keiner offenen Handlung. Wie
man sieht, ist dieser Konzeptualisierung von Handlungsregulation die Vorstellung von einem *Handlungsfluss* inhärent: Schon
bei der Implementierung von Handlung ändert sich kontinuierlich die dynamische Grundlage der laufenden Handlung.

Selbstorganisation in kognitiv-emotionalen Endosystemen

Auf den Endozugang in der Systemtheorie wurde bereits
verwiesen: Der Versuch einer Objektivierung durch eine Beschreibung eines Systems von außen (»exo«) beruht demnach
auf einer »deistischen« Idealisierung. Diese besagt, dass der Akt
der Beobachtung nicht interaktiv sei, das heißt, das System soll
sich durch die Beobachtung nicht verändern. Dann gelingt eine
objektive und durch beliebige andere Beobachter replizierbare
Beschreibung des Systems (»Einstein measurement« nach
Crutchfield 1994).

Der Endozugang versucht, ohne diese Annahme auszukom-
men, und akzeptiert, dass die Beobachtung nicht nur Information vom System zum Beobachter transportiert, sondern
zugleich auch in umgekehrter Richtung (»Heisenberg measurement«, nach Crutchfield 1994). Damit wird der Beobachter zu
einem Teil des Systems; er müsste folglich sich selbst und seine
Beobachtungen mit beobachten, um zu einer validen Aussage
über das System von innen her (»endo«) zu kommen. Deshalb
gelangt er mit der Beobachtung nie an ein »objektives« Ende,
sondern begibt sich in den infiniten Regress der Selbstreferenz.

Das Dilemma jeder Beobachtung ist also, entweder unter
einer (im Prinzip unzutreffenden) Voraussetzung objektiv zu
sein oder zu versuchen, in einen nie endenden Strom von sub-
jektiver »Erkenntnis« einzutauchen. Dieses Dilemma, das Subjekt-Objekt-Problem der Philosophie, steht im Hintergrund

zahlreicher Dispute auch gerade in der Psychologie (naturwissenschaftliche versus verstehende, geisteswissenschaftliche Psychologie; Realismus versus Konstruktivismus; nomothetische versus idiographische Perspektive). Zugleich ist hier die wesentliche Differenz zwischen natur- und geisteswissenschaftlicher Systemtheorie. Naturwissenschaftliche Systemtheorie (Thompson u. Stewart 1993) geht, meist implizit, von objektiver Messung aus, während sozialwissenschaftliche Systemtheorie (Krieger 1996; Maturana u. Varela 1987) explizit den Beobachter mit einschließt und somit selbstreferente Endosysteme anspricht.

Der von mir vorgestellte Systemansatz hat integrative Funktion, indem er die herkömmlichen »prinzipiellen« Unterscheidungen aufhebt: Ein Beispiel ist, dass adaptive Musterbildung nicht länger nur als eine Eigenschaft lebender oder intentionaler Systeme angesehen wird. Sollte es möglich sein, auch Endosysteme, die nur von einem partizipierenden Beobachter beobachtet werden können, mithilfe des naturwissenschaftlichen dynamischen Ansatzes zu fassen?

Ein Kennzeichen von Endosystemen ist nach der obigen Charakterisierung, dass sie stets (auch) kognitive Systeme sind, denn sie umfassen definitionsgemäß zumindest einen (partizipierenden) Beobachter. Ein Endosystem ist also ein selbstreflexives kognitiv-emotionales System. Man kann man mit einer gewissen Berechtigung vertreten, dass *jedes* kognitiv-emotionale System nur endopsychologisch verstanden werden kann, also nie endgültig beschrieben werden kann (die Position des radikalen Konstruktivismus). Pragmatisch möchte ich jedoch ein Maß vorschlagen, das ein Kontinuum der Selbstreflexivität eines Systems beschreibt: den *Selbstmodellierungsgrad* eines Systems.

Der Selbstmodellierungsgrad misst die Selbstreferenzialität des Systems. Je intensiver und häufiger ein System sich selbst zu modellieren sucht, beziehungsweise interne Beobachter sich und ihre Systemumgebung zu modellieren suchen, desto mehr Endo-Eigenschaften kommen dem System zu. Was sind Endo-Eigenschaften? Die zentrale Eigenschaft von Endosystemen ist, dass sie nicht zur Ruhe kommen. Ein System mit hohem Selbstmodellierungsgrad ist ein System, das durch fortwährende Emergenz *neuer* Systemvariablen charakterisiert ist, das sich selbst modifiziert (Kampis 1991). Diese *Diversifikation* kann dazu führen, dass das System nichtstationär ist, das heißt seine Dynamik wechselnden Regimes unterworfen ist. Solche Systeme produzieren laufend neue Information und Komplexität. Sie sind, auch wenn sie nicht chaotisch sind, nicht vorhersagbar. Wenn sie zudem noch selbstorganisierend (da komplex und dissipativ) sind, so können sich die verschiedenen dynamischen Regimes in rascher Folge ablösen. Bezüglich des »Erfindens« stets neuer Variablen und Dynamiken sind Endosysteme also »kreativ«.

Systeme mit niedrigem Selbstmodellierungsgrad sind mit deterministischen Methoden modellierbar. Solche Systeme sind insgesamt stabil: Ihr Phasenraum enthält überdauernde Attraktoren. Sie sind kurzfristig gut prognostizierbar, zeigen einen geringen »Rauschpegel«, auch bei eventueller sensibler Abhängigkeit von Anfangsbedingungen (»Chaos«). Ihre Nicht-prognostizierbarkeit kommt allein durch Chaotizität und Umweltrauschen zustande, nicht aufgrund einer inhärenten Nichtstationarität.

Die »Kreativität« (im Sinne von Komplexitätsproduktion) von Systemen mit niedrigem Selbstmodellierungsgrad ist eine direkte Funktion der sensiblen Abhängigkeit von Anfangsbedingungen. Diese »Kreativität« ist gewissermaßen »semantisch leer«, denn sie erzeugt keine neue Prozessgestalt im Sinne eines emergenten Musters.

Diversifikation hingegen, wie sie in selbstorganisierenden Endosystemen auftritt, erzeugt adaptive, neue Information durch die Emergenz von sich ablösenden Prozessgestalten. Betrachten wir dies an einigen Beispielen.

- Das *psychologische Selbst*, in der Einleitung bereits problematisiert, ist ein Resultat des Endosystems eines »selbst-bewussten« Individuums. Man kann das Selbst als eine Prozessgestalt verstehen, die auf sozialer Interaktion gründet (Tschacher u. Rössler 1996). Die Valenz, die zur Herausbildung dieser endosystemischen Gestalt führt, ist ein in einer

interaktionellen Bifurkation (Rössler 1992b) entstehendes
»Erkenne dich selbst«.

- *Therapiesysteme* sind gleichfalls zu den Systemen mit potenziell hohem Selbstmodellierungsgrad zu rechnen: Alle Psy-
chotherapieschulen erkennen an, dass die therapeutische
Beziehung ein wichtiger (wenn nicht gar, wie in der humanistischen Psychologie, der zentrale) Wirkfaktor ist. Jeder Beteiligte beobachtet und manipuliert diese Beziehung, um
über sich und das Gegenüber Erkenntnis zu gewinnen. Der
Selbstmodellierungsgrad variiert mit dem therapeutischen
Setting und ändert sich zudem im Verlauf der Therapie
(Tschacher u. Brunner 1997).

- Die *biologische Evolution* beruht auf Variation und Selektion
in einem Ökosystem. Die Fitness einer Spezies definiert sich
im Kontakt mit anderen Spezies; Ursachen und Ergebnisse
sind im Koevolutionsprozess interdependent. In der oben
eingeführten Ausdrucksweise: Die Kontrollparameter werden ständig in das Evolutionssystem mit einbezogen. Daher
ist ein Ökosystem ein Endosystem, denn jede Spezies stellt in
ihrer je eigenen Umweltanpassung eine Art biologischer Modellierung dieser Umwelt dar. Die Anpassung einer Spezies
kann als biologische Kognition gedeutet werden: jede Spezies
ist ein interner »Beobachter« des Ökosystems, dessen Teil sie
ist; jede Anpassung der einen Spezies verändert das Ökosystem und löst eine Lawine konkurrierender Anpassungen
(und Anpassungsanpassungen et cetera) aus. Ökosysteme
sind daher selbstorganisierende Endosysteme (Kauffman
1993), deren Komplexität und Diversifikationsgrad sich beständig erhöht.

Zusammenfassend: Wenn Endosysteme komplex sind, können
sich durch synergetische Prozesse unter den vielen Mikrokom-
ponenten Prozessgestalten (Ordnungsparameter) herausbilden; diese makroskopischen Variablen treten in Interaktion mit
den Kontrollparametern. Im ausgeprägten Fall wird jeder Ordnungszustand intern beobachtet und modelliert; Ordnungsparameter werden dadurch zu neuen Kontrollparametern, die

eine weiter gehende Dynamik anheizen können. Beide Parameter werden sozusagen vom System einverleibt, werden zu systeminternen Variablen. Endosysteme haben daher keine stabile Systemgrenze. Damit verschwimmt zudem in Endosystemen die in der Synergetik vorausgesetzte Unterscheidung zwischen Kontroll- und Ordnungsparametern. Der eine Ordnungsparameter wird zur Randbedingung für den anderen, das heißt zu einem Kontrollparameter. Endosysteme sind also gewissermaßen selbstorganisierende Systeme zweiter Ordnung.

In Endosystemen wirken einerseits Valenzen, die zu einer selbstorganisierten Reduktion der Systemkomplexität führen; die Systeme tendieren also zu Musterbildung und Attraktoren. Zusätzlich bewirken diese Valenzen eine weiter gehende Dynamik, die auf der Selbstmodellierung innerhalb des Systems beruht. Diese führt direkt zu einer Erhöhung der Komplexität des Systems, indem relevante »kognitive« Metaebenen entstehen. Endosysteme tendieren zu Diversifikation, also zu Veränderung, Entwicklung und Destabilisierung. Man findet damit zwei unterschiedliche und gegenläufige Prozesse in einem Endosystem: *Selbstorganisation versus Diversifikation.* Es hängt von Selbstmodellierungsgrad ab, ob insgesamt ein beobachtbarer Musterbildungsprozess auftritt.

Diese Fallunterscheidung kann an der Metapher der Potenziallandschaft verdeutlicht werden (Tschacher u. Brunner 1997). Bei niedrigem Selbstmodellierungsgrad (gegeben sei also ein »deistischer« Beobachter; Ordnungsparameter beeinflussen die Systemumwelt wenig) findet sich das in der Synergetik beschriebene Bild einer stabilen Potenziallandschaft, das heißt, die Kugel (die den Systemzustand symbolisiert) sucht eine Potenzialsenke (den Attraktor) auf. Bei steigendem Selbstmodellierungsgrad (ein System hat innere Modelle seiner selbst und/oder Valenzen des Systems interagieren mit den Prozessgestalten) wird die Potenziallandschaft plastisch: Die Kugel verändert die Landschaft durch ihr Rollen. Einem hohen Selbstmodellierungsgrad entspricht eine fluktuierende Landschaft; das System wird sich entsprechend nichtstationär-stochastisch verhalten.

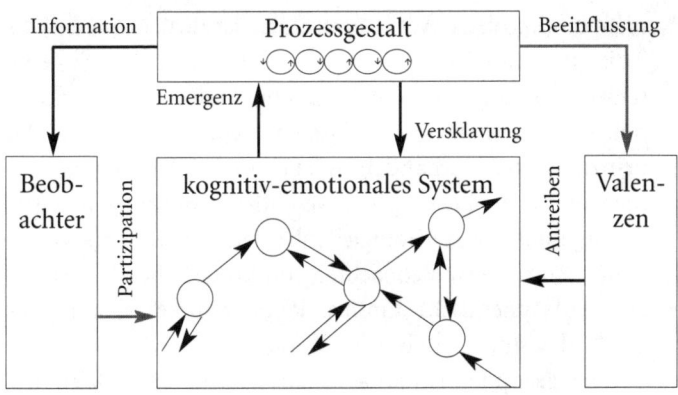

Abb. 2: Schematische Darstellung eines selbstorganisierenden Systems unter Berücksichtigung eines Beobachters. Gerasterte Pfeile korrespondieren mit der Entstehung eines Endosystems

Abbildung 2 verdeutlicht, dass systeminterne Beobachter (also Selbstmodellierung) und die Zirkularität zwischen Ordnern und Kontrollparametern logisch identisch sind. Definition eines Beobachters ist, dass er eine Einstein-Beobachtung durchführt, also Information vom System erhält. Dies ist symbolisiert durch den Pfeil »Information«, der von der phänomenologisch zugänglichen Makroebene des Systems (»Prozessgestalt«) zum Beobachter führt. Ein analoger Fall ist dadurch gegeben, dass ein Kontrollparameter nicht einseitig das System antreibt, sondern mit den entstehenden Systememergenzen verkoppelt ist. Der Kontrollparameter erhält also Information vom System (»beobachtet«), das er antreibt. Wenn dies der Fall ist, wenn also der Systembeobachter valent wird, und/oder die Valenzen des Systems dieses »beobachten«, sprechen wir von einem Endosystem. Ein Endosystem ist charakterisiert durch valente Beobachter und/oder durch »beobachtende« Valenzen. Folgende Fälle können unterschieden werden:

• Valenzen sind spezielle Parameter, die die Gleichgewichtsferne des dissipativen Systems definieren. Daher sind nicht alle Rückwirkungen eines Beobachters auch valent, bedeuten eine echte Partizipation. Die Auffassung des radikalen Konstruktivismus, dass Beobachtung prinzipiell das System in nicht bestimmbarer Weise beeinflusst, ist zurückzuweisen. Es ist ja zu berücksichtigen, dass die hier behandelten Systeme selbstorganisiert sind, also eigenaktive Systeme mit Attraktoren; es ist nicht plausibel, dass der Beobachtereinfluss, der prinzipiell stets vorhanden ist, auch in stabilen Makrosystemen immer makroskopisch wesentliche Wirkungen zeitigt (Beispiel aus der Psychologie: unbemerkte oder »vergessene« Beobachtung, etwa Beobachten von Kindern beim Spiel).

- Der endosystemische Einfluss kann monoton-akkumulierend oder stochastisch sein. Wenn die Valenzen so an die Ordner gekoppelt sind, dass Erstere monoton in Richtung Gleichgewichtsferne wachsen, kann das System etwa eine Bifurkationskaskade von einfachen Attraktoren zu chaotischen Attraktoren durchlaufen. Es findet Diversifikation wie bei der biologischen Evolution statt. Gibt es dagegen keine gerichtete Beeinflussung, verändert sich lediglich die Stochastizität des Systems (Parameterrauschen).

- Endosysteme können auch in Koevolution resultieren: Zwei ursprünglich unabhängige Systeme werden wechselseitig füreinander valent. Sie diversifizieren sich individuell, auf einer höheren »sozialen« Ebene bilden sie ein gemeinsames System (beispielsweise ein Therapiesystem), für das neue Ensemble-Valenzen gelten.

Damit lassen sich auch Auswirkungen auf den Verlauf von Handlungskontrolle oder Handlungsregulation einer Person diskutieren. Oben wurde der »lange Weg vom Wunsch zur Handlung« angesprochen. Die aufgrund der im Feld des Systems vorhandenen Valenzen sich formierende Prozessgestalt wäre nach Heckhausen und Kuhl eine Intention (Handlungsabsicht); die Prüfung von Wert und Erwartung sowie der verschiedenen Relevanzkriterien erfolgt selbstorganisiert durch die »darwinistische« Selektion von Verhaltenskernen (Moden), die dem Optimalitätskriterium der Valenzreduktion unterworfen ist. Im Prinzip ist damit in meinem Modell der Weg zur Implementierung der Handlung abgeschlossen; viele Handlungen laufen auf diese Weise automatisch oder stark »affordanzgesteuert« ab (Gibson 1979). »Exo-Handlung« ohne Selbstmodellierung ist also fraglos möglich und alltäglich.

Nun ist es aber in der zeitlich mehr oder weniger ausgedehnten Phase der Entstehung einer Prozessgestalt (»Handlungsvorbereitung«) auch möglich, dass sich im Zuge des selektierten Verhaltens die Valenzen, die ihm zugrunde liegen, verändern.

- Die Veränderung der Valenzen mag von der Person unabhängig (exosystemisch) sein, eine außenverursachte Nichtstationarität.

- Die Valenzen können aber auch durch die Prozessgestalt, die das Verhalten steuert, rekursiv beeinflusst sein. In diesem Fall wäre also ein Endosystem entsprechend der Abbildung 2 entstanden: Kontrollparameter (Valenzen) und Ordner (Prozessgestalt) treten in Wechselwirkung.

- Eine kognitive Selbstmodellierung und Selbstreflektion wurde valent, wie etwa bei Individuen mit hoher Selbstaufmerksamkeit (Tschacher u. Jacobshagen 2002).

Je nach Stärke und Art der Beeinflussung der Valenzen beginnt sich dann die Prozessgestalt bereits zu ändern, während sie noch aktiv ist. Im Extrem kann der Handlungsimpuls bereits in der Verhaltensausführung umschlagen (Ambivalenz). Es ist weiterhin möglich, dass noch unter dem Verhalten sich die Prozessgestalt diversifiziert. Im Vergleich zu den Flussdiagrammen der Handlungstheoretiker steht das Verhalten kontinuierlich mit den es bedingenden Valenzen in Kontakt; dies ist besser kompatibel mit der Konzeption nichtlinearer Wechselwirkungen innerhalb der »dynamischen Orientierung«, auf die Kuhl (2001) verweist.

Weder ist es notwendig, von ineinander verschachtelten TOTE-Regelkreisen (Miller et al. 1960) auszugehen, die mechanisch abzuarbeiten sind, noch braucht eine vorgegebene schritthafte Abfolge über den Rubikon hinweg (Heckhausen et al. 1987) eingehalten zu werden. Auch die Frage der Mehrfachhandlungen und -ziele (Kaminski 1973; Gehm 1991) kann mit dem Konzept der »Prozessgestalt Handlung« modelliert werden: Sind entsprechende Valenzbereiche gegeben, entwickeln sich Dynamiken, in denen mehrere Verhaltenskerne als Ordner aktiv sind, sich abwechseln und konkurrieren. Diese Dynamiken mögen deterministisch-chaotisch sein (Kriz 1997); dies könnte ihr rasches und adaptives Umschlagen bei kleinsten Valenzänderungen im Endosystem Handlung erklären.

Diskussion

Mit dieser Zusammenfassung meiner Konzeption des kognitiv-emotionalen Systems wollte ich zeigen, dass wesentliche Eigenschaften des humanistischen Bildes einer Person mit der systemtheoretischen Sicht vereinbar sind.

Die Vermögen einer Person, adaptiv zu handeln, ist ein bedeutendes psychologisches Problem, sobald eine nichtintentionalistische Position ohne offenen oder impliziten Homunkulus gefordert ist. Ich denke, dass der Selbstorganisationsansatz in der Lage ist, eine solche Position zu gewährleisten. Auch damit verbundene Fragen, wie die nach überdauernden gestalthaften Strukturen der Person, dem psychologischen Selbst, liegen innerhalb des Erklärungsbereichs der Prozessgestalten, die in kognitiv-emotionalen Systemen entstehen.

Das Konzept der Endosysteme erscheint mir hierbei als bedeutende theoretische Weiterung. Durch die Einbindung von Selbstmodellierung wird die Theorie kognitiv-emotionaler Systeme mächtiger, aber es bleibt zugleich möglich, den Grad von Selbstmodellierung im System empirisch zu operationalisieren. Endosysteme erlauben gewissermaßen, selbstreferenzielles Funktionieren zu modellieren, ohne den Preis des radikalen Konstruktivismus zahlen zu müssen.

Selbstaktualisierung und psychisches Wachstum gehören zum Menschenbild der humanistischen Psychologie und scheinen mir zugleich durch das Funktionieren von selbstorganisierten Endosystemen gut erklärbar. Die Diversifikation von Systemen mit mittlerem Selbstmodellierungsgrad zeigt die Eigenschaften kreativen Wachstums: die Entwicklung von neuen, weiterhin adaptiven Strukturen, welche zunehmend spezifischer auf die Valenzen antworten, die sie zum Teil selbst verursachten.

Allerdings muss ich einräumen, dass die vorgestellte Systemkonzeption möglicherweise alle *funktionalen* Fragen von Kognition und Handlung klären kann, die »schwierigen Fragen« nach den Qualia jedoch voraussichtlich kaum. Die Fähigkeit einer Person zum bewussten Erleben ihres In-der-Welt-Seins, die Erhellung des phänomenologischen Gefühls (warum es sich gerade so und so anfühlt, als »ich« im Hier und Jetzt zu leben, eine Farbe zu empfinden, eine Emotion zu haben), die subjektive Gewissheit der Willensfreiheit wird durch die vorgestellten Konzepte nicht weiter erhellt. Die Beantwortung der Fragen nach den Qualia liegt jenseits des Horizonts wissenschaftlicher Systemtheorie, meine ich, was jedoch weder die Bedeutung dieser Fragen noch die der Systemtheorie schmälern muss.

Literatur

Carter, R. (2002): Consciousness. London.

Chalmers, D. (1996): The Conscious Mind. Oxford.

Ciompi, L. (1997): Die emotionalen Grundlagen des Denkens: Entwurf einer fraktalen Affektlogik. Göttingen.

Crutchfield, J. P. (1994): Observing Compexity and the Complexity of Observation. In: Atmanspacher, H.; Dalenoort, G. J. (Hg.), Inside Versus Outside. Berlin, S. 352–372.

Edelman, G. M. (1992): Bright Air, Brilliant Fire – On the Matter of the Mind. New York.

Frank, T.; Beek, P. (2003): A Mean Field Approach to Self-Organization in Spatially Extended Perception-Action and Psychological Systems. In: Tschacher, W.; Dauwalder, J.-P. (Hg.), The Dynamical Systems Approach to Cognition. Singapore, S. 159–179.

Gehm, T. (1991): Emotionale Verhaltensregulierung. Weinheim.

Gibson, J. J. (1979): The Ecological Approach to Visual Perception. Boston.

Gollwitzer, P. M. (1996): Das Rubikonmodell der Handlungsphasen. In: Kuhl, J.; Heckhausen, H. (Hg.), Motivation, Volition und Handlung. Göttingen, S. 531–582.

Haken, H.; Wunderlin, A. (1991): Die Selbststrukturierung der Materie. Braunschweig.

Haken, H. (1983): Advanced Synergetics. Berlin.

Haken, H. (1990): Synergetik – eine Einführung. 2. Aufl. Berlin.

Hansch, D. (2002): Evolution und Lebenskunst: Grundlagen der Psychosynergetik – Ein Selbstmanagement-Lehrbuch. Göttingen.

Heckhausen, H.; Kuhl, J. (1985): From Wishes to Action: The Dead Ends and Short Cuts on the Long Way to Action. In: Frese, M.; Sabini, J. (Hg.), Goal Directed Behavior. Hillsdale, S. 134–160.

Heckhausen, H. (1987): Wünschen-Wählen-Wollen. In: Heckhausen, H.; Gollwitzer, P. M.; Weinert, F. E. (Hg.), Jenseits des Rubikon: Der Wille in den Humanwissenschaften. Berlin.

Heckhausen, H.; Gollwitzer, P. M.; Weinert, F. E. (Hg.) (1987): Jenseits des Rubikon: Der Wille in den Humanwissenschaften. Berlin.

Kaminski, G. (1973): Bewegungshandlungen als Bewältigung von Mehrfachaufgaben. Sportwissenschaft 3: 233–250.

Kampis, G. (1991): Self-Modifying Systems: A New Framework for Dynamics, Information, and Complexity. Oxford.

Kauffman, S. A. (1993): The Origins of Order – Self-Organisation and Selection in Evolution. New York.

Krieger, D. J. (1996): Einführung in die allgemeine Systemtheorie. München.

Kriz, J. (1992): Chaos und Struktur. München.

Kriz, J. (1997): Systemtheorie. Eine Einführung für Psychotherapeuten, Psychologen und Mediziner. Wien.

Kriz, J. (2001): Grundkonzepte der Psychotherapie. 5. Aufl. Weinheim.

Kuhl, J. (1983): Motivation, Konflikt und Handlungskontrolle. Berlin.

Kuhl, J. (2001): Motivation und Persönlichkeit: Interaktionen psychischer Systeme. Göttingen u. a.

Lewin, K. (1936): Principles of Topological Psychology. New York.

Luhmann, N. (1984): Soziale Systeme. Frankfurt a. M.

Maturana, H. R.; Varela, F. J. (1987): Der Baum der Erkenntnis. Bern.

Miller, G. A.; Galanter, E.; Pribram, K. H. (1960): Plans and the Structure of Behavior. New York.

Pfeifer, R.; Scheier, C. (1999): Understanding Intelligence. Cambridge.

Rössler, O. E. (1992a): Endophysik – Die Welt des inneren Beobachters. Berlin.

Rössler, O. E. (1992b): Interactional Bifurcations in Human Interaction – A Formal Approach. In: Tschacher, W.; Schiepek, G.; Brunner, E. J. (Hg.), Self-Organisation in Clinical Psychology. Berlin, S. 229–236.

Thompson, J. M. T.; Steward, H. B. (1993): A Tutorial Glossary of Geometrical Dynamics. International Journal of Bifurcation and Chaos. 3: 223–239.

Thoresen, C. E.; Mahoney, H. J. (1974): Behavioral Self-Control. New York.

Tschacher, W.; Jacobshagen, N. (2002): Analysis of Crisis Intervention Processes. Crisis 23: 59–67.

Tschacher, W.; Brunner, E. J. (1997): Theorie der Selbstorganisation und systemische Sicht der Psychotherapie. In: Reiter, L.; Brunner, E. J.; Reiter-Theil, S. (Hg.), Von der Familientheorie zur systemischen Perspektive. Berlin.

Tschacher, W.; Dauwalder, J.-P. (1999): Situated Cognition, Ecological Perception, and Synergetics: A Novel Perspective for Cognitive Psychology? In: Tschacher, W.; Dauwalder, J.-P. (Hg.), Dynamics, Synergetics, Autonomous Agents. Singapore, S. 83–104.

Tschacher, W.; Rössler, O. (1996): The Self: A Processual Gestalt. Chaos, Solitions & Fractals 7: 1011–1022.

Tschacher, W.; Scheier, C. (2003): Der interaktionelle Ansatz in der Kognitionswissenschaft. Zeitschrift für Psychologie 211 (1): 2–16.

Tschacher, W. (1990): Interaktion in selbstorganisierten Systemen. Grundlegung eines dynamisch-synergetischen Forschungsprogramms in der Psychologie. Heidelberg.

Tschacher, W. (1997): Prozessgestalten – Die Anwendung der Selbstorganisationstheorie und der Theorie dynamischer Systeme auf Probleme der Psychologie. Göttingen.

Varela, F.; Thompson, E.; Rosch, E. (1992): Der mittlere Weg der Erkenntnis. Bern.

Siegfried Greif

Wie sich das ganz normale Chaos beim Handeln selbst organisiert

Handlungsregulationstheorie: Wie sich das Handeln durch Ziele und Pläne organisiert

Am Beispiel eines Menschen, der seinen Arbeitstag plant, entwickeln Miller et al. (1960) ihre klassische Theorie über zielgerichtetes menschliches Handeln. Mit der Kybernetik als Grundlage führen sie Begriffe wie Ziele und Pläne in die Psychologie wieder ein, die im Behaviorismus als nicht beobachtbare, »mentalistische« Konstrukte verpönt waren. Mit ihrem Buch haben sie in der deutschsprachigen Psychologie in den sechziger und siebziger Jahren die Abkehr vom Behaviorismus und die so genannte kognitive Wende eingeleitet. Ihre Theorie wurde zur Grundlage für die psychologischen Handlungstheorien, vor allem für die Handlungsregulationstheorie, wie sie in der Arbeitspsychologie von Hacker (1978) und Volpert (1974) ausgearbeitet wurde. Das morgendliche zielgerichtete Planen eines Arbeitstags wird auch in der neueren Handlungsregulationstheorie als Beispiel zur Veranschaulichung ihrer Annahmen verwendet. So schildert Hacker (1998, S. 203ff.), wie er selbst einen Tag plant. Abbildung 1 skizziert die Organisation seiner Planungsprozesse und die Handlungsabläufe als hierarchische Struktur von Ober- und Unterzielen. Anhand der Pfeile kann man verfolgen, wie die einzelnen Operationen nach der Vorplanung jeweils durch die höheren Regulationsebenen ausgelöst werden, bis die unteren Ebenen alle zyklisch bis zum Erreichen der Teilziele abgearbeitet worden sind, und wie die Rückmeldungen (nach oben weisende Pfeile)

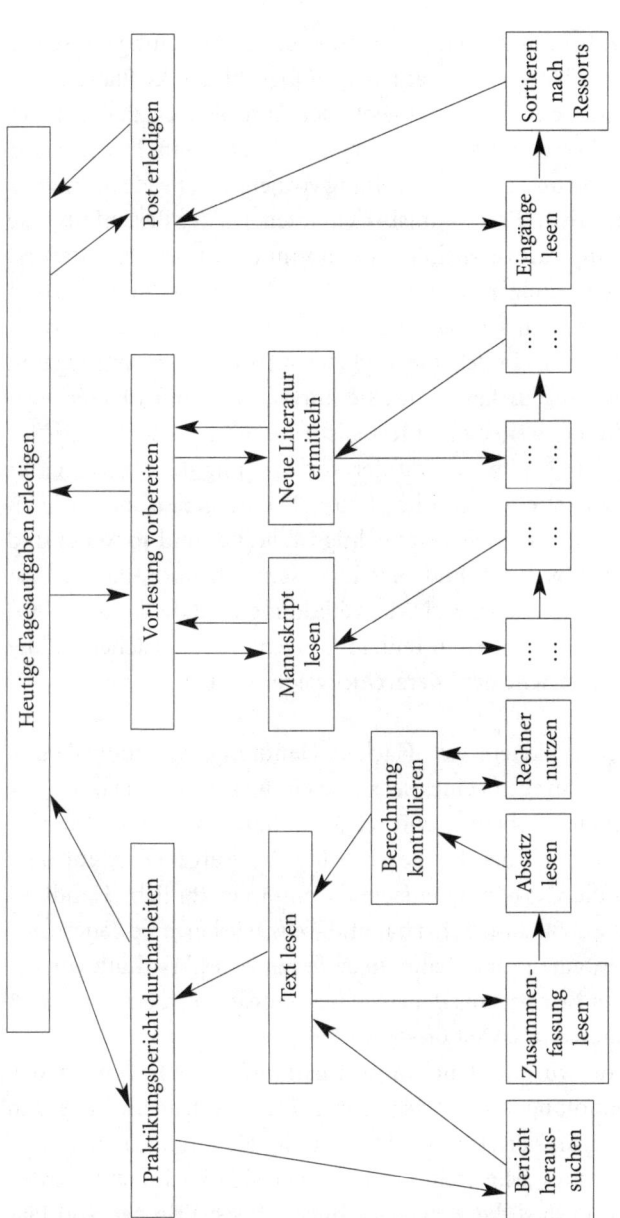

Abb. 1: Hackers Tagesplan (vereinfacht und verändert nach Hacker 1998, S. 204)

jeweils die Zielerreichung an die höheren Ebenen signalisieren.

Hacker beschreibt, wie er seinen Arbeitstag beiläufig auf seiner Fahrt zur Universität plant. Sein »Oberziel« ist die Planung des Tages und Erledigung der geplanten Aufgaben. Dazu fallen ihm die an diesem Tag zu erledigenden Aufgaben ein. Er muss eine Vorlesung und eine Besprechung vorbereiten, Briefe beantworten und einen Praktikumsbericht lesen. Da der Bericht und die Vorlesung vordringlicher sind, nimmt er sich vor, die Post erst am Nachmittag zu bearbeiten. Am Arbeitsplatz liest er zuerst die Zusammenfassung des Berichts und danach abschnittsweise den Text. Er findet eine fragliche statistische Berechnung und unterbricht das Lesen, um sie kurz nachzukontrollieren. Danach liest er weiter, bis er fertig ist, und macht sich ein paar Notizen. Nun beginnt er mit der Vorbereitung der Vorlesung. Er sucht zuerst ein Manuskript zum Thema heraus, das er lesen möchte, weil es vielleicht wichtig ist, liest es und so weiter und so weiter, bis er am Ende des Tages sein Arbeitszimmer verlässt und nach Hause fährt. In der Abbildung wird der konkrete Ablauf der beobachtbaren Teilhandlungen in den Kästchen auf der untersten Ebene der Hierarchie wiedergegeben.

Menschen planen nach Hackers Handlungsregulationstheorie ihre Handlungen keineswegs vollständig und genau voraus. Sie planen eher nebenbei und reagieren flexibel auf jede Veränderung, die sich bei der Bearbeitung der Aufgaben ergibt oder durch die Umgebung entsteht. Wenn man ähnliche Handlungen schon oft ausgeführt hat und weiß, wie lange sie dauern, genügt es, eine grobe Reihenfolge festzulegen. Erst kurz vor Beginn der Bearbeitung der einzelnen Aufgabe werden sie genauer durchgeplant, soweit dies erforderlich ist.

Wenn wir der Handlungsregulationstheorie folgen, werden die Handlungen im Arbeitsalltag durch Aufgaben, Ziele und Pläne organisiert. Dass die Effizienz der Handlungen durch vorausgehendes zielgerichtetes Planen positiv beeinflusst werden kann und dass die Arbeitsergebnisse durch Erlernen von Planungsmethoden verbessert werden können, bestätigen zahlreiche experimentelle Untersuchungen im Labor und Feld (Hacker 1998, S. 525ff.).

Menschen sind in der Lage, zeitgleich zumindest zwei Aufgaben zu bearbeiten. Manche schaffen sogar mehrere Aufgaben gleichzeitig: Geübte Fahrerinnen und Fahrer können sich beim Steuern im Verkehr mit den Mitfahrenden unterhalten, Napoleon sagt man nach, dass er seinen Schreibern mehrere Briefe parallel diktiert hat. Nach der Handlungsregulationstheorie bildet die Person für jedes unabhängige Oberziel eine eigene Zielhierarchie. Um dies abzubilden, könnten dazu in der Abbildung weitere parallele Zielebenen ergänzt werden. Solche Ordnungen werden als *Heterarchien* bezeichnet. Wenn wir mit Hacker (1998) annehmen, dass sich menschliche Handlungen durch heterarchisch strukturierte Ziele organisieren, ändert sich dadurch aber nicht das generelle Organisationsprinzip. Die Zielhierarchien werden lediglich komplizierter. Sie können sich aber zeitweise gegenseitig stören oder untereinander im Konflikt stehen.

Chaotische Situationen im Arbeitsalltag

Gibt es Aufgaben und Situationen, bei denen eine vorausgehende Zielbildung und Planung ineffizient wäre? Diese Frage stellt sich auch, wenn wir Hacker folgen und annehmen, dass vorausgehende Zielbildung und zielgerichtetes Planen vor dem Handeln die Zielerreichung positiv beeinflussen kann. Wenn man am Abend nach einem ausgefüllten Arbeitstag auf die Arbeitsabläufe zurückblickt, erscheinen sie einem oft unproduktiv. Man hat nicht geschafft, was man sich ursprünglich am Morgen vorgenommen und geplant hatte, und ist unzufrieden. Man war ständig beschäftigt, aber im Rückblick verlief der Tag mit ständigen, nicht kontrollierbaren Unterbrechungen ziemlich ungeordnet. Das folgende Beispiel schildert das normale Chaos in einem Arbeitsalltag einer sehr beschäftigen Person.

Am Morgen hat man mit der Arbeit noch sehr geordnet begonnen. Gewohnheitsmäßig hat man zuerst den Computer gestartet und auf den Terminkalender geschaut. Man hat sich gefreut, dass erst am Nachmittag ein – allerdings unangenehmer – Sitzungstermin im Kalender eingetragen ist. Man erwartet also, dass man am Vormittag viel schaffen und aufarbeiten kann. Aber schon beim Aufrufen der E-Mails ändert sich die Stimmung. Man stellt fest, dass man zahlreiche ältere Anfragen noch nicht beantwortet und viele ältere Mitteilungen noch nicht einmal gelesen hat.

Viele neue E-Mails sind seit gestern dazugekommen. Man beginnt erst einmal, sich einen besseren Überblick zu verschaffen, klickt einzelne an, um herauszufinden, worum es geht, passt auf, keine Virendateien zu öffnen, löscht seltsame Angebote, beantwortet ein paar E-Mails, bei denen das schnell geht, und trägt mitgeteilte neue Termine in den Kalender ein. Man stellt fest, dass der Berg unerledigter Aufgaben weiter zugenommen hat und dass gleichzeitig die nächsten Wochen mit Terminen allmählich zugepflastert sind. Während man gerade überlegt, welche Aufgabe am dringlichsten ist, unterbricht das Telefon den planerischen Ordnungsversuch.

Ein Kollege ruft wegen der Sitzung am Nachmittag an und bittet um Unterstützung bei einem Tagesordnungspunkt, bei dem es nach seiner Meinung um die Zukunft seines Fachgebiets geht. Man hört sich seine Sorgen und Wünsche an, versucht herausfinden, was für und gegen seine Forderungen spricht und ob man ihn unterstützen kann. Das Problem ist recht kompliziert, und man merkt, dass die Konsequenzen der zu treffenden Entscheidungen schwer durchschaubar sind. Am Ende des Gesprächs lässt man sich dennoch zumindest weitgehend überzeugen und hofft, dass das kein Fehler war.

Um etwas Zeit einzuholen und endlich richtig mit der Arbeit loszulegen, öffnet man schnell eine umfangreiche ältere unerledigte E-Mail, die man als wichtig ansieht, und beginnt sie durchzuarbeiten und eine sorgsam formulierte Antwort aufzusetzen. Ein Kollege kommt durch die Tür mit einer kurzen Frage. Man beantwortet sie ebenso kurz. Danach ruft ein wichtiger Projektpartner an und mahnt besorgt eine ältere, inzwischen sehr eilige Arbeit an, die man zu erledigen übernommen hatte. Der Nachdruck wirkt, man überwindet sich und will so-fort mit dem unangenehmen Auftrag beginnen. Die vorher be-gonnene Arbeit wird als Entwurf gespeichert und für später auf-gehoben. Man überlegt, dass es vernünftig wäre, zuerst von einem netten und erfahrenen Kollegen ein paar nützliche Tipps zu dieser Arbeit einzuholen. Man versucht ihn telefonisch zu er-reichen. Er nimmt nicht ab. Man telefoniert herum und erfährt schließlich von einem Kollegen, dass er voraussichtlich erst am Nachmittag zu erreichen ist, während man selbst in der Sitzung ist. Was nun? Missmutig schaut man im Postkorb nach, ob neue Post eingetroffen ist. Das hätte man lieber nicht machen sollen, denn natürlich ergibt sich dadurch wieder neue und dringliche Arbeit.

Kann ein derartiger Tagesablauf mit dem Modell der Hand-lungsregulationstheorie beschrieben werden? Im Prinzip wäre dies durchaus möglich, wenn wir das Beginnen und Unterbre-chen der Aufgaben als Heterarchie unvollständiger Handlungen modellieren. Kann die Effizienz der Zielerreichung bei den be-schriebenen ständigen Unterbrechungen nach dem Idealmodell der Handlungsregulationstheorie durch ständige bewusste Re-formulierung der Tagesziele und Überarbeiten des Tagesplans gesteigert werden? Die Person wurde mehrfach beim Planen ge-stört und hätte viel Zeit benötigt, wenn sie ohne Rücksicht auf die Störungen versucht hätte, die Arbeit gründlicher zu planen. Am Ende des Tages war sie allerdings verständlicherweise un-zufrieden, weil sie überzeugt ist, dass sie unter diesen Bedin-gungen länger dauernde Arbeitsaufgaben, die in Ruhe geplant werden müssen oder keine Unterbrechungen vertragen, nicht effizient bewältigen kann. Um ungestört arbeiten zu können, müsste sie die Störungen verringern, vielleicht durch Umleiten des Telefons oder ein Schild »Bitte nicht stören« an der Tür. Für viele ist dies aber im beruflichen Alltag schwer durchführbar; so muss man für wichtige Personen in der Arbeitszeit erreichbar bleiben.

Eine mögliche Alternative wäre, sich die Arbeit mit nach Hause zu nehmen (sofern man dort nicht von anderen Personen gestört wird) oder zu versuchen, die Randzeiten des Tages (sehr früh morgens oder spät am Abend) für ungestörtes Planen und Erledigen schwieriger Aufgaben zu nutzen. In solchen ungestörten Arbeitssituationen an Tagesrandzeiten oder zu Hause könnten die Empfehlungen der Handlungsregulationstheorie durchaus effizienzsteigernd sein. Zielgerichtetes Planen vor dem Handeln wird unter derartigen Bedingungen aber als Arbeit in Nischenzeiten oder als Heimarbeit marginalisiert. Wenn die Menge der zu bearbeitenden E-Mails weiter zunimmt und wenn gleichzeitig die Briefpost oder die Zahl der Telefonate und Gesprächstermine nicht weniger wird, wird diese Reservezeit bald auch nicht mehr ausreichen. Der Stress durch permanente Mehrarbeit übersteigt irgendwann den gesundheitlich verkraftbaren Umfang.

Im Folgenden werden wir uns mit der Frage auseinander setzen, ob und wie trotz unkontrolliert zunehmender E-Mails und nicht vorhersehbarer Handlungsunterbrechungen eine effiziente Handlungsorganisation dennoch theoretisch möglich ist. Als Theorien, die effizientes Handeln ohne vorausgehende Planung analysieren, werden dazu zunächst die Schematheorie von Norman und Shallice (1986) und anschließend die Chaostheorie und Personzentrierte Systemtheorie von Kriz (1998) herangezogen.

Schematheorie

Wie sich effiziente Handlungen ohne Planung durch
Aufgaben und automatisierte Schemata organisieren

Menschen sind Lebewesen mit einem hoch entwickelten Bewusstsein. Aber wie bei allen Lebewesen lösen intensive Reize oder Wahrnehmungen auch bei Menschen unwillkürliche Reaktionsketten aus, die ohne bewusste Steuerung quasi automatisch ablaufen. Beispielsweise reagieren alle Lebewesen, die ein dafür geeignetes Wahrnehmungssystem besitzen, auf ein fremdes Objekt, das sich schnell auf sie zu bewegt, spontan mit einer

Ausweich- oder Abwehrbewegung, ehe sie vom Objekt berührt werden. Wenn eine Person ein Auto sieht, dass auf sie zurast, springt sie ohne zu zögern zur Seite. Wenn ihr jemand überraschend einen Ball zuwirft, kann sie den Ball abwehren oder eine unwillkürliche Fangbewegung ausführen. Würde sie in diesen Situationen erst einmal überlegen und planen, was sie tun will, würden ihre Reaktionen sehr viel langsamer ablaufen. Das könnte beim heranrasenden Auto sehr gefährlich werden oder beim Ball dazu führen, dass man ihn nicht fangen kann. Norman und Shallice (1986) haben eine Schematheorie entwickelt, die beschreibt, wie solche sehr schnellen und effizienten Handlungsroutinen ohne bewusste Steuerung ablaufen können und in welchen Situationen auf bewusst reflektiertes und gesteuertes Handeln umgeschaltet wird.

Zur bewussten Informationsaufnahme und -verarbeitung brauchen Menschen für jede einzelne Minioperation nach Norman und Shallice (1986) mindestens hundert Millisekunden. Diese Prozesse wären für das Aktivieren von Routinereaktionen oder Reaktionsketten wie beim Fangen eines Balls viel zu langsam. Im Minimum dauern hier die einzelnen Reaktionen nur etwa zwanzig Millisekunden. Für die Aktivierung der Reaktionsketten ist das Aufmerksamkeitssystem zuständig. Hochgeübte Reaktionsketten oder Routinehandlungen können, wenn sich keine Störungen im Ablauf ergeben, ohne bewusste Regulation vollkommen autonom und automatisch ablaufen. Ihre Reaktionsgeschwindigkeit ist maximal, weil sie mit einem Minimum an bewusster Aufmerksamkeit in Gang gesetzt und durchgeführt werden. Für bewusstes Planen und bewusste Selbstüberwachung bleibt hier keine Zeit.

Handlungsschemata und Handlungsabläufe

Nach den so genannten Schematheorien (vgl. zusammenfassend Reason 1990, S. 25f. u. 33ff.) werden Handlungen durch mentale Strukturen erzeugt (»generiert«) und organisiert, die durch Lernprozesse erworben wurden und im Gedächtnis gespeichert sind. Diese Schemata sind keine passiven Wissensstrukturen, sondern mentale Strukturen, die Handlungsabläufe aktiv erzeugen und organisieren. Nach Norman und Shallice (1986) können Erzeugungsschemata bewusst initiiert werden (»Ich will diesen Ball fangen!«), aber auch unbewusst durch Aufmerksamkeit erzeugende Umgebungsreize (ein überraschend geworfener und spontan aufgefangener Ball). Sie nennen solche von außen angestoßenen Prozesse auch »datengetriebene« (data driven) Prozesse. Einfache lineare Abläufe müssen nicht bewusst koordiniert, überwacht und gesteuert werden. Wenn eine genauere Koordination oder Steuerung erforderlich ist, können jedoch auch hierarchisch oder heterarchisch überordnete bewusste Steuerungsprozesse aktiviert werden, wie dies die Handlungsregulationstheorie beschreibt.

Die unbewusste Aktivierung von Handlungsprogrammen oder Erzeugungsschemata erfolgt nach Norman und Shallice (1986) durch so genannte Trigger (Auslöser). Wenn Wissenschaftler von »Triggern« sprechen, meinem sie damit die Auslösung von Abläufen, die nach dem Start nicht mehr gesteuert werden können (wie ein Schuss nach dem Auslösen in seiner Flugbahn vom Schützen nicht mehr korrigiert werden kann). Nach Norman und Shallice entwickeln Menschen ein spezielles Gedächtnis für solche Handlungsauslöser, das sie »TriggerDatabase« nennen. Solche gelernten Auslöser für hoch automatisierte Reaktionsketten können nicht nur elementare Reize, sondern auch komplexe Reizmuster sein. In der Arbeitswelt gibt es viele Stimuli, die auf auszuführende Aufgaben hinweisen, wie ein klingelndes Telefon oder auch die eingegangenen E-Mails. Wir greifen automatisch zum Hörer, wenn das Telefon klingelt und melden uns mit unserem Namen oder klicken routinemäßig die eingegangenen E-Mails an. Wir müssen zuvor nicht bewusst nachdenken und planen.

Norman und Shallice (1986) nehmen an, dass die Informationen, die durch das sensorische Wahrnehmungssystem aufgenommen werden, mit der Trigger-Datenbank verglichen werden. Passen die Informationen zu einem Auslöserreiz für ein Schema in diesem *Gedächtnis* (wie ein Schlüssel in ein Schloss), steigt ihr Aktivierungswert. Ausgewählt und gestartet werden nach Norman und Shallice Schemata, welche die Aktivierungsschwelle des Aufmerksamkeitssystems überschreiten. Wenn sie einmal ausgewählt wurden, bleiben sie aktiviert, bis die Einzeloperationen des Schemas vollständig abgearbeitet wurden oder bis die Ausführung blockiert wird. Konkurrieren mehrere, kann eine Art Streitschlichtungsprogramm (contention scheduling) aktiviert werden, das bestimmt, welches Schema aktiviert und welches gehemmt wird. Entscheidend ist dabei der Aktivierungswert des Schemas. Dieser Wert wird besonders durch externe Aktivierung der Aufmerksamkeit und die aus dem Gedächtnis abgerufenen Aktivierungswerte der Erzeugungsschemata gebildet.

Das Kurzzeit- oder Arbeitsgedächtnis des Menschen kann gleichzeitig zwar nur begrenzte Mengen an Informationen bewusst oder unbewusst verarbeiten, aber nach dem Modell von Norman und Shallice (1986) ist es in der Lage, parallel mehrere Schemata zu triggern. Je geübter die Schemata sind, desto mehr können gleichzeitig ausgeführt werden und desto genauer laufen sie ab. Ungefähr im Sekundentakt kann ein Schema nach dem anderen ausgelöst werden. Dadurch können Menschen – fast parallel – bis zu 60 Aufgaben pro Minute ausführen!

Vor dem Hintergrund der Schematheorie ist die im Beispiel zum chaotischen Arbeitsalltag geschilderte Arbeitsweise keineswegs als so ineffizient zu bewerten, wie sie auf den ersten Blick erscheinen mag. Die Person reagiert ja durchaus flexibel und schnell auf relevante Anforderungen der Umgebung und aktiviert geübte Handlungsschemata nach einer intuitiv bewerteten Priorität der Aufgaben. So scannen und bearbeiten Profis die E-Mails in einem beeindruckenden Tempo. Flexibles und schnelles Reagieren auf Unterbrechungen und Umdisponieren und speziell ein effizientes Abarbeiten zahlreicher E-Mails sind wichtige Schlüsselkompetenzen der modernen Arbeitswelt.

Mit der Theorie von Norman und Shallice (1986) können wir erklären, warum viele dem Aufforderungscharakter kaum widerstehen können, für sie eingetroffene Nachrichten sofort anzuschauen. Früher kam neue Post nur einmal am Tag, jetzt trifft sie kontinuierlich ein. Reagiert man immer, bevor man begonnene Aufgaben erledigt hat, führt dies zu einer chaotischen Desorganisation der gesamten Arbeitsorganisation. Norman und Shallice beschreiben, wie schwer es ist, sich der Wirkung der nicht bewussten Auslösereize für Handlungsschemata zu entziehen. Man muss sich bewusst konzentrieren und kontrollieren, um nicht mal eben nach den E-Mails zu schauen, wenn der Computer durch einen Signalton anzeigt, dass eine neue Mail angekommen ist. Es erfordert Selbstdisziplin, die durch Hinweisreize getriggerte Aktivierung solcher unbewusst startenden Handlungsroutinen zu stoppen und sie nur zu bestimmten, bewusst geplanten Zeitpunkten zuzulassen.

Beim Theorienvergleich fällt auf, dass die Handlungsregulationstheorie einseitig die Bedeutung bewusst planbarer Handlungen bevorzugt. Die Schematheorie umfasst dagegen alle Arten von Handlungen, intuitiv aktivierte und bewusst geplante. Sie erklärt zudem, wann es erforderlich ist, von schnelleren quasiautomatischen Schemata und Routinen auf die langsamere bewusste Zielklärung, Planung und Handlungssteuerung umzuschalten. Die Handlungsregulationstheorie analysiert allerdings die bewussten Zielbildungs-, Planungs- und Regulationsprozesse wesentlich genauer. Insofern ergänzen sich Schema- und Handlungsregulationstheorie.

Die Schematheorie von Norman und Shallice (1986) beschreibt die Aktivierung und Hemmung der Auswahl und Ausführung von Routinehandlungen den Wechsel zur bewussten Selbststeuerung noch relativ einfach. Kuhls PSI-Theorie (Kuhl 2001) geht darüber hinaus und berücksichtigt die handlungsorganisierenden Gefühls- oder Affektzustände der Personen. Da in diesem Beitrag die Effizienz der Handlungsorganisation im Mittelpunkt steht, wird die dies hier nicht vertieft (vgl. Greif, in Vorber.).

Die Handlungsregulationstheorie untersucht, wie sich Handeln durch Ziele und Pläne organisiert, wenn die Situation zielgerichtetes Planen erfordert und ermöglicht. Die Schematheorie erklärt, wie sich Handlungsabläufe auch ohne bewusstes Planen sehr effizient durch Handlungsauslöser und quasiautomatische Handlungsroutinen organisieren. Um chaotische Prozesse und den Wechsel zwischen Chaos und Ordnung zu beschreiben und zu analysieren, wird im Folgenden die Chaostheorie herangezogen.

Chaostheorie: Ordner und Komplettierungsdynamiken

Die Chaosforschung und -theorie hat sich von der Vorstellung verabschiedet, dass alle Prozesse vorhersagbar oder berechenbar sind (Kriz 1998, S. 30ff.). Sie untersucht verschiedene Arten chaotischer Dynamiken, aber auch geordnete Prozesse und die Übergänge zwischen Chaos und Ordnung oder zwischen stabilen und instabilen oder dynamischen Systemzuständen. Nicht vorhersehbare, chaotische Prozesse wurden bereits seit längerer Zeit in physikalischen und chemischen Mikroprozessen nachgewiesen. Der Umschlag von Mikrochaos in geordnete Prozesse wurde vor allem durch synergetische Selbstorganisationstheorien modelliert (vgl. Haken 1989). Neue Ordnungen entwickeln sich danach durch so genannte Ordner evolutionär und setzen sich wie eine »Mode« gegenüber anderen durch. In den Sozialwissenschaften und in der Psychologie gibt es bisher nur sehr wenige Forscher, die sich mit diesen sich evolutionär selbstorganisierenden Prozessen auseinander setzen. Die Personzentrierte Systemtheorie von Kriz (1998) ist hier eine der wenigen Ausnahmen.

Instabilität, Chaos und neue Ordnung

Nach der naturwissenschaftlichen Chaosforschung sind chaotische Zustände in bestimmten Situationen unvermeidliche, natürliche Zustände. Aus chaotischen Prozessen können sich neue Ordnungen herausbilden. In unserem Beispiel werden die Anfragen und neuen Aufgaben als nicht vorhersehbare Handlungsunterbrechungen beschrieben. Sie stören die Ordnungsversuche und geplante Aufgabenbearbeitung der Person. In der

Terminologie der Chaostheorie wäre dieses Arbeitssystem wegen der nicht vorhersehbaren Unterbrechungen nur partiell als
chaotisch einzuordnen. Die Person reagiert durchaus vorhersehbar auf die Unterbrechungen, indem sie immer ihre begonnenen Aufgaben zurückstellt, wenn sie mit einer neuen Aufgabe
mit subjektiv größerer Priorität konfrontiert wird. Die Zahl der
Anfragen und Aufgaben nehmen aber unkontrollierbar zu und
können von der Person nicht bewältigt werden. Die Arbeitsaufgaben und -leistungen im beschriebenen Arbeitssystem sind
deshalb unvorhersehbar und nicht vollkommen steuerbar, sondern wären als dynamisch oder instabil einzuordnen.

Komplexitätsbewältigung durch Komplettierungs-dynamiken

Nach Kriz (1998) verweisen die klassischen Gestaltgesetze der
Gestaltpsychologie auf Selbstorganisationsprinzipien in der
menschlichen Wahrnehmung und Verarbeitung von Informa-
tionen. Bereits in den klassischen, durch Laborexperimente be-
stätigten Gesetzen wird deutlich, dass die Wahrnehmung des
Menschen keineswegs wie eine Digitalkamera funktioniert, die
farbige Punkte einfach rasterförmig aufnimmt und speichert.
Durch die Gestaltgesetze reduziert der Mensch die Menge und
Komplexität der aufzunehmenden Informationen bei der
Wahrnehmung der Umgebung und setzt sie gewissermaßen im
Gehirn wieder sinnvoll und zweckmäßig zu einer subjektiven
Ordnung zusammen.

   Kein Lebewesen wäre in der Lage, sämtliche in seiner Umgebung vorhandenen Informationen gleichzeitig wahrzunehmen
und zu verarbeiten. Auch beim Menschen ist die parallele Auf-
nahme- und Verarbeitungskapazität des Aufmerksamkeitssystems sehr begrenzt. Das Gehirn kann die wahrgenommenen
minimalen und unvollständigen Informationen aber mit dem
im Gedächtnis vorhandenen Erfahrungswissen verbinden und
in einem sich selbst ordnenden Prozess komplettieren. Kriz
(1998, S. 38ff. u. 137ff.) bezeichnet diese Prozesse als Komplet-

tierungsdynamiken. Durch diese sich selbst organisierenden Vervollständigungen können Fehlinterpretationen entstehen, aber sie verhindern zugleich eine Überforderung der Verarbeitungskapazität und ermöglichen eine außerordentlich effiziente Verarbeitung und geordnete Nutzung der wahrgenommenen Informationen in Verbindung mit dem erworbenen Erfahrungswissen.

Das Aufmerksamkeitssystem und das Arbeitsgedächtnis haben eine geringe Aufnahme- und Verarbeitungskapazität. Sie sind deshalb aber keineswegs schwache Glieder in der Prozesskette. In der Terminologie der Chaostheorie sind sie dominierende Ordner, die vorrangig damit beschäftigt sind, auf zweckmäßige Weise die Komplexität der Informationen zu reduzieren, die aus der externen Umgebung und intern vom Organismus auf das System treffen. Mit dem Konzept der Komplettierungsdynamik kann vor diesem Hintergrund die Funktion des Langzeitgedächtnisses im Zusammenwirken mit dem Aufmerksamkeitssystem und dem Arbeitsgedächtnis genauer eingeordnet werden. Aus der chaostheoretischen Betrachtung ergeben sich theoretische und praktische Folgerungen für unser Beispiel.

Folgerungen

Nach üblichen arbeitswissenschaftlichen Interventionen würde man in unserem Beispiel des chaotischen Arbeitstags nach Möglichkeiten suchen, die Aufgabenmenge zu begrenzen. Eine klassische Lösung wäre, mehr Personal einzusetzen, um die Lasten auf mehr Personen zu verteilen. Diese Lösung ist aber nicht nur teuer, sondern bei den beschriebenen unkontrollierbaren und nicht vorhersehbaren Änderungen der Aufgabenmengen kaum nachhaltig Erfolg versprechend. Angemessener wäre es, etwa unter Rückgriff auf die Handlungsregulationstheorie von Hacker (1998) Ordnungs- und Planungswerkzeuge zu konstruieren, die alle E-Mails beim Eintreffen durch die Software automatisch filtern und in Ordner mit unterschiedlicher Wichtigkeit umleiten (Extra-Ordner für wichtige Kunden oder zu löschende SPAM-Mails). Das nach dieser Theorie empfohlene zielgerichtete Planen und kontinuierliche Verändern der eigenen Pläne wäre allerdings in der beschriebenen Situation zu zeitaufwendig. Effizienter wäre es hier, unter Berücksichtigung von Erkenntnissen der Schematheorie und der Personzentrierten Systemtheorie von Kriz (1998) zu zeigen, wie es möglich ist zu lernen, die zunehmende E-Mail-Menge intuitiv zu filtern und flexibel mit Rücksicht auf dynamische Veränderungen der Bedeutung der Anfragen zu bearbeiten.

Disziplinierte bewusste Selbstkontrolle ist erforderlich, um das natürliche, aber die Handlungsabläufe desorganisierende Handlungsschema zu bremsen, Anfragen sofort nach ihrem Eintreffen zu bearbeiten. Wer sich keine strikte Zeitbegrenzungen bei der Bearbeitung der zunehmenden Flut setzt, hat bald keine Zeit mehr für andere Aufgaben. Durch die Zeitbegrenzung bleiben viele als weniger wichtig eingeschätzte E-Mails unerledigt. Manche der unerledigten Anfragen, die zurückgestellt werden mussten, erledigen sich aber irgendwann »von selbst«. Wenn sie für Wochen unbearbeitet geschmort haben, ohne dass die Schreiber Druck machten, kann man hoffen, dass die Betreffenden sich selbst helfen konnten oder die Anfragen auch für sie nicht so wichtig waren. Insofern kann die Strategie durchaus »vernünftig« sein, nicht alle weniger wichtig erscheinenden Anfragen sofort zu bearbeiten, sondern abzuwarten, ob man mit guten Gründen gemahnt wird, bevor man Arbeit investiert. Alle Verfasser und Bearbeiter werden allmählich lernen, dass die Erwartung unrealistisch ist, auf alle E-Mails eine Antwort zu erhalten.

Nach der synergetischen Selbstorganisationstheorie würde man nach indirekten Beeinflussungsmöglichkeiten des Arbeitssystems durch Veränderung der Randbedingungen suchen. Dadurch sollen evolutionär Veränderungen des Systems ermöglicht werden, die zu einer geeigneten neuen Ordnung führen können. So würde man der Person im Beispiel nicht vorgeben, wie sie ihren Stress bewältigen und die übernommenen Aufgaben effizienter bewältigen kann. Man könnte sie und andere

Personen mit ähnlichen Stress-Situationen auffordern, nach einer Phase selbstständigen konkurrierenden Ausprobierens und Testens verschiedener Alternativen gemeinsam die relativ beste Lösung zu finden. Wichtig wäre dabei nach den evolutionstheoretischen Grundannahmen der Chaostheorie aber, die »Randbedingungen« verbindlich vorzugeben oder herzustellen, die dabei eingehalten werden müssen (telefonische Erreichbarkeit in dringenden Fällen, regelmäßige Abfrage der E-Mails und Definition der Prioritätskriterien, nach denen die Anfragen verlässlich bearbeitet oder zurückgestellt werden).

Literatur

Greif, S. (in Vorb.): Wie sich Handeln und Lernen selbst organisiert. Göttingen.

Hacker, W. (1978): Allgemeine Arbeits- und Ingenieurpsychologie. Bern.

Hacker, W. (1998): Allgemeine Arbeitspsychologie. Psychische Regulation von Arbeitstätigkeiten. Bern.

Haken, H. (1989): Synergetik. Eine Einführung. Nichtgleichgewichts-Phasenübergänge und Selbstorganisation. 3. Aufl. Berlin.

Kriz, J. (1998): Systemtheorie. Eine Einführung für Psychotherapeuten, Psychologen und Mediziner. 2. Aufl. Wien.

Kuhl, J. (2001): Motivation und Persönlichkeit. Interaktionen psychischer Systeme. Göttingen.

Miller, G. A.; Galanter, E.; Pribram, K. H. (1960): Plans and the Structure of Behavior. New York, 1960 (dt.: Strategien des Handelns. Stuttgart, 1973).

Norman, D. A.; Shallice, T. (1986): Attention to action: Willed and automatic control of Behavior. In: Davidson, R. J.; Schwartz, G. E.; Shapiro, D. (Hg.), Consciuosness and Self Regulation: Advances in Research. Bd. IV. New York.

Reason, J. (1990): Human Error. Cambridge.

Volpert, W. (1974): Handlungsstrukturanalyse als Beitrag zur Qualifikationsforschung. Köln.

Bernd Runde

Coaching als synergetischer Prozess

In den letzten zwanzig Jahren ist eine Evolution der Wissenschaft hin zur Wissenschaft der Evolution erkennbar. Grundlegend hierfür ist das Verständnis, wonach Evolution ein universelles Phänomen darstellt, das sich nicht auf die Entwicklung der biologischen Arten beschränkt. Über physikochemische Strukturen des Kosmos, über die bewusst erlebten psychischen Phänomene bis hin zu kulturellen Formbildungen unserer Lebenswelt – all diese Phänomene entstehen aus dem Zusammenwirken einer großen Zahl von Teilelementen nach universellen Prinzipien. Einen bedeutenden Beitrag für dieses erweiterte Verständnis hat Anfang der siebziger Jahre die von Hermann Haken begründete Synergetik als »Lehre vom Zusammenwirken« geleistet. Sie liefert Antworten und Perspektivenwechsel auf wichtige Fragen der Psychologie. Sie dient in den folgenden Ausführungen als gedankliche Basis für ein erweitertes Verständnis eines Beratungsansatzes, der als »Coaching« in der Arbeitswelt zunehmend Anwendung findet.

Definition von Coaching

Eine erste verständliche und bereits wesentliche Facetten umfassende Beschreibung dessen, was Coaching ausmacht, liefert Wahren (1997, S. 9): »Coaching ist die individuelle Beratung von einzelnen Personen oder Gruppen in auf die Arbeitswelt bezogenen, fachlich-sachlichen und/oder psychologisch-soziodynamischen Fragen bzw. Problemen durch den Coach.«

Mit anderen Worten setzt Coaching also dort an, wo aus den kollektiven (primär arbeitskontextuellen) Fragestellungen individuelle Problemstellungen und Herausforderungen werden. Die von außen an die Klienten herangetragenen Veränderungsinitiativen im Unternehmen führen im Rahmen des Coaching zu individuellen Verhaltensänderungen.

Coaching wird im Rahmen dieses Konzepts verstanden als evolutionärer, reflexiver und schließlich systemisch-selbstorganisierter Lernprozess. Aufgabe des Coach ist es, diesen Lernprozess zu fördern.

Prozesscharakteristika

Evolutionär

Das menschliche Gehirn hat sich wie jedes andere Organ durch natürliche Selektion entwickelt. Daher sind sein Aufbau und seine Leistungen als Anpassungen an die Lebensumgebung zu verstehen. Auch die Bereitschaft, unter bestimmten Umweltbedingungen bestimmte Motive und Gefühle zu entwickeln, basiert auf angeborenen Mechanismen, die in der Evolutionsgeschichte durch den unterschiedlichen Reproduktionserfolg ihrer Varianten die Form angenommen haben, die wir heute vorfinden. Es sind eben diese Mechanismen der Selektion und Adaptation, die zur *Beschreibung* von Lernmechanismen im Coaching-Prozess genutzt werden können: Es werden sich diejenigen Kommunikationsmuster als die erfolgreichen (im Sinne von »Leidensdruck minimierenden«) durchsetzen, die den Umweltbedingungen des Klienten am stärksten gerecht werden. Die Auswahl dieser Muster entsteht oftmals zufällig. Und nicht jedes ausgewählte Kommunikationsmuster, nicht jede gewählte Intervention des Coach hat eine adaptive Funktion. Es kann sich um Fehlentwicklungen oder vielleicht auch Überbleibsel vergangener Erfahrungen handeln, die durch natürliche Selektion nicht beseitigt werden konnten. Für die biologische Evolution liegen zahlreiche Beispiele vor, wie der Blinddarm, oder ein

Nebenprodukt, wie möglicherweise die männlichen Brustwarzen. Auch die Lage des Sehnervs, der oberhalb und nicht unterhalb der Retina austritt und damit ein optisches Hindernis darstellt, den blinden Fleck, ist nicht optimal. Da evolutionäre Prozesse keine Voraussicht besitzen, können in einer frühen Phase der Entwicklung die Weichen irreversibel in eine Richtung gestellt worden sein, die sich später als unzweckmäßig erweist. Wenig erfolgreiche Coaching-Prozesse können in Analogie dazu auch dadurch gekennzeichnet werden, dass keine Anpassung an bestehende Umweltbedingungen des Klienten bestehen. Es wäre eine eigene Untersuchung wert zu analysieren, in welchen Phasen des Coachings Misserfolge ihren Ursprung haben. Nach den bisherigen Ausführungen spricht einiges dafür, dass die Misserfolge bereits sehr früh im Prozess angelegt sind.

Reflexiv

Der soeben beschriebene Anpassungsmechanismus kann im Coaching – und hier besteht der große Unterschied und somit die klare Grenze zur biologischen Evolution – durch Reflexion teilweise gesteuert werden. Auf der einen Seite betrachtet der Klient im Coaching die eigenen inneren psychischen Vorgänge. Sein Ziel besteht darin, eine größere Klarheit für sich selbst zu gewinnen. So werden kritische Interaktionen neu überdacht, bestimmte Handlungen stärker auf ihre Konsequenzen hin analysiert. Der Coach nutzt auf der anderen Seite die Reflexion als Technik; er fasst zusammen, spiegelt, fokussiert auch auf die emotionale Seite des Gesagten, liefert den Klienten Deutungen, die den Umweltbedingungen eventuell besser angepasst sind.

Systemisch-selbstorganisiert

Coaching-Prozesse stellen stets komplexe Prozesse dar. Für den Coach und den Klienten geht es um die Frage, wie überhaupt

Ordnung (im Sinne von Stabilität) im Coaching, aber auch in der Lebenswelt des Klienten entstehen kann. Obgleich heutzutage der Begriff *Kybernetik* ein wenig aus der Mode gekommen ist, stellt er quasi den Ausgangspunkt für die Entwicklung von Konzepten dar, die sich allesamt mit ebendieser Frage beschäftigen. Die Kybernetik ist mittlerweile in unterschiedlichste Teildisziplinen zerfallen, von denen vor allem zwei Richtungen an Bedeutung gewonnen haben. Die eine Richtung beschreibt die *Informationstheorie*, die in diesem Zusammenhang eine eher untergeordnete Rolle spielt, die zweite wichtigere Richtung wird von der *Steuerungs- oder Regelungskunde*, das heißt *Systemtheorie* beschritten, aus der sich wiederum wichtige aktuelle Ansätze (Dissipative Systeme, Hyperzyklen-Theorie und nicht zuletzt die Synergetik) herauskristallisiert haben. Das Gemeinsame an allen Ansätzen ist das zentrale Konzept des Systems, wobei vor allem zwei Charakteristika allen Definitionsversuchen gemein sind (vgl. Bischof 1995): An den Systemen sind Elemente unterscheidbar und diese Elemente stehen in einem sinnvollen Zusammenhang.

Hierbei handelt es sich um weit gefasste Kriterien, wobei vor allem das zweite Kriterium der Sinnhaftigkeit zu Missverständnissen führen kann, da beispielsweise bereits die Elemente meines persönliches Wahsystems als abstraktes Schema, mit dessen Hilfe ich Ordnung in meine Wahrnehmungswelt bringe, nach Ähnlichkeiten und Passungen in einen sinnvollen Zusammenhang gebracht werden können. Um solche »Ideal«-Systeme geht es jedoch nicht. Die Systemtheorie behandelt nur solche System-Elemente, die kausal interagieren, für die also der Beobachter der Aufgabe einer subjektiven Sinnstiftung enthoben ist. Solche Systeme treten dem Beobachter vielmehr handgreiflich als Realkategorie entgegen. Dies ist bei dem Immunsystem, aber ebenso bei einer mobbenden Arbeitsgruppe, einer Organisation oder einer Unternehmung der Fall. Die unter der Bezeichnung Systemtheorie zu subsummierenden Konzepte befassen sich allesamt mit solchen *Realsystemen*, sodass zunächst folgende System-Definition für das weitere Verständnis sinnvoll erscheint: Ein System wird verstanden als ein konkreter Aus-

schnitt aus der physischen Realität, in dem Interaktionen stattfinden, also Prozesse ablaufen.

Wesentlich ist hier der Unterschied zum erkenntnistheoreti-
schen Ansatz des radikalen Konstruktivismus. Die diesem Konzept zugrunde liegenden Annahmen implizieren, dass
- es eine intersubjektiv teilbare Wirklichkeit gibt, die mein
  Handeln beeinflusst,
- Systemelemente (Personen, Überzeugungen, Glaubenssätze
  et cetera) bestehen, die kausal interagieren (wobei sehr wohl,
  wahrscheinlich sogar oft, der Fall eintreten kann, dass ich auf
  irrelevante Systemelemente fokussiere), deren Auswirkungen und funktionale Zusammenhänge zwar als Realkategorie bestehen, sich aber teilweise meinem Wahrnehmungsap-
  parat nicht sui generis erschließen.

In der Tat stellt sich für jeden Coach in nahezu jeder Sitzung die
Frage, inwieweit wir uns auf unser Weltbild, das in einem großen Ausmaß durch kognitive Kategorien geformt ist, noch verlassen können? Sind wir nicht vielleicht doch hoffnungslos ein-
geschlossen in subjektive Konstruktionen? Immanuel Kant hat
bekanntlich argumentiert, das »Ding an sich« sei prinzipiell un-
erkennbar, da wir nicht an der Brille der genannten Kategorien
vorbeischielen könnten. Seit Mitte der achtziger Jahre des letzten Jahrhunderts ist eine simplifizierte Version dieses Stand-
punkts als revolutionäre epistemologische Heilslehre unter der
Etikette »Konstruktivismus« unters Volk gebracht worden. Pro-
tagonisten dieses Ansatzes beziehen sich auf Piaget, ob zu Recht
oder Unrecht, lässt sich nicht entscheiden. In jedem Fall jedoch
führen die Argumente, die von konstruktivistischer Seite vorge-
bracht werden, nirgends über die wohl bekannte Widerlegung
des naiven Realismus hinaus. Sie tragen nicht weit genug, um
den kritischen Realismus, wie er etwa von Lorenz (1941) im
Rahmen seiner evolutionären Erkenntnistheorie entwickelt
wurde, infrage zu stellen. Im Verständnis des kritischen Realismus ist unsere Wahrnehmungswirklichkeit zwar in der Tat das
Resultat einer Konstruktion, diese kann aber ihrerseits als Re-

konstruktion spezifiziert werden. Unser kognitiver Apparat hat sich demnach in seiner stammesgeschichtlichen Entwicklung an sein Ökosystem angepasst, die Kategorien unserer Erkenntnis spiegeln also wenigstens asymptotisch Eigenschaften wider, die das »Ding an sich« auch wirklich besitzt. Allerdings nur Eigenschaften mittlerer Größenordnung, also das, was Vollmer (1980) den »Mesokosmos« nennt. Wenn wir uns mit dem Makro- oder dem Mikrokosmos beschäftigen, mit sehr großen Geschwindigkeiten etwa oder mit den Gebilden der Kernphysik, dann unterliegen wir zwar immer noch dem Denkzwang, unsere Kategorien einzusetzen, aber wir stoßen dabei auf Paradoxe: Die Empirie sträubt sich dann quasi gegen die versuchte Kategorisierung.

Dass die Materie eigentlich ein Zustand des Raums sei, können wir anschaulich nicht mehr denken, da es mit unserem kategorialen Schema von Figur und Grund nicht vereinbar ist. Und dass Elementarteilchen keine Dinge, sondern Ereignisse sind, können wir auch nur mathematisch, aber nicht anschaulich verstehen. Gerade solche Erfahrungen belehren uns aber, dass unsere Realitätskonstruktion nicht umhinkann, sich an irgendetwas Objektivem zu orientieren, dass sich das »Ding an sich« nicht widerspruchslos in Kategorien pressen lässt und uns damit eben indirekt doch erlaubt, unseren Erkenntnisapparat zu transzendieren.

Wirkzusammenhänge im Coaching

Ein Teilgebiet der Systemtheorie sind diejenigen Ansätze, die sich mit Phänomenen der Selbstorganisation befassen. Definiert man Selbstorganisation eng als physikalische Selbstorganisation und überträgt dieses Konzept eins zu eins auf Coaching-Prozesse, so bleiben sowohl Anwendungsbereich als auch Erkenntnisgewinn bescheiden. Die Betonung der Analyse liegt dann auf der Betrachtung von Situationen, bei denen kleine Veränderungen auf der Mikroebene (Interaktionsverhalten zwischen Klient und Coach) unerwartete und unvorhersehbare große Veränderungen auf der Makroebene (Lebenswelt des Klienten, innerhalb dessen die Problematik auftaucht) hervorbringen. In diesem Fall organisiert das System sich selbst. Solche *Situationen* gibt es sicherlich, sie sind aber vergleichsweise selten. Übernimmt man hingegen lediglich die Grundidee der physikalischen Selbstorganisation, dass nämlich schnelle Interaktionen auf der Mikroebene einen vergleichsweise langsam veränderlichen Ordner auf der Makroebene hervorbringen, der zirkulär-kausal die Interaktionen auf der Mikroebene koordiniert hat man einen breiten Anwendungsbereich und größeren Erkenntnisgewinn. Neben Situationen, in denen Elemente passiv auf Ordner reagieren (Beispiel: Der Klient ist hilflos angesichts der mangelnden Veränderungsbereitschaft seiner Mitarbeiter), kann man nun auch Situationen betrachten, in denen Akteure Ordner gestalten und auf sie Einfluss nehmen (Klient analysiert den funktionalen Zusammenhang von Veränderungsbereitschaft und eigenem Verhalten und erkennt die mangelnde eigene Vorbildfunktion). In diesem Fall organisiert sich nicht nur das System selbst, auch die Akteure organisieren selbst. Erst durch diese Annahme werden Coaching-Prozesse zu gestaltbaren Interaktionen, im Rahmen derer sich so genannte Sinnattraktoren (Kriz 1997) als intersubjektiv teilbare Ordnungsmuster der wahrgenommenen Außenwelt bilden.

Exkurs: Synergetik

Die Grundprinzipien der Synergetik lassen sich leicht am Beispiel der Bénard-Konvektion verdeutlichen: Hierbei wird eine Flüssigkeit von unten erhitzt. Ab einer bestimmten Temperaturdifferenz zwischen unterer und oberer Oberfläche setzt eine makroskopische Bewegung der Flüssigkeit ein, die in speziell geordneten Mustern verläuft. Die Moleküle bewegen sich in einer Weise, die eine Rollenbewegung innerhalb der Flüssigkeit erkennbar macht (vgl. Kriz i. d. Bd.). Die Flüssigkeit dehnt sich aufgrund der Erwärmung aus, und das spezifische Gewicht der einzelnen Moleküle nimmt ab, was eine Aufwärtsbewegung der

Flüssigkeitselemente zur Folge hat. Diese Aufwärtsbewegung kann bis zu einer bestimmten Temperaturdifferenz die innere Reibung nicht überwinden. Die Flüssigkeit bleibt daher, abgesehen von Fluktuationen, in einem makroskopischen Ruhezustand. Man kann nun die potenzielle, also noch in Bewegung umsetzbare Energie eines makroskopischen Körpers durch ein Gebirge darstellen. Auf der x-Achse ist faktisch die Systemstruktur abgetragen, dessen genaue Skalierung uns nicht weiter zu interessieren braucht (in aller Regel ist diese n-dimensional); darunter verstehen wir die Gesamtheit aller makroskopischen Merkmale, die sich ändern, wenn potenzielle Energie Arbeit leistet. Auf der y-Achse ist die potenzielle Systemenergie als Größe abgetragen, das heißt die makroskopisch geordnete und somit arbeitsfähige Energie, die in ungeordnete Energie übertragen wird, wobei wichtig ist, dass diese ungeordnete Energie durchaus geordnete makroskopische Zustände erzeugen kann; so entstehen die Fettaugen auf der Suppe durch ebensolche Energietransformationen. Die Potenziallandschaft mit einem sich darin befindlichen Ball, der den Systemstand widerspiegeln soll, zeigt, dass trotz Schwankungen innerhalb der Flüssigkeit – also trotz Auslenkungen dieses Balls – er immer wieder in seinen stabilen Zustand (der Ruhe) zurückkehrt (s. Abb. 1).

Wird eine kritische Temperaturdifferenz jedoch überschritten, überwiegen die Antriebskräfte. Es kommt zu einem instabilen Gleichgewicht, indem von unten erwärmte Flüssigkeitsmoleküle nach oben streben und die noch kalten Flüssigkeitselemente aufgrund des spezifisch größeren Gewichts nach unten drücken. Es werden in der Folge Konfigurationen von Rollenbewegungen in der Flüssigkeit »ausprobiert«, die dem Ziel einer bestmöglichen Wärmeabfuhr dienen, wobei sich die Bewegung oder »Mode« durchsetzt, die dieses Kriterium am besten erfüllt. Wie Haken (1988) mathematisch herleiten konnte, sind es gerade eben die beobachtbaren Rollenbewegungen, die dieses Kriterium erfüllen.

Für die Analogie des Balls in der Gebirgslandschaft bedeutet die Erhöhung der Temperaturdifferenz, dass die Talsohle immer flacher wird und letztlich bei Überschreitung der kritischen

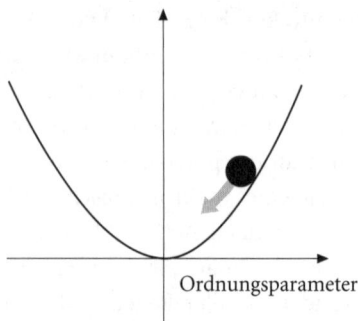

Abb. 1: »Stabile« Lage

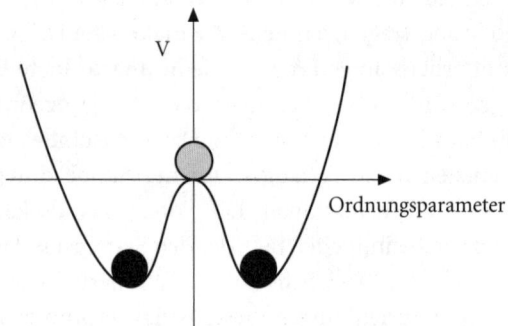

Abb. 2: Instabile Lage

Differenz die Form von einem Hügel zwischen zwei Tälern einnimmt.

Für den Ball ist die Lage also instabil geworden. Ein kleiner Anstoß genügt, und der Ball bewegt sich in eines der Täler. In komplexen Systemen sind allerdings oft eine Vielzahl solcher stabilen Zustände und nicht nur zwei möglich.

Der Prozess der Strukturbildung, wie er von der Synergetik thematisiert wird, basiert letztlich auf vier Fundamentalkategorien: Die steuernden Einflüsse der Umgebung auf das System, im Bénard-Fall also die einseitige Erhitzung, werden unter der Bezeichnung *Kontrollparameter* zusammengefasst. Die vom Kontrollparameter zugeführte Energie wird zumindest teilweise in makroskopische Konvektion umgesetzt. Die eigentlich interessante Frage ist, warum diese Konvektion geordnet und nicht turbulent verläuft. Dieser Effekt gründet in den *Material-eigenschaften*. Das System besteht auf mikroskopischer Ebene aus einer Vielzahl molekularer Elemente, deren jedes durch chemische und kinetische Merkmale gekennzeichnet und dabei makroskopisch unkontrollierbarer Fluktuation unterworfen ist. Jedes Molekül hat somit eine bestimmte Bewegungsbahn, im Englischen »Mode«; Bischof bezeichnet diese einzelnen Bewegungen auch als »Gestaltkeime«. Diese Moden interagieren, das heißt, sie kämpfen um die Vorherrschaft, dabei werden die meisten Moden unterdrückt, während nur wenige überleben. Je geringer jedoch nun die Zahl der Sieger, desto regelmäßiger ist die gemeinsam von ihnen geformte Bewegungsgestalt. Die dominanten Moden bestimmen also die makroskopische Ordnung des Systems, sie versklaven die nicht dominanten Moden; sie werden demgemäß als *Ordnungsparameter* bezeichnet.

Als letzte Kategorie sind noch die *Randbedingungen* zu nennen, im Bénard-Beispiel etwa die Form des Gefäßes. Es handelt sich hierbei um rigide Strukturen, die bestimmen, welche Materialelemente überhaupt zum System gehören, und kanalisieren somit deren Interaktion.

Synergetik und Coaching

Der vorgeschaltete Exkurs stellt nun die Basis für eine Übertragung auf Veränderungen durch Coaching-Prozesse dar:

Der Klient kommt mit spezifischen, in der Vergangenheit funktionalen Handlungsmustern in das Coaching. Veränderte Randbedingungen (Strukturen, neue Aufgaben im Unternehmen, neue Kollegen, private Veränderungen) führen jedoch dazu, dass diese Muster dem Anpassungsdruck nicht mehr standhalten. Es kommt zu neuen Anforderungen (Kontrollparameter), die nur durch neue Verhaltens- und Erlebensmuster bewältigbar sind.

Auf der Grundlage der Synergetik handelt es sich beim Coaching um eine Adaption der noch aktuellen Ordnungsparameter an die Kontrollparameter. Coaching kann wie beschrieben nur durch Lernprozesse der beteiligten Personen herbeigeführt werden. Die vorhandenen Ressourcen, Strukturen, Aufgaben und Regeln sowie die individuellen Fähigkeiten, Kompetenzen und Vorerfahrungen und Rollen der Beteiligten bilden dabei die Grundlage oder – wiederum synergetisch gesprochen – die Materialeigenschaften und zugleich Randbedingungen. Das Lernen der Personen verläuft allmählich, ja nahezu evolutionär durch Selbstbeobachtung und Selbstreflexion, also durch Metakommunikationsprozesse zwischen Coach und Klient. Wenn im Bénard-Beispiel die Moden um die Vorherrschaft kämpfen, bedeutet dies für das Coaching, dass Coach und Klient in erster Linie via Sprache die anstehenden Probleme lösen und sich ein Ordnungsparameter beziehungsweise Sinn-Attraktor (Kriz 1997) findet, der die anstehenden Probleme zu lösen in der Lage ist.

Für die Wirkzusammenhänge und die Wirkfaktoren im Coaching hat diese Sicht weitreichende Folgen: Wenn ich das Coaching als synergetischen Prozess betrachte, dann sind die Interventionen des Coach als Kontrollparameter zu verstehen. Er liefert neue Sichtweisen, provoziert Instabilitäten (z. B. durch zirkuläre Fragen). Diese Interventionen führen jedoch nur dann zu Veränderungen, wenn Materialeigenschaften und Randbedingungen dies zulassen. Diese Schlussfolgerung legt nahe, dass daher der Einfluss von Interventionen, oftmals – auch in Ausbildungen – reduziert auf die Anwendung von Methoden nicht überbewertet werden sollte. Es sind vielmehr *drei andere Klassen von Faktoren*, die den Einfluss der Methoden- und Technikfaktoren auf den Erfolg des Coachings dominieren und somit als die wesentlichen Wirkfaktoren im Coaching angesehen werden können (vgl. Hubble et al. 1999):

a) Klientenfaktoren, die »außerhalb« des Coaching liegen
Ohne Klienten gibt es kein Coaching. Diese Faktoren sind Teil der Klienten und ihrer Lebensumstände, die bei der Optimierung und Verhaltensänderung helfen, trotz der formalen Beteiligung des Klienten am Coaching. Sie bestehen aus der Stärke der Klienten, unterstützenden Elementen ihrer (Arbeits-)Um-

gebung und selbst aus zufälligen Ereignissen. Kurz gesagt, sie sind das, was Klienten in den Coaching-Raum mitbringen und was ihr Leben draußen beeinflusst. Als Beispiele seien hier genannt: Hartnäckigkeit, Glaube, eine hilfreiche Großmutter, eine neue Arbeit. Trotz der Tatsache, dass durch Ergebnisse der Psychotherapieforschung der substanzielle Einfluss dieses Faktors als nachgewiesen betrachtet werden kann, zielen Bemühungen für den Wirksamkeitsnachweis von Coaching kaum auf diesen Bereich ab.

b) Beziehung

Die Qualität der Beziehung zwischen Coach und Klient macht einen weiteren wesentlichen Ergebnisanteil aus. Sorgen, Empathie, Wärme, Akzeptanz, gegenseitige Bestätigung und Ermutigung zum Eingehen von Risiken und Können sind einige davon. Mittlerweile gibt es auch im Rahmen der Coaching-Forschung zahlreiche Belege, die den Einfluss dieses Faktors belegen.[1]

c) Hoffnung, Erwartung

Diese Klasse an Faktoren bezieht sich auf den Teil der Verhaltensänderung, der sich aus dem Wissen und der Überzeugung des Klienten ergibt, gecoacht zu werden, und der Bewertung der Grundideen des Coach und der damit zusammenhängenden Grundideen. Erwartung geht mit der bekannten Idee einher, dass in erfolgreichen Coachings Klient wie Coach an die optimierende Kraft der Interventionen oder -rituale (beispielsweise die stets ähnliche Frage am Anfang: »Welches Ziel haben Sie heute?«) glauben. Diese Faktoren lassen sich nicht aus der gegebenen Interventionsform ableiten; sie entspringen den positiven und hoffnungsvollen Erwartungen, die den Einsatz der Interventionen und Methoden begleiten.

---

1 Zusammenfassend: http://www.coaching-report.de/forschung_wissenschaft/index.htm

Implikationen

Die skizzierten Überlegungen eines an der Synergetik orientierten Verständnisses von Coaching führen zu folgenden Implikationen, deren Beachtung erfolgreich sein könnte: Wenn der Coach Systeme gestalten will und gleichzeitig zahlreiche Faktoren zu beachten hat, die erfolgsrelevant sind, die jedoch im Klienten selbst liegen – sozusagen sein »Mitbringsel« darstellen, wird er der Analyse des Systems und dieser Faktoren viel Aufmerksamkeit widmen müssen. Die ausführliche und umfassende Diagnose spielt daher für das Coaching eine wesentliche Rolle: Nicht allein der Klient mit seinem eigenen Kompetenzprofil und mit seinen Glaubenssätzen sollte im Fokus stehen; vielmehr wird das Zustandekommen seines Verhaltens und Erlebens im Arbeitskontext thematisiert werden müssen. Insofern sind Kontextfaktoren wie Regeln, Werte und Prozesse in der Organisation des Klienten von großer Bedeutung. Der Coach muss erfahren, wie sich die Effektivität der Prozesse und Systeme (Zielvereinbarung, Beurteilungsprozesse et cetera) auf die Leistung des Klienten auswirkt. Neben diesen eher strukturellen Aspekten interessieren den Coach die Personen, mit denen der Klient interagiert: Welche Rollenverteilungen erlebt der Klient? Wie wird das Team, in dem er arbeitet, geführt? Wie viel Vertrauen herrscht im Team? Erst wenn der Coach sich ein umfangreiches Bild von *Kontext-, Team- und Kompetenzfaktoren* gemacht habe, kann er versuchen, gestaltend tätig zu werden!

Neben diagnostischen Kompetenzen sind Techniken und Methoden für jede Form psychologischer Interventionen von besonderer Bedeutung. Allerdings wird der planbaren Wirksamkeit konkreter Methoden keine übermäßig große Bedeutung zugewiesen. Jedoch sind all diejenigen Methoden von Bedeutung, die Instabilität, oder allgemeiner formuliert: Veränderungen provozieren. Im Rahmen solcher – oftmals notwendigen – Veränderungsprozesse gelingt es den Klienten, neue Sinnattraktoren als Anpassungsmuster für eine komplexe Mitwelt zu entwickeln, die wiederum diese Mitwelt beeinflussen können. Ähnlich wie in der beschriebenen Bénard-Konvektion entstehen diese Ordnungsmuster aus einem zunächst phänomenologisch chaotischen Zustand. Insofern bedeutet auch jeder Coaching-Prozess das Provozieren von Instabilität. In enger Anlehnung an Kruse (1994) sind hierzu jedoch folgende grundsätzliche Überlegungen von Bedeutung: In der Instabilität ist die Handlungsfähigkeit des Klienten und oftmals auch des Coach zugunsten einer erhöhten Sensibilität und Flexibilität herabgesetzt. In diesen Phasen können somit neue Impulse aufgenommen und in der Handlungsplanung berücksichtigt werden. Dauerhafte Instabilität birgt allerdings immer das Risiko einer Schädigung von Personen durch mangelnde Effektivität und Handlungsoptionen. Dauerhafte Stabilität verringert demgegenüber die langfristigen »Markt«-Chancen von Personen durch mangelnde Kreativität und Innovationskraft.

Ein Coaching besteht insofern aus klientenorientiertem Wechsel von Stabilitäts- und Instabilitätsphasen. Deshalb sind für den Coach zum einen Methoden interessant, die Perspektivenwechsel und somit Unsicherheit hervorrufen; im weitesten Sinne handelt es sich hierbei um Methoden aus der Familientherapie (zirkuläre Fragen, System-Skulptur, Wunder-Frage). Zum anderen sind jedoch auch die Techniken und Methoden von Bedeutung, die dem Klienten die eigenen Potenziale, die in der Vergangenheit liegenden Erfolge und die zukünftigen Chancen verdeutlichen. Insofern sollten sich leistungsorientierte Interviewtechniken, fokussiertes Brainstorming und regelmäßige systematische Feedbackprozesse ebenfalls im Methodenarsenal eines Coach befinden.

Es geht bei der Anwendung solcher und zahlreicher anderer Methoden darum, Veränderungen herbeizuführen. Dies kann zum einen bedeuten, den Klienten von einer Instabilitätsphase in Ordnungsmuster zu begleiten; zum anderen kann es bedeuten, festgefahrene Muster aufzubrechen und Stabilitäten auf einem anderen Niveau zu erreichen, das für den Klienten und den Coach als das effektivere wahrgenommen wird. Aus diesen Überlegungen leiten sich direkt Schlussfolgerungen für die Haltung des Coach ab.

Haltung des Coach

Die Praxis des Coaching handelt nicht von Nosologie. Sie handelt von Veränderung. Trotz der Betonung der Wichtigkeit der diagnostischen Phase sollte deutlich geworden sein, dass die Größe, die Schwere und die Häufigkeit der Probleme dynamisch sind und keinesfalls statische Charakterisierungen. Diese Überlegung macht Diagnose keinesfalls überflüssig, ganz im Gegenteil liefert sie wesentliche Informationen zum Erleben des Klienten. Diagnostik trägt zum Verständnis des »natürlichen Funktionierens« von Klienten in ihren natürlichen Lebensumständen bei. Daher werden Klienten von besseren und schlechteren Tagen berichten, von Zuständen, in denen ihr Problem vielleicht sogar von Vorteil für sie ist. Ohne groß darauf hingewiesen werden zu müssen, können sie diese Veränderungen beschreiben.

Im Coaching geht es darum, diesen Fokus auf Veränderungen zu bewahren, in dem der Coach auf Veränderungen zum Guten horcht und sie bestätigt, wann immer und aus welchem Grund diese Veränderung auftritt. Außerdem fragt der Coach oftmals direkt nach Veränderungen und den Kompetenzen, die zu diesen Veränderungen geführt haben. Hierbei geht es in gleicher Weise um Veränderungen zwischen zwei Sitzungen wie um Veränderungen innerhalb einer kürzeren Phase. Einfache Fragen wie »Was ist anders?« und »Was ist besser?« lenken die Aufmerksamkeit, soweit diese Fragen verständnisvoll und aufmerksam für die Akzeptanz des Klienten gestellt werden, sowohl auf die Veränderung selbst als auch auf die Beiträge des Klienten für das Zustandekommen. Der Coach bemüht sich, ein Verständnis beim Klienten zu entwickeln, wonach er selbst maßgeblichen Einfluss am Zustandekommen der Veränderungen hat.

Im gesamten Coaching-Prozess wird davon ausgegangen, dass Klienten in der Lage sind und über die Stärken und notwendigen Ressourcen verfügen, ihre Probleme *selbstständig* zu lösen. Am besten ist dies wohl von Alfred Adler (zit. n. Ansbacher u. Ansbacher 1956, S. 336) zusammengefasst worden, als er sagte, er begegne allen Klienten »völlig davon überzeugt, dass unabhängig davon, was ich ihnen sagen könnte, ... die Patienten nichts von mir lernen können, was sie als die Leidenden, nicht besser verstehen.«

Die Beziehung stellt zwischen Coach und Klient die »Trumpfkarte« für das Ergebnis dar. Sie wird nur noch übertroffen vom »Ass« der Stärken der Klienten. Um die Chance zu erhöhen, dass die Klienten die Beziehung zum Coach positiv wahrnehmen, muss sichergestellt sein, dass beide gemeinsam an dem arbeiten, was die Klienten für wichtig halten. Erst dann kann das Coaching als Partnerschaft für Veränderung verstanden werden. Es ist ein Prozess, den Klient und Coach gemeinsam gestalten und nicht etwas, das mit dem Klienten gemacht wird, weil der Coach eher zufällig denkt, es sei das Beste. In einem gut verlaufenden Prozess zwischen Coach und dem Klienten arbeiten beide quasi gemeinsam daran, Interventionen zu konstruieren, die mit den bevorzugten Ergebnissen des Klienten zusammenpassen. So gesehen stellen Interventionen ein Beispiel für eine Allianz dar; sie können nicht losgelöst von der Coach-Klient-Beziehung betrachtet werden, denn dann verlieren sie jede Bedeutung und »Macht«.

Literatur

Ansbacher, H.; Ansbacher, R. (1956): The Individual Psychology of Alfred Adler. New York.

Bischof, N. (1995): Einführung in die Systemtheorie. Berlin.

Haken, H. (1988): Information and Self-Organization. Berlin.

Hubble, M. A.; Duncan, B. L.; Miller, S. D. (Hg.) (1999): So wirkt Psychotherapie. Empirische Ergebnisse und praktische Folgerungen. Dortmund.

Kriz, J. (1997): Systemtheorie. Eine Einführung für Psychotherapeuten, Psychologen und Mediziner. Wien.

Kruse, P. (1994): Interventionen am Rande des Normalzustandes. Gdi impuls 2: 29–41.

Lorenz, K. (1994): Kants Lehre vom apriorischen im Lichte gegenwärtiger Biologie. Blätter für die deutsche Philosophie 15: 94–125.

Vollmer, G. (1980): Evolutionäre Erkenntnistheorie. Stuttgart.

Wahren, H.-K. (1997): Coaching. Eschborn.

Hans-Jürgen P. Walter

Zur kartographischen Differenzierung des Ich*

Landschaft und Landkarte

Jürgen Kriz (1989) veranschaulicht anhand des Unterschieds
zwischen *Landschaft* und *Landkarte*, daß bei der wissenschaftlichen Erforschung psychotherapeutischer Zusammenhänge die
Unterscheidung zwischen den psychischen Phänomenen *selbst*
und ihrer *theoretischen* Erfassung von größter Bedeutung ist.
Wie schon eine Landkarte eine Landschaft stets nur schema-
tisch – also reduziert auf symbolische Andeutungen der tatsächlichen Eigenschaften – abbildet, so kann auch eine *Theorie
der Persönlichkeit* immer nur mit mehr oder weniger passenden
Andeutungen von mehr oder weniger korrekt begriffenen Eigenschaften und deren Zusammenhang die tatsächliche (konkrete) psychische Wirklichkeit repräsentieren; ganz zu schwei-
gen von den Problemen, die sich daraus ergeben, daß eine
»Theorie der Persönlichkeit« ja stets eine Person-*Landkarte*
nicht nur einer bestimmten Person-*Landschaft*, sondern aller
Person-*Landschaften* ist und obendrein auch noch die Vorher-
sage psychophysischer Wechselwirkungen erlauben sollte.

Auf jeden Fall muß man, Lewin (1982, S. 157ff.) folgend, von
Persönlichkeitstheorien erwarten, daß sie in »Tuchfühlung« mit
den jeweils konkreten psychischen Phänomenen bleiben, und
das heißt: den Rückbezug auf konkrete Phänomene erlauben
und dadurch auch jederzeit anhand konkreter psychischer Phä-

---

*   Dieser Beitrag wird auf eindrücklichen Wunsch des Autors in sog. »alter« Recht-
    schreibung gesetzt.

nomene immer wieder neu überprüft, also bestätigt oder widerlegt werden können. Wenn ein irgendwann bei irgendeinem Menschen auftauchendes psychisches Phänomen in einer Allgemeingültigkeit beanspruchenden Theorie keinen Platz findet, hat sie versagt. Das ist streng, aber gerecht. Denn Persönlichkeitstheorien, sofern ihnen Gültigkeit zugesprochen wird, haben erhebliche Konsequenzen für den Umgang des Menschen mit dem Menschen.

Schon bei geographischen Karten zeigt sich, daß eine gute Karte auf die speziellen Anforderungen bestimmter Kartennutzer spezialisiert sein muß. Eine Karte, die zugleich landschaftliche Schönheiten, Bodenschätze, industrielle Schwerpunkte und Straßenführung »wiedergibt«, würde für einen Autofahrer, dem es allein darauf ankommt, schnellstens von A nach B zu kommen, leicht zum Alptraum. Wer aber eine »Straßenkarte« für das Ganze nimmt, entwickelt sich bestenfalls, mag er diese auch immer und überall auswendig reproduzieren können, zu einem »idiot savant«.

Vor dem Hintergrund dieser Überlegungen kann es hier nur um ausgewählte Aspekte des »Ich« gehen. Um welche Aspekte es sich handelt, soll zunächst schlicht durch anschauliche Beschreibungen und Analysen von Situationen deutlich werden, in denen »das Ich« von Bedeutung ist.

Max Wertheimer: Ein Mädchen beschreibt sein Büro

Wertheimer (1945/1964, S. 159–161) berichtet: »Ich besuchte eine Familie. Die Tochter des Hauses kam heim und wurde mir vorgestellt. Ihr Vater fragte, wie sie den Tag verbracht hätte. Sie antwortete, es habe eine Menge Arbeit gegeben, aber es gehe ihr gut. Ich fragte: ›Sie sind berufstätig?‹ ›Ja‹, antwortete sie, ›ich arbeite in einem Geschäft.‹ ›Ist es ein großes Unternehmen?‹ ›Nun‹, sagte sie, ›es ist eine ganze Anzahl von Leuten im Büro. Ich habe unmittelbar mit einem Herrn A, einem Herrn B und einem Herrn C zu tun, die oft an meinen Schreibtisch kommen, nach etwas fragen, neue Briefe bringen usw. Es sind noch andere Leute im Büro, mit denen ich nicht unmittelbar zu tun habe. Herr A hat mit einem Herrn D zu tun, Herr B mit einem Herrn E und Herr C mit einem Herrn F. D und E haben auch miteinander zu tun; ebenso E und F. Mal sehen, das sind also, außer mir selbst, im Ganzen sechs Personen im Büro.‹

Ich fragte: ›Sind Sie der Chef?‹ ›O nein‹, antwortete sie. ›Geben Sie irgendwem Aufträge?‹ ›O ja, ich gebe manchmal Aufträge an Herrn A und Herrn C. Ich bekomme Aufträge von Herrn B; Herr D bekommt sie von Herrn E, Herr E von Herrn B und Herr F von Herrn E.‹ (Sie hatte offenbar Sinn für Logik und versuchte eine vollständige Beschreibung zu geben.)

Ich war etwas verwirrt – ich vermute, der Leser ist es auch – und ich sagte: ›Ich tappe immer noch im Dunkeln mit den Leuten in Ihrem Büro!‹ ›So? Ich habe Ihnen aber alles erzählt‹, antwortete sie. Nichtsdestoweniger blieb die Sache für mich dunkel. Plötzlich sagte ich – mir dämmerte etwas – ›Dann ist Herr B Ihr Chef, und Sie unterstehen ihm unmittelbar, ebenso Herr E?‹ ›Ja‹, sagte sie.

Wie sie die Arbeitsstelle sah, hatte sie die Beziehungen richtig wiedergegeben, und doch hatte sie kein klares Bild davon vermittelt, wie sie *wirklich* war ... dieses Mädchen hatte die Menschen und ihre Beziehungen in einer verwirrenden Reihenfolge aufgezählt, tatsächlich auf eine Weise, die blind war für die Struktur der Situation; sie hatte alles um ihr eigenes Ich zentriert – abgesehen von der letzten verworrenen Feststellung in der zweiten Beschreibung, die sich nicht auf sie selbst bezog. Das ist ein harmloses Beispiel einer törichten Haltung im Leben und im Denken, die oft beträchtliche Folgen für die Formung der Ansichten und Handlungen eines Menschen hat.

Natürlich hätte es auch bloße Ungeschicklichkeit im Beschreiben sein können, aber aus den nachfolgenden Bemerkungen des Mädchens ging klar hervor, daß dies für ihre wirkliche Einstellung durchaus bezeichnend war. Einige Zeit später, als ich einen ihrer Mitarbeiter traf, fragte ich ihn, wie es mit ihr gehe. ›Ganz gut‹, sagte er, ›sie ist ein netter Mensch. Aber wir sind nicht sicher, ob sie sehr lange bleiben wird. Sie hat eine sonderbare Art, sich zu den anderen und sogar zu ihrer Arbeit zu verhalten. Sie scheint alles auf sich selbst zu beziehen, als wenn sie immer der Mittelpunkt des Ganzen wäre, sogar in Geschäftsangelegenheiten, bei denen niemand an sie persönlich denkt. Das paßt nicht gut in ein Geschäft.‹

Im äußersten Fall wird die Selbst-Zentrierung zu einem wohlbekannten Symptom eines psychopathologischen Zustandes, der in sozialen und persönlichen Angelegenheiten oft in mißliche Lagen bringt. Selbstzentriertheit ist keineswegs die allgemeine, die natürliche Einstellung, wie manche einflußreichen Ansichten unserer Zeit uns glauben machen wollen.«[1]

Die folgenden Abbildungen (in Anlehnung an Wertheimers Fig. 98, 101, 104 und 106, S. 162ff.) veranschaulichen den Unterschied zwischen für die personelle Struktur blinder (Abb. 1a und b) und angemessener (Abb. 2) Darstellung der Situation im Büro.

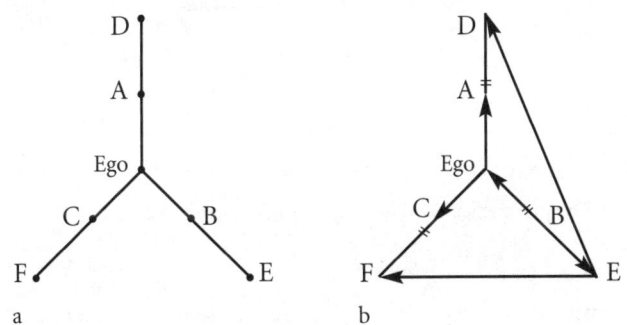

a   b

Abb. 1a, b: Für die personelle Struktur blinde Darstellungen

---

1 Der Begriff der »Selbstzentrierung« (self-centering) wird in diesem Beitrag (wie von Wertheimer hier und auch in seinem Essay »Einige Probleme in der Theorie der Ethik«, in Walter 1991, S. 59) synonym mit »Ich-Zentrierung« verwendet. C. G. Jungs (z. B. 2001, S. 143ff. u. 180ff.) unterschiedliche Definitionen der Begriffe »Selbst« und »Ich« werden also nicht mitvollzogen. Das bringt zunächst einmal den Vorteil, daß bei einem Satz wie »Das hat er selbst zu verantworten« nicht immer überlegt werden muß, ob es nun korrekterweise eigentlich »Das hat sein Ich zu verantworten« oder »Das hat sein Selbst zu verantworten« heißen müßte. Gemäß unserer Terminologie kann es sich bei Jungs »Selbst« lediglich um ein ganz bestimmtes »Ich-Selbstverständnis« handeln.

Abbildung 1a zeigt, wie sich das Mädchen in seiner ersten Beschreibung selbst im Mittelpunkt des Büros plaziert. Abbildung 1b veranschaulicht die zweite Beschreibung, die die Beziehungen näher bestimmt, indem ihre Richtung angegeben wird und so ein irritierendes Gewirr von Richtungsangaben entstehen läßt. Diese Beschreibungen sind weder ein Scherz, noch zeigt sich darin bloß ein Mangel an sprachlichem Ausdrucksvermögen, was ein Mitarbeiter bestätigt. Demnach bewegt sich in der Wahrnehmung des Mädchens im Büro alles um es herum. Damit sind in seinem Bewußtsein ständige Fehleinschätzungen des Beziehungsgeschehens gewissermaßen vorprogrammiert.

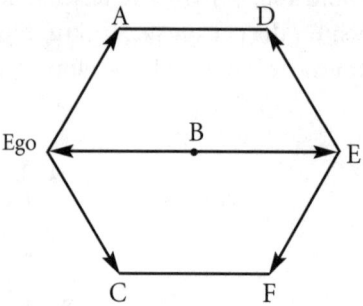

Abb. 2: Der personellen Struktur angemessene Darstellung

Abbildung 2 zeigt durch die Pfeile, die symbolisieren, wer wem Aufträge erteilt, die Situation ziemlich realistisch. Nicht das Mädchen steht im Mittelpunkt des geschäftlichen (und in diesem Fall zugleich *sachlichen*) Beziehungsgeschehens zwischen den Mitarbeitern, sondern Herr B, der Chef.

An diesem Beispiel läßt sich erkennen, wie eine generell Ich-zentriert erlebte Welt zwangsläufig zu einer unangemessen *komplizierten* und in diesem Sinne *unsachlichen* statt angemessen *komplexen* (das heißt: unter den gegebenen Bedingungen *einfachsten* und *klarsten*) und damit auch *sachlichen* Wahrnehmung und Darstellung von Beziehungsverhältnissen führt. Die Kompliziertheit besteht hier darin, daß praktisch alles, was geschieht, zuallererst unter dem Aspekt wahrgenommen wird, ob der *erlebten* Zentralität Rechnung getragen wird oder nicht. Das ergibt natürlich viel Sand im Getriebe eines (Büro-)Systems, das für eine ganz andere Aufgabe konzipiert wurde.

Max Wertheimer: Zwei Jungen spielen Federball

Wertheimer (1945/1964, S. 148–154) berichtet: »Zwei Jungen spielten im Garten Federball ... Der eine Junge war 12, der andere 10 Jahre alt ... Der jüngere war weit schwächer, er wurde in jedem Spiel geschlagen ... Der Verlierer – wir wollen ihn B nennen – wurde immer mißmutiger ... A gab oft so scharf an, daß es ihm schon unmöglich war, den ersten Ball zurückzugeben ... Schließlich warf B seinen Schläger ins Gras ... und sagte: ›Ich mag nicht mehr.‹ A versuchte ihn zum Weiterspielen zu überreden. Keine Antwort von B. A setzte sich neben ihn. Beide sahen recht niedergeschlagen aus.«

Nach einem Exkurs (S. 148–151) über die teils denkwürdigen Reaktionen und verbalen Antworten, die er nach dieser Stelle des Berichts von Zuhörern auf die Fragen »Was schlagen Sie vor? Was würden Sie tun, wenn Sie der ältere Junge wären? Haben Sie einen produktiven Vorschlag?« erhält, schreibt Wertheimer:

»Ich fahre nun fort mit der Geschichte. Dabei werde ich zusätzlich versuchen, zu beschreiben, was, wie ich denke, im Kopf des Jungen vorgegangen sein muß.

1. ›Das tut mir leid. Warum machst Du denn nicht mehr mit?‹ sagte der ältere Junge mit scharfer zorniger Stimme. ›Warum machst Du das ganze Spiel kaputt? ...‹ ... Er wollte gern spielen, er wollte gern gewinnen; es war sogar hübsch, seinen Gegner mit geschickten Angaben überlisten zu können. B ist der Spielverderber, er macht es A unmöglich, zu tun, was er so gern möchte.

2. Aber es war nicht so einfach. Zur gleichen Zeit war es A nicht ganz wohl in seiner Haut, er kam sich dabei doch nicht ganz in Ordnung vor ... Vielleicht hatte ein trauriger, stiller

Blick von B geholfen, als B einmal für einen kurzen Augenblick seinen Kopf zu A hinüberwandte. A merkte ... warum der kleinere Junge traurig war, warum er ... sich wie ein Opferlamm vorkam. Zum ersten Mal fühlte A, daß ... seine listigen Angaben für B wie gemeiner Betrug aussahen; daß B sich nicht anständig behandelt fühlte, daß As Handlungsweise ihm nicht freundschaftlich vorkam. Und A fühlte, daß B irgendwie recht hatte ... Anzugeben ... ohne B die geringste Möglichkeit zum Zurückgeben zu gewähren, war etwas mehr, etwas anderes als Geschicklichkeit.

3. ›Schau her‹, sagte er plötzlich, ›so ein Spielen ist ja Unsinn.‹ Es war jetzt nicht nur Unsinn für B, sondern auch Unsinn für ihn. Unsinn für das Spiel selbst ... In Erwachsenensprache ... ›Es ist witzlos ... so zusammen zu spielen. Das Spiel erfordert etwas von Gegenseitigkeit ... Das Spiel verändert seinen ganzen Charakter, wird eine böse Sache für den einen Spieler, für den anderen, für beide, wenn keine solche Gegenseitigkeit dabei ist ... – da jagt nur ein Tyrann sein Opfer im Kreise herum.‹

4. ... Er sah aus wie jemand, der mühsam etwas zu erfassen sucht ... und er sagte: ›... eine ulkige Sache; in Wirklichkeit bin ich doch gar nicht unfreundlich gegen Dich ...‹ Eine unbestimmte Ahnung war in ihm aufgestiegen von dem, was ein Erwachsener die ›Ambivalenz‹ nennen würde ...

5. Darauf erfolgte ein ... tieffolgerichtiger Schritt. Er murmelte etwas wie: ›Muß es ...?‹ Ich deute dieses ›Muß es?‹ als ›Ist dieser Faktor der Feindseligkeit notwendig, wenn er alles verdirbt, was an dem Spiel reizvoll ist?‹ In diesem Augenblick erhob sich die Verhaltensfrage: ›Wie kann ich es ändern? ...‹ Sein Gesicht erhellte sich und er sagte: ›Ich habe einen Gedanken – wir wollen mal so spielen: Wir wollen mal sehen, wie lange wir den Ball zwischen uns hin- und hergehen lassen können, und zu zählen, wie oft er hin- und hergeht, ohne zu fallen. Auf wieviel Punkte wir es bringen? ...‹ Er sprach glücklich, wie jemand, der eine Entdeckung gemacht hat. Es war etwas Neues für ihn und gleicherweise für B. ...

Mehrere Tage später sah ich sie wieder spielen. Bs Spiel war auffallend verbessert ... Wie man an seinem späteren Verhalten sehen konnte, war es ein großes Erlebnis für A … Diese Lösung war für den Jungen keine rein technische Angelegenheit. Sie enthielt den Übergang von einem oberflächlichen Versuch, eine Störung loszuwerden, zu dem Bemühen, sich der grundlegenden strukturellen Schwierigkeit zu stellen und produktiv mit ihr fertig zu werden.«

Abbildung 3 veranschaulicht die verschiedenen im geschilderten Zusammenhang relevanten Zentrierungen.

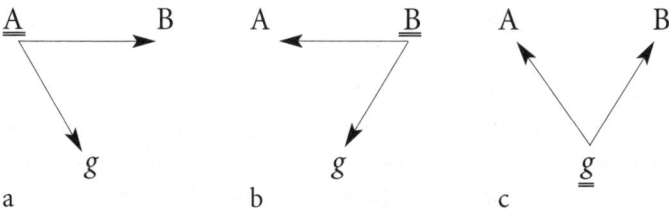

a   b   c

Abb. 3a–c: Zentrierungen im Erleben von A (Wertheimer 1964, S. 154)

Zunächst faßt A das Spiel (g) und B gänzlich Ich-zentriert auf (Abb. 3a), dann gelingt es ihm, Du-zentriert zu schauen (Abb. 3b) und schließlich versteht er sich selbst und B spielzentriert (Abb. 3c) – und das heißt: Als Ich entscheidet er sich dafür, die Situation so (und nicht anders zentriert) zu verstehen!

Im neuen Verständnis von A ist die individuelle Spielsituation von B integriert – und in seiner *Spiel*-Zentrierung manifestiert sich insofern zugleich eine *Wir*-Zentrierung. Anders gesagt: Das *Wir* tritt als eine *gemeinsame Sache* zweier menschlicher Wesen in Erscheinung, »die auf ein gemeinsames Ziel hin zusammenarbeiten« (Wertheimer 1964, S. 156). Vielleicht ist dies das Geheimnis jeder wirklichen (lebenslangen *und* bis ins hohe Alter währenden) Ehe. Aber dieser Frage soll hier nicht explizit nachgegangen werden.

Zum theoretischen Zusammenhang zwischen dem Mädchen und den Jungen

Es bedarf der Rechtfertigung dafür, daß ich fast nur zitiert habe. Nein, ich beruhige mich jetzt nicht einfach mit der Feststellung, der Wertheimer-Text sei nun einmal unverbesserlich, sondern versuche es mit der Behauptung, ich habe an diesem Text etwas Wichtiges geändert. Ich meine nicht etwa die Auslassungspunkte – obwohl man auch so einen Text erheblich verändern kann (vgl. Wertheimer 1934, dt.: 1991, S. 13–33); das genau hoffe ich, nicht gemacht zu haben. Was aber habe ich getan? Ich habe die Reihenfolge der Beispiele geändert: Bei Wertheimer kommen die Federball spielenden Jungen zuerst und dann das Mädchen, das sein Büro beschreibt. Ich behaupte recht unbescheiden, sie erst in ihre logische Reihenfolge gebracht, also Wertheimer in diesem Punkt verbessert zu haben. Zu dieser Behauptung veranlaßt mich Folgendes:

Im »Mädchen, das sein Büro beschreibt« manifestiert sich eine unglückselige Haltung, die auch Wertheimer selbst zur Reflexion über schwere psychopathologische Zustände veranlaßt (S. 161). Die Angelegenheit geht wahrscheinlich nicht gut aus: Dem Mädchen wird bald gekündigt werden, oder es wird selbst den Arbeitsplatz im Büro aufgeben. Wie ein Pfeifen im dunklen Wald wirkt in diesem Zusammenhang der Satz Wertheimers: »Selbstzentriertheit ist keineswegs die allgemeine, die natürliche Einstellung, wie manche einflußreichen Ansichten unserer Zeit uns glauben machen wollen« (S. 161). Die Frage, wie es anders gehen kann, taucht bis zum Ende des Kapitels (S. 171) nicht mehr auf. Es bleibt bei der logischen Analyse eines unglückseligen Falls von Ich-Zentriertheit, ohne jeglichen Hinweis darauf, daß auf diese Frage schon zuvor im Beispiel von den zwei Jungen eine Antwort gegeben wurde. Allein schon, um dieses positive Beispiel nicht in der anschaulichen Ausweglosigkeit des bei Wertheimer zweiten Beispiels untergehen zu lassen, hätte es bei Wertheimer, statt vorangestellt zu sein, darauf folgen müssen. Die Vorgänge bei den Jungen machen aber nicht nur Hoffnung, sondern führen auch in der Klärung der logischen Verhältnisse über die Analyse von »Ein Mädchen beschreibt sein Büro« hinaus, indem deutlich wird, daß Ich-Zentriertheit zum einen keineswegs ein ungewöhnlicher Ich-Zustand ist, daß und wie ein Ich zum anderen aber ein Du (ein anderes Ich) in seiner Eigenart (seiner eigenen Rolle, Funktion) wahrnehmen, in Betracht ziehen und so schließlich eine gemeinsame »Sache« zur Grundlage eines *Wir*-Erlebens und -Handelns machen kann.

Die Verdoppelung des Ich

Im vorangehenden Satz steckt eine Verdoppelung des Ich. Und diese findet sich auch schon bei Wertheimer. Man blicke noch einmal auf die Abbildungen 3a–c. Bei Wertheimer folgt eine Seite später eine weitere Abbildung, die sich ein wenig nur von den vorangegangenen unterscheidet (vgl. Abb. 4).

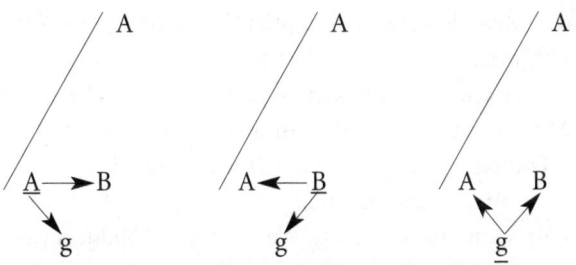

Abb. 4: Die Verdoppelung des Ich (=A)

Diese Abbildung ist zwar in der Übersetzung des Buches ins Deutsche von Wolfgang Metzger enthalten, wird aber irrtümlicherweise im Text des Kapitels IV nicht (wie im englischen Original) explizit angeführt. Kleine Ursache, bedauerliche Wirkung, jedenfalls bei mir: Über diese Abbildung hatte ich nie nachgedacht. Daß sie mir dann schließlich doch auffiel, verdanke ich der Beschäftigung mit Karl Duncker, den sowohl Max Wertheimer als auch Wolfgang Köhler als ihren besten Schüler bezeichnen (vgl. Walter 2003). So verdanke ich auch meine bescheidene schöpferische Leistung im Umgang mit zwei Wertheimer-Zitaten – deren Veränderung in der Reihenfolge – folgenden Sätzen von Duncker (in »Ethische Relativität?«; erstmals in deutscher Sprache in »Gestalt Theory« 1/2, 2003, S. 46):

»Obwohl man unsicher sein kann, ob ›Fluktuationen‹ in vielen Fällen nicht eine bessere Beschreibung wäre als ›Evolution‹, gibt es zumindest einen Schritt in der Menschheitsgeschichte, der den Anspruch auf das Kapitel über eine moralische Evolution oder einen moralischen Fortschritt erheben kann. Ich denke an das Voranschreiten von einer Vorstellung vom Menschen als einer Inkarnation magischer Kräfte zu einer Vorstellung vom Menschen als einer ichzentrierten (›moralischen‹) Persönlichkeit. (Zumindest unter einem formalen Gesichtspunkt gibt es eine gewisse Rechtfertigung dafür, daß Moralität auf diese Entdeckung der Persönlichkeit zurückgeht.) ›Persönlichkeit‹ kann als eine Hauptbedeutung betrachtet werden, die in die Gestaltung vieler ethischer Begriffe eingeht.«

Der Erörterung dieses Zitats muß ich nun vorausschicken, daß ich lange Zeit als gegeben akzeptiert hatte, daß mit Begriffen wie »ichzentriert« oder »selbstzentriert« (in den Originalen bei Wertheimer wie bei Duncker: »ego-« oder »self-*centered*«) generell eine schwerwiegende Persönlichkeitsstörung bezeichnet würde. Duncker jedenfalls befreite mich durch den zweiten Satz im Zitat von diesem Vorurteil.

Und wenig später fiel mir dann Wertheimers Abbildung auf, die genau dieser Überlegung Dunckers Rechnung trägt: Das übergeordnete »Ich« (A, oben in der Abbildung) ist die Instanz, die darüber verfügen kann, ob sie das untergeordnete spezielle »Ich« (unten) als alleinigen Maßstab eines Geschehens einsetzt – was zuzeiten durchaus auch ethisch gerechtfertigt sein mag –, ob sie sich »in ein Du einfühlt«, sich ihm gar »unterwirft« oder ob sie sich für eine »gemeinsame Sache« entscheidet. Duncker meint, daß erst ein Mensch, der im Sinne einer solchen Instanz »ichzentriert« denkt und handelt, zu einer »Persönlichkeit« wird, die »für sich« ethische Urteile fällt und deshalb »moralisch« handeln kann; und das heißt: zwischen Gut und Böse unterscheiden und sich für »das Gute« oder »das Böse« entscheiden kann. *Ich-Zentriertheit* ist, so betrachtet, etwas höchst

Wertvolles in der Evolution des Menschen und darf keinesfalls mit so etwas wie einer als Charakterschwäche geltenden Ich-Sucht verwechselt werden.

Wenn jedoch einem Menschen der Überstieg aus einer der (im Fall der Jungen) *drei* beschriebenen logisch verschiedenen Ich-Zustände auf die übergeordnete Ich-Ebene (s. Abb. 4, oben) nicht mehr möglich wäre, dürfte man mit Recht hinsichtlich *aller* Fälle (!) – also auch des beim Federballspiel im Gesamtprozess erfolgreichen dritten Falls (wobei g dann nicht mehr nur ein Spiel, sondern jede als gemeinsame wahrgenommene Sache symbolisiert) – von einem pathogenen Ich-Zustand sprechen. Zumindest handelte es sich dann je nach spezifischer Situation um eine mehr oder weniger schwerwiegende Einschränkung in der Wahrnehmung von Situationen, ihrer sozialen (oder sonstigen) Gefordertheiten. Schon dem Eintritt in einen dieser Ich-Zustände wäre dann wohl kaum eine prüfende Auswahl durch die übergeordnete Ich-Ebene, sondern eher eine Art von Kurzschlußgeschehen vorausgegangen.

Für den ersten dieser nun als Folge einer »Ich-Störung« verstandenen Fälle ist (stünde g für Bürotätigkeit, B für die anderen Mitarbeiter) das Mädchen, das sein Büro beschreibt, ein beeindruckendes Beispiel. Im zweiten Fall (für den Federballspieler A eine ihn im Prozeß des Begreifens der Gesamtsituation weiterführende Einfühlung in seinen Partner) kann man an die unbewußt vonstatten gehende und somit unreflektierte Identifikation eines Menschen mit einem anderen Menschen denken, mit dem er gerade zusammen ist. Man kennt den Vorgang aus der Psychotherapie: Ein Klient scheint alles, worauf es für ihn ankommt, seinen Worten zufolge begriffen zu haben, ebenso gut oder sogar noch besser als sein Therapeut. Für Psychotherapeuten, die öfter darauf reinfallen, wird leicht die sogenannte Abstinenzregel der Psychoanalyse zur »heiligen Kuh« (doch leider sind Kühe, verglichen mit Hunden, im Schnitt ziemlich dumm). Ein passendes negatives Beispiel für den dritten Fall wäre jemand, der einer Sache, sei es seine berufliche Tätigkeit oder irgendeine Lehrmeinung, so verhaftet ist, daß er nicht nur seine eigenen Bedürfnisse, sondern auch die seiner Mitmen-

schen nicht mehr wahrnimmt und sich wie andere, reflexions-
unfähig, »seiner Sache« unterwirft. Vielleicht lassen sich so auch
manche Süchte angemessen verstehen.

Die verschiedenen Bedeutungen von Ich-Zentrierung

Wenn wir der von Wertheimer phänomenologisch belegten
Verdoppelung des Ich konsequent Rechnung tragen, müssen
wir zugleich davon ausgehen, daß der Begriff »Ich-Zentrierung« verschiedene, sich voneinander erheblich unterschei-
dende Bedeutungen annehmen kann.

Voraussetzung der ersten Bedeutung ist eine Person mit einem Bewußtsein von sich selbst als einem Ich, das nicht nur
mitverantwortlicher und mitbestimmender Teil der Welt ist,
sondern auch flexibel verschiedene Ich-Zustände (im oben beschriebenen Sinne) je nach Situation zu verwirklichen vermag.
Wenn sich eine solche Person in ihrem Denken, in ihrem (moralischen) Urteilen und in ihren Handlungsentscheidungen auf
sich selbst (ihr – im oben beschriebenen Sinne »übergeordnetes« – Ich-Bewußtsein) beruft, statt beispielsweise auf das, was
andere ihr sagen, gesagt oder getan haben, handelt sie Ich-zentriert. In dieser Bedeutung versteht Duncker Ich-Zentrierung prinzipiell als »moralischen Fortschritt« gegenüber »einer
Vorstellung vom Menschen als einer Inkarnation magischer
Kräfte«.

Für die zweite Bedeutung ist das »Mädchen, das sein Büro
beschreibt« ein Beispiel (siehe die Wiederkehr der Abbildung 3a
in der graphischen Differenzierung von »oberer und »unterer«
Ebene in Abbildung 4 im Federball-Beispiel). Es handelt sich
um ein Ich, das auf eine *Ich-Zentrierung* (gemäß der unteren
Ebene in Abbildung 4), wie sie Abbildung 1a und 1b im Büro-
Beispiel genauer veranschaulichen, festgelegt ist: Das eigene Ich
wird generell als Mittelpunkt jeglichen Miteinanders erlebt. Logisch betrachtet, fällt in dieser zweiten Bedeutung die Doppel-
bedeutung des Ich weg: Das Ich der *übergeordneten Ebene* und
das Ich der *unteren Ebene* sind auf die Bedeutung innerhalb des

(speziellen) Ich-Zustands der *Ich-Zentrierung auf der unteren Ebene* (vgl. Abb. 3a) zusammengeschrumpft. Damit ist das Ich hoffnungslos ohne Ausblick auf alternative und angemessenere Ich-Zustände (wie in Abb. 3b und 3c) in sich und damit weitgehend auch wie in einer Konserve mit seinen früher einmal gemachten Beziehungserfahrungen und dabei entwickelten Vorstellungen gefangen. »Ich-Zentrierung« in dieser zweiten Bedeutung ist damit ein spezielles Symptom des Ausfalls der übergeordneten Ich-Ebene. Daß auch die anderen möglichen Ich-Zustände (die nicht Ich-zentriert sind) zu einem solchen Symptom werden können, wurde schon oben begründet.

Betrachtet man nun beide Bedeutungen der Ich-Zentrierung unter ethischen Gesichtspunkten, so läßt sich für die erste Bedeutung sagen, daß sie geradezu erst diejenige Bedingung beschreibt, die gegeben sein muß, damit ein Mensch ethischen Gesichtspunkten Rechnung tragen kann. Zu betonen ist: »kann«. Und die zweite Bedeutung beschreibt eine krankhafte, psychotherapeutischer Behandlung bedürfende Verengung des Ich-Bewußtseins. Erst nach den vorangegangenen logischen und begrifflichen Klärungen scheint es mir überhaupt möglich, danach zu fragen, ob »Ich-Zentrierung« irgend etwas mit der landläufigen Unterscheidung zwischen einem »guten« und einem »bösen« Menschen zu tun hat.

Zwei Bedeutungen von Gut und Böse

Wir gehen also davon aus, daß es einerseits ein über eine Anzahl je nach Situation verschiedener Ich-Zustände frei verfügendes *übergeordnetes* Ich-Bewußtsein geben kann – ja sogar eines, das darüber hinaus in der Lage ist, in neuen Situationen einen vorher noch gar nicht dagewesenen Ich-Zustand hervorzubringen, und von dieser Fähigkeit grundsätzlich Gebrauch macht – und andererseits ein Ich, das immer und überall nur in der Lage ist, ein und denselben Ich-Zustand, eine von Veränderungen der Situation unberührbare *Ich-Zentrierung* (gemäß der unteren Ebene) zu reproduzieren.

Ob jemand, auf den letzteres zutrifft, ein anderer wohlwollender Mensch ist – wie anscheinend das Mädchen – oder einer, der nur auf seinen Vorteil bedacht ist, seine Wahrnehmung wäre gleichermaßen nicht an der Realität einer gegebenen Situation orientiert. Er könnte deshalb nur aus Gründen Erfolg erleben, die nicht aus dieser Situation von ihm abgeleitet sind, allenfalls, weil andere sich wider besseres Wissen anpassen, sich vielleicht aus Furcht vor seiner Macht unterwerfen, oder weil seine Wahrnehmung zufällig paßt oder weil er sich in Tagträume flüchtet – jedenfalls kaum, weil er sieht, was ist.

Mag man in ihm nun also eher einen »guten« oder eher einen »bösen« Menschen erblicken, er bedürfte über kurz oder lang wahrscheinlich – außer unter für seinen Zustand außergewöhnlich günstigen Bedingungen – professioneller Hilfe, schlimmstenfalls könnte er, wie Wertheimer andeutet, psychotisch werden. Positiv betrachtet könnte man auch sagen, daß in einem solchen Fall Psychotherapie die Chance bietet, nicht nur jemandem, der es mit seinen Mitmenschen gut meint, dabei zu helfen, die gute Absicht durch die Befähigung zum Überstieg auch effektiv verwirklichen zu können. Vielmehr dürfte man sich vielleicht auch mit Recht die Hoffnung machen, daß jemand, der in einer so extremen Ich-Zentrierung feststeckt, durch die Befähigung zum Überstieg auf die übergeordnete, einen Überblick erlaubende Ich-Ebene plötzlich die Welt – sich und die anderen – in einem ganz neuen Licht sieht, in welchem sich seine alte Feindseligkeit gegenüber seiner Umwelt auflöst. Das zu erwarten läge deshalb nicht fern, weil gerade das Gefangensein in der Unfähigkeit, »Forderungen der Lage« oder situative »Gefordertheiten« (beides Wertheimersche Begriffe) realistisch zu erkennen, eine Ursache dafür werden kann, daß jemand »böse« wird. Ja, wenn diese Art der Ich-Zentriertheit das Grundübel der Menschheit wäre, dann könnte man es für eine Frage der Zeit halten, bis es durch pädagogische oder psychotherapeutische Maßnahmen ausgerottet ist.

Meine (vielleicht von mir noch nicht ausreichend reflektierte) Erfahrung scheint jedoch gegen einen so begründeten Optimismus zu sprechen. Er wäre nur dann hinreichend realistisch, wenn die Befähigung, aus der übergeordneten Ich-Perspektive flexibel in der Auswahl von Ich-Zuständen zu sein, grundsätzlich mit der Bereitschaft verbunden wäre, statt allein zum eigenen Vorteil zu denken und zu handeln, immer und überall das Gemeinwohl, das heißt, sich selbst als Glied, als Teil des Ganzen der Schöpfung im Sinn zu haben. Das könnte für die vollkommene Beschaffenheit des übergeordneten Ich-Bewußtseins – wie sie sich etwa im Zen-Buddhismus verstehen ließe – zutreffen; aber wenn es diese geben sollte, dann muß man, um der Realität Rechnung zu tragen, schlicht die Annahme einführen, daß es bemerkenswert weit gehende Vorstufen dieser Vollkommenheit gibt, die allesamt keine Gewähr dafür bieten, daß der Mensch, der sie zu verwirklichen in der Lage ist, zugleich immer und überall nicht nur den eigenen Vorteil, sondern mit dem eigenen auch den Vorteil aller und alles anderen erstrebt. Es hat in der Geschichte der Menschheit offenbar immer wieder auch die mit der Gabe höchster (sozialer) Wahrnehmungsfähigkeit, höchster Befähigung zur Einfühlung in Menschen und Situationen verschiedenster Art, kurz: mit höchster Flexibilität und berechnender Weitsicht in der Auswahl ihrer Ich-Zustände ausgestattete Führer und Verführer gegeben, die spätestens, wenn ihre großartigen Schöpfungen zusammenbrachen, als »eigensüchtige« Verächter aller und alles anderen erkannt werden konnten. Entlarvenderweise werden viele von ihnen – auch heute noch – nicht in erster Linie von (sozial) Dummen verehrt.

Apropos: Die als soziale Dummheit in Erscheinung tretende Ich-Zentriertheit des »Mädchens« ist eine sicherlich nicht geringe, aber vergleichsweise minimale Gefahr für den sozialen Frieden, und wäre es auch noch, wenn sie mit »böser« Absicht verbunden wäre. Die soziale Intelligenz jedoch, die mit der hohen Befähigung zum Ausblick von der übergeordneten Ich-Ebene verbunden ist, kann gleichermaßen effektiv dem »Guten« wie dem »Bösen« dienen. Wohl nicht ohne Grund hat sich Duncker (s. Zitat oben) sehr vorsichtig ausgedrückt. Er beschreibt eigentlich nur eine Chance der Menschheit. Entscheidend ist, ob ein Mensch diese Chance nutzt, ob er seine Befähi-

gung, zwischen dem ethisch Richtigen und dem ethisch Falschen zu unterscheiden, dazu nutzt, sich für das als richtig, als
»gefordert« Erkannte einzusetzen oder sich ihm entgegenzu-
stellen. Man darf hier durchaus an die Unterscheidung zwischen »weißer« und »schwarzer« Magie in dem Sinne denken,
daß weitreichend guten oder bösen Einfluss auszuüben in der
Regel gleichermaßen hohe soziale Intelligenz voraussetzt, wie
sie der Befähigung zum Überstieg auf die übergeordnete Ich-
Ebene entspricht.

Ausblick auf einige Nutzanwendungen der differenzierenden Betrachtung von Ich-Zentrierung

Kriz hat auf die Bedeutung hingewiesen, die für die psychotherapeutische Forschung der Unterscheidung zwischen »Landschaft« und »Landkarte« zukommt. Einerseits dürfen sie nicht
miteinander verwechselt werden, andererseits macht eine
»Karte« nur Sinn, wenn sie die »Landschaft« in angemessener
Weise wiedergibt. Damit die »Landkarte«, hier: *die Theorie des
Ich*, der »Landschaft«, hier: den *konkreten Erscheinungsweisen
des Ich*, möglichst gerecht wird, werden zwei Beispiele menschlichen Verhaltens, anhand derer Wertheimer den Begriff der
Ich-Zentrierung erläutert, wiedergegeben und aus dem Blick-
winkel einer Äußerung des Wertheimer-Schülers Duncker betrachtet, der in der Befähigung zur Ich-Zentrierung einen wichtigen Schritt in der Evolution des Menschen vermutet. Dabei
stellt sich heraus, daß dieser Gesichtspunkt, wenn auch explizit
in äußerst knapper Weise, implizit durchgehend schon in Wertheimers Erläuterungen zu einem seiner beiden Beispiele enthalten ist, obwohl er vor allem auf für menschliches Zusammenleben störende und zerstörerische Erscheinungsweisen von
Ich-Zentrierung eingeht.

   In der nunmehr explizit erweiterten Perspektive wird die
Unterscheidung zwischen mindestens zwei verschiedenen
Bedeutungen von Ich-Zentrierung unvermeidlich: Zum einen
ist darunter der für eine Gewissensentscheidung notwendige

Rückbezug einer Person auf sein Ich als sich seiner selbst bewußte und für sein Handeln verantwortliche Instanz zu verstehen, zum anderen die mit einem Verlust der Fähigkeit zum Überstieg auf ein »übergeordnetes« Ich (das je nach den Erfordernissen einer Situation auch von sich selbst abzusehen vermag) verbundene psychische Störung einer Person, die sich immer und überall zwanghaft als im Mittelpunkt allen Geschehens stehend erlebt.

Die Unterscheidung zwischen zwei Bedeutungen von Ich-Zentriertheit ermöglicht es nach meiner Überzeugung, die Verwendung weiterer Begriffe, umgangssprachlicher wie wissenschaftlicher, die sich um psychologische und psychotherapeutische Auffassungen und Auseinandersetzungen über die Rolle des Ich ranken, in ihrer jeweiligen Bedeutung genauer zu bestimmen. So kann man zum Beispiel fragen, ob der Begriff »Individualismus«, je nachdem, ob er mit einer positiven oder einer negativen ethischen Bewertung versehen wird, mal in der einen und mal in der anderen Bedeutung von Ich-Zentriertheit verstanden wird. Schon der Adler-Schüler Wexberg (1928, z. B. S. 59f. u. 205f.) und auch Jung (z. B. 2001, S. 148ff.) versuchen hier mit der Verwendung des Begriffs »Individuation« Klarheit zu schaffen. Für den Gebrauch des Begriffs »Egoismus« ließe sich, wie ich glaube, klar zeigen, daß er ebenfalls mehrdeutig ist und daß es sich bei seinem landläufig positiven Gegenpol »Altruismus« (sofern man diesen überhaupt gelten lassen will) bestenfalls um die üble Kehrseite des erstgenannten Übels handeln kann. Besonders interessant wird es bei dem Begriff »Ichhaftigkeit«, den Wolfgang Metzger (z. B. 1962, S. 158f.) zwar von Fritz Künkel (z. B. 1974) übernommen hat, nach meiner Einschätzung glücklicherweise jedoch anders (wenn auch kritikwürdig) versteht als Künkel, der ihn als negatives Gegenstück zur für ihn absolut (!) positiven »Wirhaftigkeit« konzipiert. Während Künkel (s. bes. 3. Teil) seine nebulöse »Wirhaftigkeit« mit »Sachlichkeit« gleichsetzt, nennt Metzger zwar das seiner Meinung nach positive Gegenstück zu »Ichhaftigkeit« »Sachlichkeit«, vermeidet es aber, diese mit »Wirhaftigkeit« sensu Künkel in eins zu setzen. Vielmehr entspricht sein Begriff der »Sachlichkeit« weitgehend dem Sprachgebrauch Wertheimers (der sich, wie ich meine, in angemessener Weise gleichermaßen von dem Künkels wie vom gängigen Sprachgebrauch unterscheidet).

Literatur

Duncker, K. (1939): Ethische Relativität? Eine Untersuchung über die Psychologie der Ethik. Gestalt Theory 25 (2003; Doppelheft 1/2): 33–52.

Jung, C. G. (1921): Definitionen. In: Jung, L. (Hg.), C. G. Jung-Taschenbuchausgabe in elf Bänden; Typologie. München, 2001, S. 119–194.

Kriz, J. (1989): Entwurf einer systemischen Theorie klientenzentrierter Psychotherapie. In: Sachse, R.; Howe, J. (Hg.), Zur Zukunft der klientenzentrierten Psychotherapie. Heidelberg, S. 168–195.

Künkel, F. (1939): Das Wir. Nachdr. der 3. Aufl. Darmstadt, 1974.

Lewin, K. (1942): Feldtheorie des Lernens. In: Graumann, C.-F. (Hg.), Kurt Lewin-Werkausgabe, Bd. 4, Feldtheorie. Bern/Stuttgart, 1982, S. 157–185.

Metzger, W. (1962): Schöpferische Freiheit. Frankfurt.

Walter, H.-J. P. (2003): Man kann einen Unterschied nicht töten – Zum 100. Geburtstag Karl Dunckers. Gestalt Theory 25 (Doppelheft 1/2): 7–32.

Wertheimer, M. (1934): Über Wahrheit. In: Walter, H.-J. P. (Hg.), Max Wertheimer. Zur Gestaltpsychologie menschlicher Werte. Wiesbaden, 1991.

Wertheimer, M. (1935): Einige Probleme in der Theorie der Ethik. In: Walter, H.-J. P. (Hg.), Max Wertheimer. Zur Gestaltpsychologie menschlicher Werte. Wiesbaden, 1991.

Wertheimer, M. (1945): Produktives Denken. 2. Aufl. Frankfurt a. M. 1964.

Wexberg, E. (1928): Individualpsychologie. Leipzig.

Thomas Slunecko

Man muss heute Kybernetiker werden, um Humanist bleiben zu können

Mit den folgenden Überlegungen nähere ich mich der Themen-
stellung dieses Bandes in einem tangentialen Verfahren: Ich
übersetze für meine Zwecke den Begriff Personzentrierung in
Humanismus, fokussiere also einen historisch wesentlich tieferen Begriff, auf den sich der personzentrierte Ansatz bei seiner
Begründung stützt. Auf dieser Basis versuche ich mich an eine
Zeitdiagnose heranzutasten, die – insofern fühle ich mich wieder gut beim Thema – für all jene relevant sein müsste, die sich
in ihrem Handeln auf Humanismus berufen. Um die Diagnose
gleich mit dem Autor zu sagen, an dem ich mich hier vor allem
orientiere: »Die Vertreibung aus den Gewöhnungen des humanistischen Scheins ist das logische Hauptereignis der Gegenwart, dem man sich nicht durch Flucht in den guten Willen entzieht« (Sloterdijk 2001a, S. 212). Diese These will entwickelt
werden; ich werde das aus einer system- und medientheoretisch
inspirierten Perspektive tun, die ich vor kurzem (Slunecko
2002) ausführlicher dargestellt habe. Zur logischen Ordnung
des Arguments ist festzuhalten: Humanismus und Systemtheorie sind im Folgenden nicht gleichberechtigte Spieler, sondern
explanandum und explanans. Ich werde mit systemtheoretischen Mitteln Humanismus zu verstehen versuchen und nicht
umgekehrt.

Zur Kybernetik des Symbolischen

Um symbolische Formen und ihren Wandel systemtheoretisch zu verstehen, muss man jenseits eines streng dichotomen Denkens (»hier Natur – da Kultur«) operieren, das die symbolischen Formen (zum Beispiel den Humanismus) auf der Seite des Kulturell-Geistigen anschreibt, ohne angeben zu können, wie sie dorthin gekommen sind. Systemtheoretisches Verständnis symbolischer Formen ist funktionalistisch und evolutionär, weil es die vom Menschen hervorgebrachte Symbolwelt nicht als von seiner »naturgeschichtlichen« Entwicklung getrennt, sondern im Sinn von Koemergenz aufs Engste mit dieser verbunden sieht:

Die essenziellen bioontologischen Parameter des Menschen – seine frühe Geburt, sein »extrauterines Frühjahr«, seine weitgehende Prägbarkeit, Anpassungsfähigkeit, Weltoffenheit und Entspezialisierung – können wir nicht anders denn als Resultat einer evolutionären Entwicklung denken, bei der eine in die Savanne zunächst noch ganz eingefügte Affenlinie infolge ihres zunehmend eigentümlichen Umgangs mit Werkzeugen, aber auch mit ihren eigenen Lautäußerungen in eine unerhörte Steigerungsdynamik gerät, die sie zunehmend aus ihrem tierhaften Eingespanntsein in die Umwelt entsichert. Sie emanzipiert sich immer mehr von der Natur und beginnt sich in einem selbst geschaffenen Treibhaus selbst zu bebrüten (vgl. Sloterdijk 2004, S. 357ff.). Dieses Treibhaus bleibt noch die längste Zeit über unsichtbar, es hat Wände aus Distanz (dafür sind materielle Medien, zum Beispiel Wurfwaffen, zuständig) und Dächer aus Solidarität (diese werden aus bedeutsamen Lauten, das heißt aus symbolischen Medien errichtet). Erst in diesem Verwöhnungsraum kann *homo sapiens* zu jener »natürliche Gegennatürlichkeit« (Plessner 1928) luxurieren, in der wir ihn heute vorfinden. Denn seine Evolutionsprämien werden nun relativ zu den Gesetzen dieses Treibhauses, dieser neuen »Umwelt evolutionärer Angepasstheit« vergeben und nicht mehr bezogen auf eine Abarbeitung an den Härten der »ersten« Natur.

Als fragiles Geschöpf seines eigenen Treibhauses ist der

Mensch nicht nur am Beginn seines Lebens auf unbedingten Schutz und Ergänzung angewiesen; auch als Erwachsener bleibt er ein Wesen, das aus dem selbstverständlichen, nicht reflexionsbedürftigen Eingespannt-Sein in die Umwelt herausgefallen ist; ein Wesen, dem allein meist etwas fehlt, das die Todeserfahrung symbolisch integrieren und einen prinzipiellen Überschuss von Welt-Ausgesetztsein einholen muss. Doch das Wohin und Wozu seiner Ausrichtung bleibt flexibel, das Ergänzt-Werden ist von den primären Bezugspersonen auf spätere signifikante Andere und weiter auf symbolische Formen übertragbar, welche die Wieder-Beherbergung übernehmen, das entsicherte Wesen neu versichern, mit der Welt befreunden, ja überhaupt zur Teilnahme an kollektiver Welt verführen; soviel zu der dem Individuum zugewandten Funktionalität symbolischer Formen.

Auf das Kollektiv hin aber lassen sich symbolische Formen als soziale Synchronisatoren verstehen, mit deren Hilfe immer größere Menschengruppen ihre Sicherheits-, Bergungs- und Ausrichtungsbedürfnisse unter einem gemeinsamen Dach versammeln, sich infolge dieser Synchronisation als zusammenhängende Kollektive über die Zeit erhalten, »in Form« bleiben und orientieren können. Symbolische Formen ergeben sich aus der Notwendigkeit, einander zunehmend unbekannte Menschen in gemeinsame Sinn-, Motiv- und Affektsphären hineinzuholen, sie füreinander überhaupt affizierbar zu machen. Daher sind symbolische Formen für die »Weltnahme« von Gruppen jeglicher Größenordnung funktional: Gesellschaften dehnen sich nicht nur auf Grund von Straßen und Schrift zu Reichsgröße, sondern es bedarf zu beziehungsweise in dieser Dehnung auch symbolischer Adaptierungen. Symbolische Formen ermöglichen zum Beispiel das Zusammenleben in stratifizierteren und vor allem immer größer werdenden Gruppen, in denen zu leben wir kraft unserer technischen Möglichkeiten gezwungen sind, auf deren Organisation und Synchronisation wir jedoch evolutionär nicht vorbereitet sind. Symbolische Formen entwickeln *und* stabilisieren also die Unwahrscheinlichkeit, die jede Kulturform verkörpert, indem sie Relevanzstrukturen,

Motive, Affekte und Rhythmen synchronisieren und damit soziale Synthesis befördern. Kulturen müssen symbolische Formen aussondern, um zu überleben und um sich zu steigern. Dass dies im Sinne »falscher Gegenstände« geschieht, das heißt, dass die menschliche Urheberschaft an den symbolischen Formen vergessen oder überhöht (in foucaultschen Worten: dass die Praxis ihrer Hervorbringung verdeckt) ist, macht einen Teil ihrer Wirkung aus.[1]

Die symbolischen Formen zur Neuversicherung des Einzelnen in einer entsicherten Welt und zur Versammlung der Vielen unter einem gemeinsamen Dach werden laufend »verhandelt«. Diese Verhandlung ist kein bewusst geplanter Akt, vielmehr ein ununterbrochenes, selbstläufiges Dauergeschehen, das immer von den jeweiligen medialen, technologischen, ökologischen, ökonomischen und sozialen Verhältnissen »informiert« ist: Aus allen Ecken der sozio-ökologisch-medialen Matrix kommen ständig Anstöße und Anregungen an das Feld des Symbolischen heran (ein Umstand, der von humanistischen Geistern chronisch unterschätzt wird, die den Formenwandel auf dem Gebiet des Symbolischen dem Genie einzelner Kulturheroen überlassen). Symbolische Formen stehen daher weder beliebig zur Disposition noch ist – allein wegen der Komplexität und Eigendynamik des Symbolsystems – genau vorhersehbar, wie ökologische oder mediale Veränderungen auf sie durchschlagen.[2] Es lässt sich lediglich sagen, dass neue Herausforderungen Kulturen zur Überarbeitung und Proliferation symbolischer Formen veranlassen[3]; welche davon sich durchsetzen, hängt von den Be-

---

1 Auch Berger und Luckmann (1997, S. 109) wissen: »Die symbolische Sinnwelt schützt den Menschen vor dem absoluten Grauen, indem sie den schützenden Strukturen der institutionalen Ordnung die absolute Legitimation verleiht.«

2 Wenn meine Ausführungen so klingen, als wäre das Reale in Führung und würde das Symbolische nach sich ziehen, so ist das ein Artefakt der knappen Darstellung beziehungsweise eine Reaktion auf die »Geistlastigkeit« herkömmlicher Rede über das Symbolische. De facto ist das Verhältnis ko-emergent, das heißt, das Symbolische wirkt umgekehrt auf das Reale zurück, indem es den Zugriff darauf auf eine bestimmte Weise fokussiert.

3 Am besten dokumentiert ist das für das Schriftmedium, dessen Auftreten das Feld des Religiösen und Symbolischen völlig neu formatiert (hierzu ausführlich

dingungen der Autopoiese des Systems ab. Es ist daher auch keineswegs so, dass ein Medium in jeder Kultur dasselbe bewirkt. Es werden lediglich Parameter bezüglich der Möglichkeiten verstellt, welche die symbolischen Formen in dieser Kultur annehmen kann. Für die konkrete Ausformung sind jedoch immer Cross-Effekte zwischen dem neu auftreffenden Medium und den bereits vor seiner Einführung vorhandenen sozialen, politischen, religiös-symbolischen, ökologischen und ökonomischen Realitäten zu bedenken.

Je ausdifferenzierter eine Kultur, desto größer das Angebot an symbolischen Formen, das sie produziert und gleichzeitig – mit Ausnahme der dominanten Form – unterdrückt. Aus einer Sozietät werden ständig symbolische Formangebote ausgeworfen, die alle von den medialen Voraussetzungen[4] dieser Kultur informiert sind; es setzen sich aber nur diejenigen in dem Kollektiv fest (das heißt werden durch soziale Praxis dauerhaft in Erinnerung gehalten), die für seine Selbsterhaltung und Steigerung brauchbar sind *und* – das ist die zweite funktionale Bedingung (vgl. oben) – in deren Rahmen es Individuen möglich ist, gesellschaftskompatible kognitiv-affektive Wirklichkeitshaushalte zu führen. Aus mehreren Möglichkeiten stabilisieren sich nur diejenigen, welche diese Aufgaben hinreichend erfüllen. Symbolische Formen – Weltbilder, Mythen, Religionen – sind Autosuggestionen, die sich »im imaginativen Ökosystem ihrer Gesellschaften« (Sloterdijk 1999, S. 416) bewähren müssen. Andersherum und mit Luhmann gesagt: Dass ein kulturelles System mit einer bestimmten symbolischen Software operiert, ist immer schon Zeichen der über diese Software gelungenen An-

---

Jaynes 1976; McLuhan 1962, 1964; deKerckhove 1995, 1988; Havelock 1963; Assmann 1999, 2001).

4   Der Begriff »medial« ist hier durchgängig in einer sehr weiten Verwendung zu verstehen: Symbolische Formen sind nicht nur von Schrift und Buch, sondern auch von Straße und Werkzeug, letztlich von jedem realen Substrat, jeder Materialität, jeder Ökologie und Ökonomie, auf die sich das Kollektiv stützt, »informiert«; alles, was Lebenswelt ausmacht, fließt in die Symbolisierung ein, allein deswegen, weil es der Sprache (als der Matrix des Symbolischen) Quellen für Metaphorisierungen bereitstellt.

passung dieses Systems an seine Umwelt. Symbolische Formen geraten daher an vorhersehbaren Stellen in Krisen: wenn sich die medialen Voraussetzungen ihres Wirtskollektivs verändern; aber auch bei militärischen oder ökologischen Katastrophen müssen Kollektive die Brauchbarkeit ihrer identitätsstiftenden symbolischen Form »überdenken« (zumindest insofern diese solche Ereignisse nicht vorsieht). Wenn in solchen Situationen auf altes symbolisches Kapital zurückgegriffen wird, welches das Eintreten der Katastrophe nicht verhindern konnte, stellen sich charakteristischerweise kulturdepressive Effekte ein.

Über einige Parameter bei der Heraufkunft von Humanismus

Gehen wir nun unter diesen Vorzeichen zu jener symbolischen Formatierung über, die uns hier interessiert: zum Humanismus. Humanismus, so wie ich den Begriff hier entwickeln will, ist die Begründung einer Freundschaft zum *fernen* Anderen, dem ich nicht mehr (nur) durch gemeinsames Handeln, Sprechen und Erleben »vor Ort« verbunden bin, sondern kraft eines neuen Mediums: der Schrift. Die Freundschaft begründet sich wesentlich darauf, dass die Befreundeten in hinreichendem Maß Gleiches lesen (und sei es in Form von Briefen, die sie einander schicken):

> »Was von den Tagen Ciceros an humanitas heißt, gehört … zu den Folgen der Alphabetisierung. Seit es die Philosophie als literarisches Genre gibt, rekrutiert sie ihre Anhänger dadurch, dass sie auf infektiöse Weise über Liebe und Freundschaft schreibt … Sie ließ sich weiterschreiben wie ein Kettenbrief durch die Generationen. Allen Kopierfehlern zum Trotz, ja vielleicht dank solcher Fehler, zog sie die Kopisten und Interpreten in ihren befreundenden Bann … Man könnte das allen Humanismen zugrundeliegende kommunitarische Phantasma auf das Modell einer literarischen Gesellschaft zurückführen, in der die Beteiligten durch kanonische

Lektüren ihre gemeinsame Liebe zu inspirierenden Absendern entdecken« (Sloterdijk 2001b, S. 302/304).

Unter den ermöglichenden Bedingungen für Humanismus ragt Schrift offenbar so besonders hervor, dass wir um eine medientheoretisch-phänomenologische Besinnung nicht herumkommen. Einer solchen Besinnung ist, gleichsam als erste Prämisse, McLuhans bekanntestes Theorem voranzustellen: Medien sind Extensionen des Menschen, das heißt, sie erweitern seine Fähigkeiten oder Wirkräume. Diese werden jedoch nicht bloß quantitativ gesteigert; vielmehr liegt es im Wesen des Mediums beziehungsweise des Technischen, etwas von Grund auf Neues in das »Spiel« zwischen Mensch und Umwelt einzubringen. Denn es ist nicht etwa so, dass mit dem Gebrauch eines Mediums jene Arbeit oder jenes »Projekt«, auf die sich das Medium in erster Lesung richtet (zum Beispiel der Transport von Worten über das Medium Schrift oder der Transport von Waren über das Medium Straße), bloß einfacher, menschliches Handeln in diesem Bereich bloß wirkmächtiger wird und alles Übrige bleibt, wie es war. Kein Medium lässt irgendetwas an seinem bisherigen Platz. Medien machen nie Welt-Verhältnisse bloß einfacher oder größer, sondern sie verändern immer die Tiefengrammatik dieser Verhältnisse, verändern, um es mit einer phänomenologischen Wendung zu sagen, das In-der-Welt-Sein dessen, der das Medium gebraucht. Die Evolution, in die der Mensch mithilfe seiner Medien eintritt, hat dabei von Beginn an einen Doppelcharakter: Es ist die Geschichte einer kontinuierlichen Erweiterung zunächst kleiner Lebenssphären auf immer größere Formate, gleichzeitig die Geschichte einer fortschreitenden Distanzierung von der alten Natur und voneinander. Mit anderen Worten: Medien überbrücken Distanz und schaffen Distanz zugleich. Das gilt auch und besonders für die Schrift.

Schrift als das erste Telekommunikationsmedium weitet die Reichweite des menschlichen Sprachvermögens dramatisch aus und verändert das Gefüge des raumzeitlichen Relevanzsystems: Nunmehr lässt sich mit anderen kommunizieren, die sich in räumlicher, ja selbst zeitlicher Entfernung befinden. Schreibend

»befreunden« wir uns nicht nur mit Zeitgenossen, sondern auch mit Autoren der Vergangenheit und mit künftigen Lesern. Schrift erlaubt Vergleiche mit dem, was an anderen Plätzen und zu anderen Zeiten gedacht wurde, erlaubt dem Schreibenden einen Rückgriff auf das, was er geschrieben hat. Selbst-Begegnung und Selbst-Reflexivität kommen dadurch in einem neuen Sinn in die Welt – eine wesentliche Veränderung der Weltsituation mit gewaltigen kulturellen Implikationen: Solange kulturelle Traditionen durch mündliche Überlieferung beziehungsweise Rituale weitergegeben werden, können sich diese Traditionen in gleichsam homöopathischen Dosen verändern. Schriftkulturen hingegen können unliebsame Teile ihrer Tradition nicht so leicht loswerden (vgl. Goody u. Watt 1968). Sie sind gezwungen, sich aktiver mit der eigenen Geschichte auseinander zu setzen, sie zu interpretieren, sich von ihr zu distanzieren, oder aber das einmal Geschriebene – als das Buch der Bücher – absolut zu setzen.[5]

Schrift verändert auch die Verhältnisse der Sinne zueinander: Schreiben betont das Visuelle vor den anderen Sinnen und separiert es von diesen. McLuhan (1962, 1964) wurde nicht müde darauf hinzuweisen, dass mit dieser Betonung des Visuellen, das heißt unseres ausgeprägtesten Distanzsinnes, das Beobachten vor der unmittelbaren Teilnahme in Führung geht, sich umfeldeingebettete Nahintelligenz in Richtung Fernintelligenz verschiebt. Während Sprache in Situationen eingelassen ist und sich in Tonfall, rhetorischer Geste und auch inhaltlich simultan an das anpassen kann, was gerade geschieht, stellt das Schreiben eine wesentlich spezialisiertere Aktion dar – und vor allem eine *actio in distans*:

»Eine Kultur mit phonetischer Schrift gibt den Menschen die Möglichkeit, ihre Empfindungen und Gefühle zu unterdrücken, wenn sie handeln. Handeln ohne zu reagieren, ohne mitbeteiligt zu sein, das ist der besondere Vorteil des alpha-

---

5   Die Etablierung der Buchreligion stellt daher auch *die* Zäsur der Religionsgeschichte dar (vgl. Assmann 1999, 2001).

betischen Menschen des Abendlandes ... Das vielleicht bedeutendste Geschenk, das der westliche Mensch von der Schrift und dem Buchdruck mitbekommen hat, ... ist das der Distanzierung und des Unbeteiligtseins: seine Macht zu agieren, ohne zu reagieren und sich zu engagieren« (McLuhan 1995, S. 136 u. S. 274).

In solchen Stellen hört man McLuhans Basisverdacht gegen den *homo typographicus*: dass dessen Fähigkeit, an etwas teilzuhaben, durch die Distanzierung und Abstraktheit der Kommunikation, die der Umgang mit der Schrift ihm anerzieht, schweren Schaden genommen hat. Schrift (insbesondere der mit dem Griechischen einsetzende Sonderfall des Vokalalphabets[6]) ist für McLuhan alles andere als ein harmloser Transporteur von Nachrichten, sondern eine brisante Psychotechnologie mit unvorhersehbaren sozialen, politischen und symbolischen Kollateraleffekten. Wie jedes Medium greift sie tief in das Welt-Verhältnis ihrer Operateure ein und konfrontiert diese mit neuen seinsgrammatikalischen Figuren (Selbstbegegnung, Wiederholbarkeit, Dekontextualisierung). Sie geht einher mit einer Neukonstellation von Sinn und Sinnen, einem »Austausch von Wahrnehmungen gegen Konzepte« (deKerckhove 1995, S. 29), einer umfassenden Abstraktion, das heißt einer Abwendung von der primären, multisensorischen Erfahrung und einem Ersetzen von Situationsbezogenheit durch Beobachterdistanz. Das Vokalalphabet pflanzt »ins Zentrum unserer mentalen Organisation ... eine Art raum-zeitliches Metronom« (op. cit., S. 30) ein, dessen Schlag in eine neue Weltlage überführt. Die neue

---

6   Das uns vertraute Vokalalphabet ist in Bezug auf diese Distanzierung besonders virulent; denn es ermöglicht eine weiter gehende Autarkie beziehungsweise Trennung des einzelnen Lesers von seiner Gruppe als andere Schriftsysteme, die zu ihrer Entschlüsselung noch Kontextwissen, das heißt Operationen jenseits rein sequenzieller Analyse der Buchstabenfolge benötigen (vgl. Slunecko 2002, S. 193f.). Weil man mit dem Vokalalphabet – deKerckhove (1995, S. 11) nennt es treffend die »Software des Abendlandes« – den Kontext nicht mehr braucht, kann sich der Sinn von den Sinnen und von der Interaktion noch weitgehender verabschieden und seine Agenden in einen noch abstrakteren Raum setzen.

Lage besteht wesentlich darin, nicht mehr unmittelbar *in* der Welt, sondern ihr analysierend *gegenüber* zu sein.

Es ist evident, dass sich unter einer solchen Perspektive geistes-, mentalitäts- und begriffsgeschichtliche Fragen grundlegend neu stellen. Wer über *humanitas* nicht in zeitloser Abstraktion handeln, sondern die Heraufkunft dieses Denkens zu dessen eigenen Bedingungen verstehen will, muss den Distanzierungsschub bedenken, den die Schrifttechnik mit sich bringt. Symbolische Formen, die eine von der Schrift erreichte Kultur »auswirft«, tragen die Grammatik der distanzierten Seinsverhältnisse in sich. Humanismus kann sich aus dieser Grammatik nicht lösen; er befreundet – auf einer abstrakteren Ebene – Individuen, die schon auf Distanz gegangen sind. Individuen – Unteilbare – sind sie deswegen, weil sie »sich selbst« nicht mehr mit den Mitgliedern ihrer Primärverbänden teilen müssen und immer mehr zu Herren im eigenen Seelenhaus werden. Die *Subjekte* der humanistischen Befreundung sind zunehmend *starke* Subjekte – stark, weil sie sich aus ihrer unmittelbaren Wirklichkeit distanziert haben und in einer zweiten, abstrakteren Welt aktiv geworden sind.

Warum es auf dieser Basis in komplexeren und stratifizierteren Gesellschaften zu Abstraktionsschüben im Feld des Symbolischen kommen muss, lässt sich aus einer soziokybernetischen Dynamik heraus noch weiter verstehen. Girard hat wiederholt (1990, 1992, 2002) auf die unhintergehbare Grundsituation menschlicher Gruppen hingewiesen: dass diese ständig von einem Eros-, Neid- und Eifersuchtsfluidum durchströmt sind, das sich aus den stimulierenden Irritationen der ungleichen Verteilung von Besitz-, Geltungs- und erotischen Vorteilen innerhalb der Gruppe speist. Je komplexer Gesellschaften sind, desto größer werden mit den Differenzvorteilen der Begünstigten auch die Eifersuchts- und Neidspannungen – bis zu einem Punkt, an dem die betreffende Gruppe zu kollabieren droht. Weil es genau das zu verhindern gilt, gehört »zur Gruppen-Lebensweisheit ein Eifersuchtsmanagement«, eine Schulung des richtigen Wünschens, eine »Gleichgültigkeit gegenüber vernachlässigbaren Differenzen« und eine »Unempfänglichkeit gegenüber den nicht-vernachlässigbaren« (Sloterdijk 2004, S. 407). Eine wesentliche Aufgabe fortgeschrittener Kultur besteht daher darin, ihre Mitglieder vermittels symbolischer Manöver von knappen Besitzgütern zu distanzieren und ihr Interesse auf eine »zweite Welt« ideeller, das heißt unbegrenzt vorhandener beziehungsweise unbegrenzt teilbarer Güter umzulenken, bei denen die Provokation durch privates Besitzen entfällt. »Vom dem Aufatmen, das diese Erhöhung des Begehrens bewirkt, lebt bis zum heutigen Tage alles, was irgendwie einen Bezug zum Geistigen hat« (Sloterdijk 2004, S. 409).

Humanismus – ein mehrfach recyceltes Projekt

Auch der Humanismus ist Teil dieses Aufatmens, ein Heben des Blickes auf ein Abstraktum und Ideal hin: Nicht mehr nur den Menschen in meiner Nähe, nicht mehr ausschließlich jenen, mit denen mich mein Geburtsschicksal zusammengeworfen hat, kann und soll meine Solidarität und mein Interesse zu Teil werden, sondern dem Menschen an sich – dem Projekt »Mensch«. *Humanitas* erlaubt Befreundung, wo sie bisher nicht möglich war: außerhalb der primären, durch Verwandtsein und Wohnen am selben Ort definierten Gruppe. Mich mit fernen Anderen befreunden zu können, denen ich nicht durch gemeinsames Leben verbunden bin, bedeutet, aus dem automatischen Einssein mit dem Primärkollektiv zunächst dosiert und später immer deutlicher austreten zu können. Kraft der Distanz- und auch Einsamkeitstechniken des Lesens und Schreibens etabliere ich mich als schreibend-lesend-denkende Insel inmitten meiner Lebensweltgruppe, die ja immer auch ein Wahnkollektiv ist. Wer auf dieser Insel schreibt und liest, ist den Attacken von Paranoia nach außen und Mobbing nach innen, die sein Primärkollektiv regelmäßig durchzucken, nicht mehr so stark ausgesetzt. Umgekehrt kann Freundschaft zum fernen Anderen nur aufnehmen, wer in Bezug auf den Stallgeruch und die Stimmungen seiner Primärgruppe zu einer Grunddistanz fähig ist, dessen Blick sich über den Rand der unmittelbaren Lebenswelt gehoben hat.

Wenn man also *humanitas* als einen symbolischen Regulator versteht, mit dem bestimmte Gesellschaften unter dem »Eindruck« bestimmter Umweltparameter ihre moralisch-soziale Balance einstellen, so darf man, gerade wenn man zu einer Kritik ausholt, die eben genannten Leistungen nicht unterschätzen, hinter die wohl wenige, die die Bedingungen des vorhochkulturellen Eingeschnürtseins in ein Clan- und Stammesdasein realistisch zu sehen imstande sind, ernsthaft zurückwollen. Und auch die hochkulturellen Alternativen zur *humanitas* sind nicht einladend: Seit dem Erstauftritt im antiken Griechenland (von dort haben sich die Römer wie so vieles auch die *humanitas* abgeschaut) ist die Liaison von Schriftkultur und Menschenbildung die eigentliche Alternative zum Vorurteil, zum Mobbing und zum enthemmenden Spektakel, für das die römische Arena der prototypische Ort wird, der seine Besucher zu einer Primitivaffektmasse zusammenschweißt. Seit der Antike stehen wir vor dieser Alternative von Bestialisierung und Bildung – mit unzweifelhaften Verdiensten für das Buch und die aus ihm strömende *humanitas*.

Neben dem Befreundungs- und Bildungsprogramm kommt der *humanitas* im griechischen Ursprungskontext noch eine weitere Aufgabe zu: Humanist zu sein bedeutet seit jeher auch eine gewisse Impfung gegenüber manischen Tendenzen in der eigenen Person – ein Anti-Hybris-Programm. Um eine *polis* zu betreiben, muss man die megalomanischen Antriebskräfte zähmen; wer in Ämtern und Berufen belastbar sein soll, muss auf sein volles manisches Potenzial verzichten und stattdessen bereit sein, sich innerhalb städtischer Aufgaben zu bewähren. Das war das Betriebsgeheimnis der griechischen Sozialpsychologie. Sie stellte den griechischen Mann so her, dass er motiviert genug zur Leistung blieb, sein Erfolgsbewusstsein dabei aber nicht überdrehte, einen Mann also, der nicht zu deprimiert und nicht zu größenwahnsinnig war – mit anderen Worten: einen Bürger. Genau diese wohltemperierte Hypomanie, die an der Schwelle der Übertreibung stehen bleibt, ist in der *humanitas* mit angelegt.

Es ist an dieser Stelle unmöglich, das *humanitas*-Denken bis in die Gegenwart weiter zu verfolgen. Zweifellos ist am Ausgang der Antike ein Bruch zu vergegenwärtigen, nach dem *humanitas* in den Klöstern[7] überlebt und sich dort in Richtung auf einen christlichen Humanismus entwickelt. Sobald das Potenzial für freie städtische Intelligenz wieder da ist, kommt es in der Renaissance zu einem groß angelegten Recycling der antiken *humanitas*-Software, in deren Gefolge der Mensch in den Künsten und Wissenschaften wieder ins Zentrum rückt. Trotz seines im Grunde anti-bellizistischen Potenzials verbindet sich humanistisches Denken dann in den europäischen Nationalstaaten mit nationalen Patriotismen zu einem französischen, deutschen und so weiter Nationalhumanismus. In dieser Periode gerät die *humanitas*, die an sich eher ein Zukunftsdenken ist, in den Sog des Herkunftsdenkens, in dem die Gruppenidentität aus dem Hervorkommen aus einem gemeinsamen Ursprungsland und einer gemeinsamen Sprache fantasiert wird. Mediologisch könnte man es auch als Tücke des literarischen Befreundungsmediums auslegen, dass es die Sprachgrenzen schlecht überspringt. Wir finden jedenfalls national geprägte Humanisten auf beiden Seiten der deutsch-französischen Kriegsfronten 1870/71, 1914–18 und auch 1938–45.

An diesem Punkt möchte ich den historischen Schnelldurchlauf noch einmal für eine ausgreifendere Überlegung anhalten: denn 1945 ist dem Humanismus bereits seine mediologische Basis entzogen. In einem fulminanten Siegeszug war in den zwanziger und dreißiger Jahren ein neues Medium der Telekommunikation in Führung gegangen: das Radio. Der »Auszug« aus der Gutenberg-Galaxie, das heißt aus der Weltordnung des gedruckten Buches, ist aber mit medientheoretischer Notwendigkeit ein Auszug aus dem Humanismus.[8] Medientheore-

---

7   »Aut liberi aut libri« – wenn du Bücher willst, musst du auf Kinder verzichten – hieß es damals.

8   »[D]ie Epoche des nationalbürgerlichen Humanismus ist an ein Ende gelangt, weil die Kunst, … inspirierende Briefe an eine Nation von Freunden zu schreiben … nicht mehr ausreich[t], das telekommunikative Band zwischen den Bewohnern einer modernen Massengesellschaft zu knüpfen. Durch die mediale Etablierung der Massenkultur in der Ersten Welt 1918 (Rundfunk) und nach 1945 (Fernsehen) und mehr noch durch die aktuellen Vernetzungsrevolutionen

tiker verstehen denn auch das Dritte Reich als eine »Klangge-
stalt« und den Faschismus als eine Folgewirkung des neuen
Leitmediums, des Radios, das ein über Jahrhunderte als Leser
trainiertes Kollektiv auf dem falschen Fuß – sprich: am Ohr –
»erwischt«: Kollektive, die ihre Distanzierungstechniken und
ihre politische Rationalität im Feld des Visuell-Schriftlichen
eingeübt hatten, erwiesen sich auf dem Audiokanal als hem-
mungslos verführbar und konnten den neo-partizipativen Ver-
suchungen des Radios nichts entgegensetzen (vgl. Hörisch
2001, S. 318ff.).

Aus symbolkybernetischer Sicht markiert das Jahr 1945 einen hochsensiblen Zeitpunkt; denn Kulturen überprüfen im
Ausklang von Maximalstresssituationen – prototypisch dann,
wenn sie aus Kriegsereignissen wieder in den Normallauf zurückkehren – ihre moralisch-symbolische Software. Identitäts-
stiftende Formen adjustieren und erneuern sich dabei in der
Regel umso mehr, je katastrophaler die Ergebnisse des stressie-
renden Ereignisses sind (vgl. Mühlmann 1996). Die Desillusio-
nierung der Hoffnung, dass humanistisches Denken uns auf der
großen politischen Bühne vor dem Ausbruch barbarischer Ex-
zesse schützen könnte, steht daher spätestens seit dem Ende des
Zweiten Weltkrieges zur Kenntnisnahme an. Doch gerade zu jenem Zeitpunkt, an dem alles für sein Scheitern spricht, erlebt
das humanistische Modell noch einmal eine Nachblüte, eine
zweite Renaissance; wie reflexhaft sie ist, mag man den »Bil-
dungserfahrungen« der Geburtsjahrgänge 1927/1928 entneh-
men, die 1945, mit 17 oder 18 Jahren, aus den Kriegsgräueln in
die Schulen zurückkommen, um dort wieder Klassiker zu lesen.
Sie kehren in eine Gesellschaft zurück, die sich

»... wieder als pazifiziertes Publikum von Lese-Freunden
präsentierte – als könnte eine Goethe-Jugend die Hitler-Ju-
gend vergessen machen ... ein Traum von der Rettung der

---

ist die Koexistenz der Menschen ... auf neue Grundlagen gestellt worden. Diese
sind ... post-literarisch ... und folglich post-humanistisch« (Sloterdijk 2001b,
S. 306).

europäischen Seele durch eine radikalisierte Bibliophilie, eine schwermütig-hoffnungsvolle Schwärmerei von der zivilisierenden ... Macht der Klassikerlektüre« (Sloterdijk 2001b, S.307/308).

Nicht allerorts wird nach 1945 die Frage nach dem Wiederbeleben des Humanismus im Sinn einer Bejahung und Wiederaufnahme der Klassikerlektüre beantwortet. Jean-Paul Sartre hält am 29. Oktober 1945 eine legendäre Vorlesung, die schon unmittelbar danach als »Ist der Existentialismus ein Humanismus?« auch in Deutschland in Umlauf kommt – ein Essay, der bis heute in humanistischen Gymnasien zur Pflichtlektüre zählt. Seine Antwort auf die Frage nach dem Schicksal des Humanismus lautet: Humanistische Werte, auf die wir uns als fest installierte tragende Säulen unserer Zivilisation verlassen können, gibt es nicht. Sie existieren nur, insofern wir sie in der Situation der Entscheidung mit jedem Mal neu finden und wirklich werden lassen. Wir können uns auf sie nicht in einem abstrakten Sinn berufen:

> »Der Existentialismus sagt . . . , dass es Hoffnung nur im Handeln gibt und die Tat das einzige ist, was dem Menschen zu leben erlaubt ... Das meine ich, wenn ich sage, der Mensch ist zur Freiheit verurteilt« (Sartre 2002, S.154).

Sartres Existenzialismus ist zum einen ein neuer Humanismus der Freiheit und der damit verbundenen Eigenverantwortlichkeit. Er lässt sich nicht als eine aufs Podest gestellte Wahrheit über den Menschen fassen, sondern bleibt von der Situation unablösbar. Zum anderen vertritt Sartre eine Philosophie des Transzendierens: Der Mensch ruht nicht fertig in sich, er wird aus sich herausgetrieben, muss sich immer erst noch verwirklichen. Transzendenz ist hier nicht klassisch verstanden als ein Jenseits des Menschen, sondern als ein Inbegriff der Möglichkeiten, auf die hin der Mensch sich zu sich selbst hin überschreiten kann. Transzendenz ist daher im Unterschied zur alteuropäischen Metaphysik nichts, worin man Ruhe finden könnte, sondern ist vielmehr das Herz der Unruhe. Ein solches Über-sich-Hinauswachsen auf die eigenen Möglichkeiten hin ist Psychotherapeuten, die sich auf Rogers berufen, durchaus vertraut.

Zwischen Kybernetik und Personalismus

Ich werde im Folgenden argumentieren, dass auch Sartres Runderneuerung des Humanismus zum Existenzialismus das Problem, für dessen Lösung er sich ausgibt, in sich weiterträgt. Denn wie andere Spielarten von Humanismus auch geht Sartres Existenzialismus von einem Subjekt aus, das seiner selbst mächtig ist oder immer mehr werden kann und zumindest so frei ist, sich für sein Engagement beziehungsweise Disengagement, seine Hinwendungen und Abwendungen zu entscheiden. Dies gilt auch in Hinblick auf die Entscheidung zu sich selbst, das heißt zum Transzendieren des Bisherigen. Ein bedeutender Theoretiker des personzentrierten Ansatzes hat in diesem Zusammenhang darauf hingewiesen, dass über die Zentralidee der Selbstaktualisierung eine Form von Ich-Bezogenheit weitergetragen wird, welche »die Ideale der humanistischen Bewegung insgesamt in einem neuen« (Schmid 1997), kritischen Licht erscheinen lassen.

Von eben dieser Vorstellung vom Subjekt, das weiß, was es tut und was es will, und sich dabei selbst noch transparent ist, müssen wir uns heute wohl oder übel verabschieden. Für diesen Abschied ist zu einem Teil psychoanalytisches Denken verantwortlich, insofern es den Vorstellungen von Rationalität und Mündigkeit des Individuums den Boden entzieht. Doch auch kulturanthropologische, religionssoziologische, medientheoretische und ideengeschichtliche Befunde, so man sie nur einigermaßen systematisch betrachtet, sprechen davon, dass die Strukturen unseres Denkens (Mannheim 1980), unsere Subjektivität und Mentalität, Wachsfiguren im Wind der Geschichte sind. Ihr Wandel ist nie die Angelegenheit Einzelner; schon gar nicht sind sie im Bewusstsein derer angemessen repräsentiert, die sie »zur Aufführung« bringen. Auf eine Luhmann-Formel gebracht: Wir wissen nicht, was wir tun, und tun immer mehr, als wir wissen.

Menschen, so weiß es eine systemtheoretisch denkende Kulturtheorie, werden produziert, doch eben nicht so, dass sich jedes Individuum selbst produziert, wie das die Rede von der Selbstaktualisierung nahe legt. Menschen werden von ihren Kulturen und Zeitaltern produziert, und zwar so tief hinein in ihre seelische Grammatik, dass dies ein prinzipielles Ärgernis für Personalisten sein muss.

Dieser Umstand ist vor allem in Bezug auf eine Dynamik interessant, die nun schließlich doch wieder das Feld der Psychotherapie berührt: Solange nämlich Selbstaktualisierung personalistisch aus der Seelenbeziehung zwischen der Einzelseele und der Gottseele gedacht wird – und eine andere Grammatik des Denkens stand Carl Rogers nicht zur Verfügung –, wird sie zwangsläufig von einem zumindest impliziten Beschuldigungsdiskurs begleitet. Kein personzentrierter Therapeut will das, doch lässt es sich aus der Tiefengrammatik europäischer Metaphysik heraus nicht vermeiden: Sich selbst aktualisieren heißt frei sein, sich selbst zu wählen; die Rede von Freiheit kann aber nicht ohne ihre dunkle Begleiterin, die Rede von der Beschuldigung auftreten.[9] Denn wer frei ist, nach eigenem Belieben zu setzen und wieder zurückzunehmen, ist anklagbar und kann sich selber anklagen – wie wir das in den Therapien auch zur Genüge hören.

Weil der Systemtheoretiker Luhmann derartigen Subjekt-Überlastungen nicht zugänglich ist, ist es zutreffend, ihn als

---

9 Beide Seiten – die Überinterpretation der menschlichen Freiheit und die damit einhergehende moralische Überlastung des Menschen – sind im alteuropäischen Diskursraum notwendig, um die Zurückführung weltlicher Übel auf die Sphäre göttlicher Erstursachen zu verhindern. Die Aufwertung der menschlichen Freiheitsbegabung und in Folge seiner Schuldkapazität war der einzige Weg, das Problem zu lösen, wie das Böse in der vom nur guten Gott geschaffenen Gesamtwirklichkeit Einzug hält und wem es zuzurechnen ist. Den guten Gott zu retten, ist nur durch die Überbeanspruchung der Freiheit und Schuldfähigkeit des Menschen möglich – mit allen innerseelischen Überanstrengungen, die damit einhergehen.

»Anwalt des Teufels« (Sloterdijk 2001c) zu bezeichnen. Selbstaktualisierung lässt sich nach Luhmann nicht mehr freiheitsme-
taphysisch deuten, sondern nur mehr als Resultat von selektivem Anschließen an bestimmte und selektivem Abwenden von
anderen Möglichkeiten, wie es für autopoietische Systeme typisch ist. Selektives Anschließen setzt aber keine starke Subjektivität, keine Reflexionshochleistung voraus, sondern nur ein
kleines Intelligenzlichtlein, gerade groß genug, um eine Unterscheidung durchzuführen und sich für eine Seite des beobachteten Unterschieds zu entscheiden. Mit dieser Bescheidung
aber, die zugleich Kern eines völlig neuartigen Anti-Hybris-Pro-
gramms ist, wird die abendländische Schuldökonomie aus den
Angeln gehoben: Anstelle der großen, in Freiheit begangenen
Tat oder Untat treten in der Luhmann-Welt Myriaden kleiner
Einzelbeobachtungen, von denen jede für sich genommen keine
nennenswerten Schuldenstände mehr hinterlassen kann. Die
Entschuldung hat damit zu tun, dass sich angesichts solch be-
scheidener Intelligenzen, solch instabiler Beobachtungen gar
kein Freiheitsdiskurs mehr führen lässt – ein Umstand, der in
klassisch-metaphysischen Sprachspielen beheimatete Geister
regelmäßig an Luhmann stört, solange sie die neuartige Entlastung nicht in den Blick nehmen können, die mit dieser Umstel-
lung einhergeht.

Es ist das Verständnis von Selbstreferenzialität als Grund-
eigenschaft autopoietischer Systeme (die zum Funktionieren
von Systemen dazugehört und nicht erst mit dem starken Ich-
Bewusstsein ins Spiel kommt, das das Gute aus Eigensinn ver-
dreht), welche die alteuropäische culpabilistische Matrix dann
endgültig aus den Angeln hebt: Systeme *müssen*, als unvermeidliche Bedingung ihrer Selbsterhaltung, ständig zwischen
Fremd- und Selbst-Pol oszillieren, Selbstreferenzialität kann
also nicht mehr a priori als narzisstische Entgleisung und Ent-
fremdung vom guten Sein gedacht werden. Damit ist ihr ein
»gebührender Anteil an dem zurückgegeben, was man mit
Nietzsche die Unschuld des Werdens nennen könnte – wir sagen im gegebenen Kontext besser die Unschuld des Funktionierens« (Sloterdijk 2001c, S. 112).

Auch in puncto Transzendieren verlässt die Systemtheorie lange gehegte Vorstellungen: Entwicklung ist nicht mehr Entfaltung einer eingefalteten Fülle, zu deren *Wesen* es gehört, sich zu entfalten – eine Annahme, die geradezu das Definiens der neoplatonischen europäischen Metaphysik darstellt. Systemtheorie bricht mit der (auch bei Humanisten zu findenden) Annahme, das Ausgedrückte hätte Präexistenz, wäre in einem inneren Kern immer schon in Latenz vorhanden – was sich auch in Therapien als schwierig erweisen kann, wenn trotz verzweifelter Innenschau dieses vorgeblich verborgene Selbst, das sich aktualisieren will, nicht zum Vorschein kommen will. Systemtheorie dreht hier sozusagen das Verhältnis von ontologisch und ontisch um und versteht den Menschen als Produkt von Bildungskräften,»die ihrem ontologischen Rang nach unterhalb des Ergebnisses liegen« (Sloterdijk 2001a, S. 158). Statt »Werde, der Du (immer schon gewesen) bist« heißt es dann in der Therapie –»Lasse Dich von dem überraschen, was Du noch nie zuvor an Dir erfahren, nie zuvor von Dir gewußt hast.« Dann kann auch der Therapeut von sich behaupten: »Manchmal spiele ich Weisen, die ich noch nie zuvor gehört habe« (Land 1992, S. 263).

Conclusio

Symbolische Formen entfalten sich nicht »in Freiheit und Würde«, sondern stehen evolutionär unter Druck: Sie müssen unter je spezifischen Bedingungen soziale Synthesis gewährleisten und individuelle Wirklichkeitshaushalte müssen sich damit bestreiten lassen. Kollektive weben ständig an ihren lebenserhaltenden symbolischen Hüllen, ihren semantischen Lebensräumen, indem sie bestimmte symbolische Gehalte selektieren und sich gegenüber anderen verschließen. Über die »Natur« von Symbolproduktion in diesem Sinn aufgeklärt zu sein, markiert den Übergang in ein systemtheoretisches, nach-metaphysisches Denken über Zivilisation, in dem das symbolische Dasein des Menschen nahtlos an seine Naturgeschichte anschließt.

Humanismus gehört zu einem Typus symbolischer Formen, welche das Subjektiv-Personale beziehungsweise dessen Freiheitsgrade gleichzeitig betonen und zähmen. Die Betonung, das heißt die erstarkende Subjektposition ist eine psychohistorische Großleistung: Mit ihr steigert sich die Emanzipation von der Unmittelbarkeit des Zusammengehörens mit der Primärgruppe beziehungsweise wird der eigene Seelenhaushalt von animistischen Übergriffen weiter abgeschottet. Diese Entwicklung findet nicht zuletzt auf der Basis eines neuen, Abstraktion ermöglichenden Mediums statt: der Schrift.

Mit dem Eintritt in das Zeitalter der intelligenten Maschinen und neuen Medien stehen wir heute vor einer völlig neuen Herausforderung, die in ihrem Ausmaß dem Übergang in die Schrift-/Hochkulturen um nichts nachsteht. Die humanistische Selbstauslegung des Menschen ist von den neuen Medien umzingelt und in die Enge getrieben; sie musste in eine Krise geraten, weil sich das Lesen gegenüber der Bilderflut, die von einer Kultur der methodischen Massenerregung entfesselt worden ist, als ohnmächtig erweist. Es ist noch gänzlich unklar, wie in dieser veränderten Kultursituation das eigentliche Anliegen humanistischer Erziehung – nicht banalisierte und doch gesellschaftstaugliche Menschen hervorzubringen – fortgeführt werden kann.

Die Semantik des Humanismus ist also veraltet; nur »ein Posthumanismus mit seinen Diskurs- und Systemtheorien, die sich … von der humanistischen Tradition bewusst verabschieden, [scheint] der neuen Lage noch gewachsen zu sein« (Fischer 2002, S. 229). Die Chancen der neuen systemtheoretischen Symbolisierung der Kultursituation, von der ich hier die Luhmanns fokussiere, liegen nicht zuletzt darin, dass die Subjekte aus ihren Hochdistanzierungen, Freiheitsspannungen und Schuldüberlastungen (und den damit verbundenen Sicherheitsrisiken) austreten und ein entspannterer, flacherer Persönlichkeitstypus in den Blick kommt, der sich gerade wegen dieser Eigenschaften angesichts der Zeitumstände als Kulturträger eignen könnte (vgl. Slunecko 2003).

Die Geschichte dürfte sich daher nach 1945 einmal zu oft zitiert haben, als noch einmal alles auf den Humanismus gesetzt wurde. Dies ist zunächst nur wenigen aufgefallen[10], doch heute schrillen bei vielen die Alarmglocken, sobald humanistische Argumente in gesellschaftspolitischen Diskursen auftauchen. Die Amerikaner haben in den letzten Jahren unter Beweis gestellt, dass sie gerade dann zu ihren härtesten imperialen Schlägen ausholen, wenn sie humanistische Werte im Mund führen. Vielleicht ist aber gerade das ein Fingerzeig, das heißt das Problem darin begründet, dass eine symbolisch-moralische Form wie der Humanismus, die in überschaubaren Formaten Solidaritäten und Freundschaften stiften kann, nicht notwendigerweise geeignet ist, auch politische Räume zu strukturieren. Hat nicht das 20. Jahrhundert gezeigt, dass die größten Katastrophen dort eintreten, wo der »menschenverbrauchende Großstaat direkt als menschenbildende Intimgruppe auftritt« (Sloterdijk 1995, S. 69), wo also das Kleine falsch ins Große projiziert wird? Es ist klar, dass es auch weiter jene Intimzonen und Freundschaftssphären geben muss, die nötig sind, um Menschen hervorzubringen, die sich zum Gesetz der Dinge einen schöpferischen Spielraum erarbeiten. Die Großwelttauglichkeit des dort erfolgreichen symbolisch-moralischen Betriebssystems steht aber auf einem anderen Blatt. Sehr wahrscheinlich handelt sich um eine verhängnisvolle »Qualität« europäischen Denkens, überall dasselbe Prinzip herrschen lassen zu müssen. Die chinesische Mentalität demonstriert demgegenüber seit langem, dass es möglich und günstig ist, Nah- und Fernbereichsethik auseinander zu halten, dass man privat Taoist und öffentlich Konfuzianist sein kann (vgl. Nisbett et al. 2001).

Humanismus ist aus einem Zeitalter auf uns gekommen, in dem Wahrheit, Weisheit, Schönheit und Lebbarkeit des Denkens einander nicht abgestoßen haben. Eine Systemtheorie wie die Luhmanns ist dagegen in großer Abhebung von lebensweltlichem Verständnis und Vitalinteressen konstruiert. Sie fliegt so

---

10 Heidegger war einer von ihnen, vergleiche seinen 1946 als Antwort auf Sartres »Ist der Existentialismus ein Humanismus?« zu lesenden Brief »Über den Humanismus« (vgl. Slunecko 2000).

hoch über einer geschlossenen Wolkendecke, dass eines klar ist: Erdlinge kommen nicht mehr in Sicht. Sie stellt daher eine kaum mehr lebbare Zumutung dar, eine kränkende Wahrheitsoperation, die nicht einmal von Systemtheoretikern (Kriz 1997, S. 115f.; Fuchs 1993, S. 20f.; Maturana 1990, S. 38f.) mehr willkommen geheißen werden kann. In einem postmodernen Konzept von Aufklärung müssen solche Paradoxien des Wissens aber mit berechnet werden: Menschliches Denken ist primär als Einrichtung einer schützenden Symbolhülle zu verstehen, mit deren Hilfe sich die Kultursubjekte in den an sich bodenlosen Verhältnissen ihrer Existenz doch einhausen können. Mit Luhmanns (1990) Botschaft einer »haltlosen Komplexität« der Welt können sie nichts anfangen. Damit systemtheoretisches Denken, wenn es nur seiner eigenen Logik folgt, sich von Lebensinteressen seiner Träger nicht löst, ist eine Einbettung in eine zeitgemäße Form von Humanismus Gebot der Stunde. Das Wissen darum mag an der Schnittstelle von humanistischer und systemtheoretisch inspirierter Therapie besonders zutage treten. Hier besteht ein Lernfeld bezüglich der Anschlussfähigkeit moralisch-symbolischer Regulationen im Übergang vom Nahzum Fernbereich, das heißt vom einzelnen Individuum zur Dyade und zu größeren Systemen; hier mögen sich bestimmte solcher Regulationen als Deckfiguren, Verbrämungen und Verschleierungen erweisen, die einer Veränderung misslicher Gesamtumstände entgegenstehen.

Einen Ausgleich zwischen Kybernetik und Humanismus, einen Übergang von einer alteuropäisch-personalistischen zu einer nachmetaphysisch-systemtheoretischen Perspektive zu finden, stellt jedenfalls *die* Herausforderung der aktuellen Kultursituation dar. Man muss heute gleichsam Kybernetiker werden, um überhaupt Humanist bleiben zu können und umgekehrt: Humanist bleiben, um Kybernetiker werden zu können. Auf Jürgen Kriz trifft dieser Satz wie auf kaum einen anderen zu: Als Systemtheoretiker und Technikfreund ein Modernisierer des Denkens und der Weltlage, ist er gleichzeitig Humanist alten Schlages, dem Gedichte etwas bedeuten und der an Symphonien mitwirkt. Es braucht solche Bewohner beider Welten, um die heraufkommende kybernetische mit der alten humanistischen Ordnung zu versöhnen und um die nicht aufgebbaren kreativen Aspekte der *humanitas* in einen veränderten ontologischen Denkraum hinein aufzuheben. Aber war, um mit meinem Leitautor zu schließen (Sloterdijk 2001b, S. 365), Humanität je etwas anderes als die Kunst, Übergänge zu schaffen?

Literatur

Assmann, J. (1999): Das kulturelle Gedächtnis. Erinnerungen und Identität in frühen Hochkulturen. München.

Assmann, J. (2001): Text und Ritus. Die Bedeutung der Medien für die Religionsgeschichte. In: Wenzel, H.; Seipel, W.; Wunberg, G. (Hg.), Audivisualität vor und nach Gutenberg. Wien: Kunsthistorisches Museum, S. 97–106.

Berger, P. L.; Luckmann, T. (1997): Die gesellschaftliche Konstruktion der Wirklichkeit. Franfurt a. M. (Original 1966).

deKerckhove, D. (1988): Critical brain processes involved in deciphering the Greek alphabet. In: deKerckhove, D.; Lumsden, Ch. J. (Hg.), The alphabet and the brain. The lateralization of writing. Berlin/Heidelberg, S. 401–421.

deKerckhove, D. (1995): Schriftgeburten. Vom Alphabet zum Computer. München.

Fischer, J. (2002): Androiden – Menschen – Primaten. Philosophische Anthropologie als Platzhalterin des Humanismus. In: Faber, R.; Rudolph, E. (Hg.), Humanismus in Geschichte und Gegenwart. Tübingen, S. 229–239.

Fuchs. P. (1993): Niklas Luhmann – beobachtet. Eine Einführung in die Systemtheorie. Opladen.

Girard, R. (1990): Shakespeare: Les feux de l'envie. Paris.

Girard, R. (1992): Ausstoßung und Verfolgung. Eine historische Theorie des Sündenbocks. Frankfurt: Fischer.

Girard, R. (2002): Ich sah den Satan vom Himmel fallen wie einen Blitz. Eine kritische Apologie des Christentums. München.

Goody, J.; Watt, I. P. (1968): The consequences of literacy. In: Goody, J. (Hg.), Literacy in traditional societies. Cambridge, S. 27–68.

Havelock, E. (1963): Preface to Plato. Cambridge.

Heidegger, M. (1981): Über den Humanismus. Frankfurt a. M. (Original 1946).

Hörisch, J. (2001): Der Sinn und die Sinne. Eine Geschichte der Medien. Frankfurt a. M.

Jaynes, J. (1976): Der Ursprung des Bewusstseins durch den Zusammenbruch der bikameralen Psyche. Reinbek, 1988.

Kriz, J. (1997): Systemtheorie. Eine Einführung für Psychotherapeuten, Psychologen und Mediziner. Wien.

Land, D. (1992): »Manchmal spiele ich Weisen, die ich noch nie zuvor gehört habe«. Wirksamkeit von Psychotherapie als Dekonstruktion: Eine notwendige und hinreichende Freiheit von Bedingungen. In: Frenzel, P.; Schmid, P. F.; Winkler, M. (Hg.), Handbuch der personzentrierten Psychotherapie. Köln, S. 263–276.

Luhmann, N. (1990): Haltlose Komplexität. In: Luhmann, N., Soziologische Aufklärung, Bd. 5: Konstruktivistische Perspektiven. Opladen.

Mannheim, K. (1980): Strukturen des Denkens. Frankfurt a. M.

Maturana, H. R. (1990): Gespräch mit Humberto Maturana. In: Riegas, V.; Vetter, C. (Hg.), Biologie der Kognition. Frankfurt a. M., S. 11–90.

McLuhan, M. (1962): The Gutenberg galaxy. The making of typographic man. Toronto.

McLuhan, M. (1964): Die magischen Kanäle. Dresden/Basel, 1995.

Mühlmann, H. (1996): Die Natur der Kulturen. Entwurf einer kulturgenetischen Theorie. Wien.

Nisbett, R. E.; Peng, K.; Choi, I.; Norenzayan, A. (2001): Culture and systems of thought: Holistic versus analytic cognition. Psychological Review 108 (2): 291–310.

Plessner, H. (1928): Die Stufen des Organischen und der Mensch. Einführung in die philosophische Anthropologie. Gesammelte Schriften, Bd. IV. Frankfurt a. M., 1981.

Sartre, J.-P. (2002): Der Existentialismus ist ein Humanismus und andere philosophische Essays 1943–48. Reinbek (Original 1945).

Schmid, P. F. (1997): »Einem Menschen begegnen heißt von einem Rätsel wachgehalten werden« (E. Lévinas). Perspektiven zur Weiterentwicklung des personzentrierten Ansatzes. Person 1: 14–23.

Sloterdijk, P. (1995): Im selben Boot. Versuch über die Hyperpolitik. Frankfurt a. M.

Sloterdijk, P. (1999): Sphären II. Globen. Frankfurt a. M.

Sloterdijk, P. (2001a): Domestikation des Seins. Die Verdeutlichung der Lichtung. In: Sloterdijk, P., Nicht gerettet. Versuche nach Heidegger. Frankfurt a. M., S. 142–234.

Sloterdijk, P. (2001b): Regeln für den Menschenpark. Ein Antwortschreiben zu Heideggers Brief über den Humanismus. In: Sloterdijk, P., Nicht gerettet. Versuche nach Heidegger. Frankfurt a. M., S. 302–337.

Sloterdijk, P. (2001c): Luhmann, Anwalt des Teufels. In: Sloterdijk, P., Nicht gerettet. Versuche nach Heidegger. Frankfurt a. M., S. 82–141.

Sloterdijk, P. (2004): Sphären III. Schäume. Frankfurt a. M.

Slunecko, T. (2000): Wie läßt sich Humanismus begreifen – und auch wieder loslassen? http://members.1012surfnet.at/pfs/index50.htm.

Slunecko, T. (2002): Von der Konstruktion zur dynamischen Konstitution. Beobachtungen auf der eigenen Spur. Wien.

Slunecko, T. (2003): Reality TV und postmoderner Affekt. Ein Laborbericht. In: Birbaumer, A.; Steinhardt, G. (Hg.), Der flexibilisierte Mensch. Subjektivität und Solidarität im Wandel. Heidelberg, S. 111–123.

Alfried Längle

Person, System und Sinn – Existenz zwischen Chaos und Ordnung

Chaos und Ordnung als Prinzip

Reflexionen über Struktur und Strukturveränderungen von selbstorganisierten Prozessen führen bald zum Wechselverhältnis von Chaos und Ordnung. Dies sind zentrale Inhalte der Arbeiten von Kriz (z. B. 1992, 1997, 1999). Sie flossen in die Grundlagen seiner Personzentrierten Systemtheorie ein, in der es ihm darum ging, »die Zwangsordnungen, die sich durch eine allzu starke (Ver-)Bannung des Chaos etablieren konnten, für die schöpferischen Aspekte des Chaos wieder durchlässiger« und »Versteinertes wieder lebendig« zu machen (Kriz 1997, S. 61). Seine Darstellungen reflektieren gleichermaßen die Vorteile wie die Nachteile der beiden Pole Chaos und Ordnung:

»Auf der einen Seite, im Extrem, finden wir das Chaotische, Unvorhersagbare, Hochkomplexe. Und je mehr wir uns auf die Einmaligkeit von Prozessen einlassen, desto weniger reduziert ist auch unsere Erfahrung, die nun eher die Wahrnehmung von Neuem, Überraschendem und Kreativem zulässt. *Aber:* desto weniger haben wir auch Kategorien zur Hand und können Prognosen aufgrund der ›Regelmäßigkeiten‹ anstellen. Und desto eher sind wir damit der Angst vor Unberechenbarkeit und Kontrolllosigkeit ausgeliefert.

Auf der anderen Seite, im Extrem, finden wir die reduktionistische Ordnung. Und je mehr wir auf dieser anderen Seite kategorisieren und Regelmäßigkeiten (er)-finden, desto planbarer, prognostizierbarer und damit sicherer wird unsere Welterfahrung. Das Chaos ist damit ge- oder gar verbannt. *Aber:*

desto starrer, langweiliger, reduzierter und gleichförmiger erscheinen uns die so behandelten ›Dinge‹« (Kriz 1997, S. 26).

Diese beiden abstrakten Pole finden sich konkret in den Störbildern »Messies« (Personen, die trotz Anstrengung oder nur unter Qualen Ordnung halten oder herstellen können) und Zwangsneurotiker, die trotz Bemühen keine Unordnung ertragen, weil sie ihnen zu viel Angst macht.

Einige Reflexionen und Bilder zum Verhältnis von Chaos zu Ordnung sollen hier versucht werden. Kriz (1999) hat sehr anschaulich vor allem mit mathematischen Überlegungen über das Wechselverhältnis von Chaos und Ordnung geschrieben. Hier sollen mehr philosophische und psychologische Reflexionen dazugestellt werden.

Eine erste Überlegung führt zum Ergebnis, dass *alles, was ist, nur durch Ordnung sein kann.* Ordnung stellt jene »Gitterpunkte« oder »Koordinaten« dar, ohne die kein Sein – nicht einmal das Chaos – möglich ist. Zwar gibt es innerhalb der Ordnungsstrukturen stets »Hohlstellen« oder »Nischen« von Unordnung, wenn man unter einer bestimmten (Ordnung bereits voraussetzenden!) Fragestellung auf einen Sektor der Wirklichkeit schaut. Schwebeteilchen in einer Flüssigkeit können dem idealen Chaos entsprechen, aber sie sind eben doch von der Ordnung einer Flüssigkeit getragen, die nach Gesetzen strukturiert ist. Selbst Prozesse, die ein Chaos erzeugen können wie Periodenverdoppelungen (vgl. Kriz 1999, S. 31ff.), folgen einer Ordnung. Ein Stein, eine Pflanze, ein Gedanke – auch das Universum, das Plasma in der Physik, ein Traum –, stets ist eine Struktur die jeweilige »Seinsgrundlage«, mag der Traum auch noch so »chaotisch« sein. Ohne Struktur (die beispielsweise gegeben ist in der Erinnerung, im Denken mit einer zeitlichen Abfolge von vorher und nachher, in der räumlichen und körperlichen Orientierung) könnte auch das Chaotische nicht gefasst werden.

Wenn wir diese Überlegung auf das menschliche Leben anwenden, so folgt daraus, dass ein gewisses Entgegenwirken gegen den Zufall und gegen den Strukturverlust, gegen die Unordnung notwendig ist, um nicht den »Tod der Entropie« zu sterben und in einem wirkungslosen energetischen Gleichgewicht zu versinken (über das Verhältnis von Zufall und Organisation vergleiche das aufschlussreiche Buch von Erbrich 1988).

Das *Sein* scheint also notwendigerweise an ein *Ordnungsprinzip* gebunden zu sein. Reines Chaos führt zum *Nichts*. Die Schöpfungsgeschichte im Alten Testament (Genesis 1,1–2,4) schildert diesen Archetypus (zu Archetypen vgl. Kriz 1998) von Ordnungen als Erschaffung der Welt aus dem Nichts: von Licht und Dunkel, von oben und unten (Himmel und Erde), von Festem und Flüssigem (Erde und Wasser), von Belebtem und Unbelebtem, von Kosmos, Tieren und schließlich dem Menschen. Immer wird eine Abhebung vom anderen geschaffen.

Trotz dieser grundlegenden Funktion von Ordnung und Struktur für das Sein scheint das *gegenläufige Prinzip der Unordnung* ebenso grundlegend zu sein, wenn auch nicht für das Sein, sondern für das Werden, für die Entwicklung, für die Entfaltung von Leben. Es scheint überhaupt ein *Prinzip der Materie* zu sein, dass sie durch den *Einschluss von Unstrukturiertheit* – in anthropomorpher Sprache: von »Freiheitsgraden« – Entfaltungsräume erhält. Fehlen der Materie – wir halten die Überlegungen noch bewusst sehr allgemein – diese »Entfaltungsräume«, hört die Bewegung der Elektronen auf. Gehen die »Entfaltungsräume« um den Atomkern verloren, entsteht eine extrem verdichtete Masse, ein Schwarzes Loch, aus dem nicht einmal mehr Licht entweichen kann (z. B. Sexl u. Sexl 1975). Es ist, als ob sich in dieser »verbrannten« Materieform ein Urzustand auftut, in welchem sie – bildlich gesprochen – vor den ersten Schöpfungstag mit der Erschaffung von Licht und Dunkel zurückfiele. Ohne Einschluss einer gewissen Menge von Chaos und Strukturlosigkeit entsteht Tod, sogar »Tod« der Materie, wie man solche galaktischen Endzustände auch bezeichnet.

So paradox es klingen mag: Die Einschlüsse von Unordnung wirken *strukturerhaltend*. Denken wir beispielsweise an eine Brücke, die nur fest wäre und nicht schwingen kann, sie würde einstürzen (das Beispiel ist zwar anschaulich, aber insofern schlecht gewählt, als die Schwingung der Brücke natürlich einem Ordnungsprinzip folgt; doch unter dem Blickpunkt der

Funktion der Brücke ist sie für eine Festigkeit geschaffen und nicht zum Schwingen da – insofern handelt es sich um ein Abweichen vom menschlichen Ordnungsverständnis, also um eine Art »Verunreinigung« des Zweckes, eine »Störung« der Ordnung).

Ein ganz anderes Bild dieses notwendigen Verschachteltseins von Ordnung und Unordnung sei mir trotz der Einfachheit ob seiner Plastizität gestattet: Werfen wir einen Blick auf die Struktur eines Stückes Gartenerde. Ist sie nicht durchzogen von einem »chaotischen« Netzwerk von Rissen, Lufteinschlüssen, Kanälchen, dann kann keine Luft und kein Wasser in sie eindringen; sie versteppt. »Zu reine Erde« ohne »nicht-erdige Einschlüsse« kann nicht mehr fruchtbar werden, kommt nicht über sich hinaus und kann nicht in etwas anderem aufgehen. Was in sich haften bleibt wird tot. In der Philosophie hat Heidegger (1979, S. 266 u. 276f.) in der Beschreibung des Seins meines Erachtens auf die gleiche Polarität hingewiesen, wenn er das Sein in ein enges Wechselverhältnis zum Nichts bringt. Sein und Nichts bedingen einander.

Chaos und Ordnung auf humaner Ebene

Dieselben Ordnungsprinzipien der Materie und der Natur finden sich auch in der psychischen und geistigen Welt des Menschen, ja sie schlagen sich dort sogar noch »verdichtet«, wenn auch transformiert, nieder. Solche Gedanken finden sich in der Philosophie immer wieder, es sei nur an Hegel oder an Marx erinnert. Wenn wir es umgekehrt formulieren, wirkt es provokanter: Findet sich das Geistige des Menschen, das, was seine Person ausmacht, sein Entscheiden-Können etwa in »Vorformen« schon in der Natur und sogar in der Materie? Wir könnten es so denken, dass diese »apersonale Geistigkeit«, die beispielsweise in Form von Naturgesetzen die Materie durchwaltet (Bochenski 1959, S. 11ff.), im Menschen zu einer Verdichtung kommt, die sogar Denken und Entscheiden hervorzubringen vermag.

Wenn man *Chaos* auf humaner Ebene versteht als das Unvorhersehbare, nicht Festgelegte, stets Wandelbare, Ungeplante, Offene, dann findet sich auf der personalen Ebene dieses Prinzip in den Begriffen *Freiheit* und *Personsein*. Das mag erstaunen, haben wir doch üblicherweise Chaos negativ und Freiheit beziehungsweise Person positiv besetzt. Doch was ist Freiheit?

Menschliche Freiheit bedeutet, von einer *Möglichkeit* Gebrauch zu machen und eine *Wahl* zu treffen. Freiheit ist somit nur möglich innerhalb vorgegebener Strukturen, die den Raum einer Möglichkeit auftun. Während die Strukturen festgelegt sind, Gesetzmäßigkeiten folgen und daher berechenbar sind, ist Freiheit wie ein »Einschluss« in diesem »Gestein der Bedingungen«, die das Festgelegte verwendet und es damit verändert, es gleichsam transzendiert, zu etwas anderem heranführt. In einem Beispiel: Die Struktur eines Autos ist durch die mechanische Konstruktion vorgegeben. Die Struktur legt Grenzen fest. Das Auto kann fahren, aber nicht fliegen. Wenn nun in der Verwendung dieser Strukturen Freiheit beziehungsweise Unstrukturiertheit dazukommt, dann entstehen Potenziale. Es ist nämlich nicht festgelegt, wohin oder wie schnell ich mit dem Auto fahre. Seine Mechanik legt zwar gewisse Bedingungen des Fahrens fest, aber die Dimension des Einsatzes wird durch die mechanischen Gesetze des Autos nicht determiniert.

Freiheit ist ein zentrales Kennzeichen der Person (vgl. Frankl 1959). Das Freie im Menschen setzt aber das »Unfreie« voraus, in dem es gebettet ist: die Genetik, die psychischen und körperlichen »Mechanismen«, die Strukturen der Persönlichkeit. Wir sind als Menschen vom Wesen her zu einem guten Teil nicht festgelegt, sind »offen«, unfertig und als Personen nicht berechenbar, nicht vorhersehbar, »einmalig und einzigartig« (Frankl 1982a).

Neben dem zentralen Aspekt der Unbestimmtheit findet sich im Menschen gleichermaßen auch *Ordnung und Struktur*. Menschsein kann verstanden werden als das Zusammentreffen und Verwobensein von einer somatischen, psychischen und noetisch-geistigen Dimension (vgl. Frankl 1959). Die beiden ersten Dimensionen sind hochstrukturiert; ein Verlust von Struktur bedeutet in diesen Dimensionen eine *Störung* oder Erkrankung des Menschen. Strukturverlust erzeugt Angst (Längle 1996).

Die somatische Dimension folgt den Gesetzen der Physik, Chemie, Biologie; die psychische jenen der Psychodynamik und der Lernpsychologie. Beide Dimensionen sind relativ berechenbar. Darum kann der Verlauf einer Infektion oder einer psychodynamischen Borderline-Reaktion mit einer ziemlichen hohen Wahrscheinlichkeit vorausgesagt werden. Wenn bei einer Persönlichkeit Psychodynamiken überwiegen, kann die Entwicklung ihrer Beziehungen innerhalb einer gewissen Streubreite prognostiziert werden.

Die psychischen Strukturen haben die Aufgabe, mit psychodynamischen Reaktionen das Leben zu schützen und zu erhalten (Längle 1998). Bei anhaltender oder als stark empfundener Bedrohung können solche Reaktionsmuster aber ihre Flexibilität verlieren und sich in einem Ordnungsmuster fixieren, die wie ein »Immunwall« die weitere Ausbreitung von Chaos und Strukturverlust verhindern sollen, um das »Sein« zu erhalten. Eine solche Fixierung stellt aber ein »Zuviel« an Ordnung dar und führt zu psychischen Störungen und Krankheiten (Längle 1992). Krankheit kann somit verstanden werden als ein verstärktes Einbringen von Struktur gegen den drohenden Ordnungsverlust.

Ein weiteres Ordnungsprinzip im psychischen Leben ist die *Persönlichkeitsstruktur*. Wir definieren sie in der Existenzanalyse als »relativ überdauernde Erlebens- und Reaktionsdisposition«, die somatisch substruiert ist (Längle 2002b, S. 131). Sie stellt sozusagen das Flussbett dar, in welchem sich die Kraft der nicht festgelegten, freien, »indeterminierten« Person dem Wasser gleich bewegen kann. Das »Strömen der Person« ist ohne Körper und ohne psychodynamische Strukturen nicht denkbar. Menschsein setzt das Verwobensein von Körper, psychischem Erleben und psychischer Vitalität mit dem personalen Ich in seinem Erkennen, Lieben, Entscheiden und Sich-eine-Zukunft-Schaffen voraus.

Es mag von Interesse sein, dass Karl Popper ein Verständnis der Wissenschaftstheorie hat, das eine Analogie zu diesem an-

thropologischen Modell des Ineinander von Struktur und Un-
gebundenheit aufweist. Nach seinem Verständnis liefert die Wissenschaft keine absolut sicheren Erkenntnisse, sondern nur »vorläufige« (Popper 1971, S. 225). Die Wissenschaft befindet sich
daher immer in der *Krise*, weil ihre Theorien nie wirklich *veri-
fiziert* werden können. Weil eine Sicherheit der Erkenntnis – auch
der naturwissenschaftlichen – prinzipiell nicht möglich ist,
schlägt Popper die *Falsifizierbarkeit* als Abgrenzungskriterium
für Wissenschaften beispielsweise gegenüber Alltagsannahmen
oder Glaubenssätzen vor (Popper 1971, S. 15). »Der Gang der
Wissenschaft besteht im Probieren, Irrtum und Weiterprobie-
ren. Keine bestimmte Theorie kann als absolut sicher betrachtet werden; jede, auch die am besten bewährte, kann unter Umständen wieder problematisch werden« (Popper 1974, S. 389).

Im Kontext von Ordnung und Chaos betrachtet bringt keine
Wissenschaft so viel Struktur auf, dass mit ihrer Theorie alle
Möglichkeiten der Realität erfasst wären. Zwar nimmt der Wahr-
scheinlichkeitsgrad des zufälligen Eintretens einer Aussage oder
Theorie mit der Zunahme des informativen Inhalts ab, was
die Erklärungskraft einer Theorie ausmacht (Popper 1979,
S. 11–14). Aber das unberechenbare Moment ist nie ganz aus-
zuschalten. Darum erweist sich nur jenes Denkgebäude als Wissenschaft, das offen ist für Neues, Unvorhergesehenes, durch das
sogar die alte Erklärungsstruktur zerstört werden kann. Wissenschaft kann daher als ein methodisches Zusammenführen von
Ordnung und Chaos angesehen werden. Sie ist strukturiertes
Raumgeben für das Unerwartete, das sukzessive in das Bestehende hereingenommen wird oder in es einbrechen kann.

Wirkfaktoren der Psychotherapie

Noch ist unser Diskurs zu statisch geführt, wenn wir Chaos und
Ordnung, Freiheit und Notwendigkeit (Bedingungen), Person
und Persönlichkeit gegeneinander stellen. Leben und Existieren
bedeutet, dass diese Polarität in Schwingung kommt, dass es zu
einem Miteinander und Gegeneinander führt. Dann entsteht

jenes Fließen, das dem Leben eigen ist, das Wachsen und Reifen und Vergehen (also hochgeordnete Prozesse) ebenso bedeutet wie Wählen, Verantworten, Sich-Orientieren und Gestalten (also nicht determinierte Vorgänge).

Existenzialität sehen wir gerade in diesem Schwingen der beiden Polaritäten begründet: wenn das Gegebene auf das Mögliche trifft, wenn im Faktischen das Fakultative, Offene, Nichtfestgelegte, zu Schaffende oder zu Erlebende gefunden wird. Wenn der Mensch diesen Dialog »mit seiner Welt« aufnehmen kann, kann er sich verwirklichen. Nicht aus sich heraus, nicht allein durch Selbstaktualisierung, so lautet die These der Existenzanalyse, kann sich der Mensch verwirklichen. Erst durch die Aufnahme des *Anderen*, des Nicht-Eigenen, kommt die Existenz zur Erfüllung. Das Zusammenspiel mit anderen Menschen oder Dingen ist dafür ebenso fundamental für das »Aufgehen der Existenz« wie das Zusammentreffen von Samenzelle und Eizelle für die Zeugung des Menschen. Humanes Dasein ist in unserer Sicht daher nicht analog zum Sprossen einer pflanzlichen Spore oder eines Ablegers (was ein relativ hoch geordneter Vorgang wäre), sondern analog der menschlichen Fortpflanzung, was bis zum Zusammentreffen von Ei- und Samenzelle bekanntermaßen mehr Zufälligkeit und Ordnungsbrüche enthält als die Vermehrung durch einen Ableger.

Durch das Beachten, Aufnehmen und Sicheinlassen auf das Gegebene wird dieses von der geistigen Kraft der Person so durchwirkt, dass »die Möglichkeiten zwischen den Zeilen der Wirklichkeit« sichtbar werden (Längle 2002a, S. 58). Aus ihnen das jeweils Beste zu machen, ist *existenzieller Sinn*. Existenzieller Sinn stellt somit die im Menschen geschaffene Verklammerung von Indeterminiertheit und Ordnung, von Situativ-Einmaligem mit Orientierung und struktureller Ausrichtung dar. Wenn dieser dialogische Austausch mit der Welt und mit sich selbst nicht gelingt oder wiederholt unterbunden ist, wenn also dieses Gleichgewicht zwischen Ordnung und Chaos in die eine oder andere Richtung verschoben ist, schalten sich die psychodynamischen Schutzreaktionen ein, und es entstehen psychische Krankheiten und Störungen.

Als *zentralen Wirkfaktor* existenzanalytischer Psychotherapie sehen wir daher die Fähigkeit zu dieser Balancierung zwischen den beiden tödlichen Extremen »Chaos« und »Festlegung« an. Diese Abstimmung verlangt eine Aufnahme von Informationen, die aus beiden »Lagern« stammt. Auf humaner Ebene geschieht dieser Informationsabgleich durch einen dialogisch gestalteten Austausch. Somit stellt die *Restrukturierung der Dialogfähigkeit* der Person den zentralen Wirkfaktor einer existenziell orientierten Herangehensweise in der Psychotherapie dar. Möglicherweise ist dies auch ein zentraler Wirkfaktor vieler anderer, wenn nicht sogar aller Psychotherapien; das wäre unserer Anthropologie zufolge jedenfalls anzunehmen. Durch diesen dialogischen Bezug soll der Mensch gleichsam in einen »atmenden Austausch mit der inneren und äußeren Wirklichkeit« kommen. Als Modell für einen solchen inneren und äußeren Dialog dient den »Patienten« (das sind diejenigen, die unter dem Defizit eines solchen Dialoges »leiden«) das psychotherapeutische Gespräch: So, wie die Therapeutin oder der Therapeut mit ihnen sprechen, mit dieser Akzeptanz, Zuwendung, Wertschätzung und Sinnbezogenheit sollen die Patienten auch mit sich selbst im inneren Gespräch stehen und mit anderen sprechen. Das »innere Selbstgespräch« wird als »Transformatorvariable« auch in der Personzentrierten Psychotherapie als zentral angesehen (Kriz 1999, S. 153f.).

Als Methode, die Dialogfähigkeit in fixierten Lebensbereichen (wieder) zu entwickeln, steht uns die *Personale Existenzanalyse* (PEA; Längle 2000) zur Verfügung. Sie stellt das *Prozessmodell* der Existenzanalyse dar. Ihr Ablauf entspricht der »personzentrierten Interpunktion der Kommunikation« (Kriz 1999, S. 151f.) und beschreibt genau das »Nadelöhr persönlicher Narrationen«, Sinndeutungen und so fort, die durch die Psychopathologie problembehaftet wird. Mit der Personalen Existenzanalyse soll diese Problematik, die zu einer »blockierten Dialogik« führt, sollen die Fixierungen und Verwirrungen im inneren und äußeren Austausch aufgefunden und restrukturiert werden. Dazu sind vier Hauptschritte vonnöten, die, grob skizziert, natürlich eine hohe Plausibilität aufweisen, weil

sie ja der Theorie zufolge ständig in uns ablaufen und nur im
Falle ihrer Blockade eine spezifische Handhabung der gestörten
Prozesse verlangen:

- *Sachliche* Beschreibung und Information über das Vorgefal-
  lene, Belastende, Traumatische, Verwirrende, Unbewältigte.
- *Eindruck* heben: Arbeit an den entstandenen Affekten und
  Emotionen, Schutzreaktionen, Impulsen und Heben des
  »phänomenologischen Gehalts« (also dessen, was an intuiti-
  ver »Tiefenschau« im Endruck unmittelbar enthalten ist).
- *Stellungnahme*: Durchgehen der Stufen des Verstehens, Auf-
  finden der intimsten Gewissensregung, kognitive Stellungnahme und Willensfindung.
- *Ausdruck*: Überlegungen zur Wirkmächtigkeit und Effektivität des Handelns durch Analyse einzelner Handlungs-
  bedingungen und Finden einer geeigneten, vertretbaren
  (verantwortbaren) und mit allen Konsequenzen tragbaren
  Handlungsstrategie.

Über solche und ähnliche Schritte werden im Lauf der psychotherapeutischen Gespräche Strukturen des Erkennens und Verstehens geschaffen. Es entsteht eine »geistige Ordnung«, auf deren Basis das Ungeordnete, Ausstehende, Offene, vielleicht
Verwirrende wieder Platz im Leben haben kann. Es ist anzunehmen, dass effektive Psychotherapie in allen Fällen mit einer
Äquilibrierung von Chaos und Struktur verbunden ist.

Selbstregulation

Das Prinzip der Selbstregulation (Autopoiese) spielt in der systemischen Therapie eine wichtige Rolle (vgl. für einen Überblick Kriz 1999, S. 53–92; v. Schlippe u. Schweitzer 1996). Im
Bereich der Psychologie und Psychotherapie hat die Selbstregulation vor allem Bedeutung für die Gestaltung der eigenen
Lebenswelt und in der Persönlichkeitsbildung. Phänomenologische Analysen und empirische Forschungen in der Existenzanalyse (vgl. z. B. Existenzanalyse 17:3; 18:1) haben vier Struk-

turen ausfindig gemacht, durch die ganzheitliche Existenz begründet ist. Selbstregulation gipfelt der Existenzanalyse zufolge in dem zentralen Strukturierungsprozess der *inneren Zustimmung* zu dem, was man tut (Affirmationsprinzip). Diese innere Abstimmung hat eine große Nähe zur Kongruenz bei Rogers (1961, S. 50–56) und auch zum »felt sense« (Focussing von Gendlin 1998). Vielleicht besteht der Unterschied darin, dass beim Konzept der Affirmation etwas mehr Anteil an Kognition und Gewissen gegeben ist und die Affirmation nicht so sehr an der Stimmung oder an Körpergefühlen (an »organismischen Gefühlen«) gebunden ist wie bei Gendlin. Was meint dieses existenzanalytische Konzept von Selbstorganisation?

Existieren als »Leben mit innerer Zustimmung« bedeutet ein empfundenes (bis ins Körperliche hineinreichende) und verantwortetes »Ja« zum eigenen Verhalten. Dieses Ja bezieht sich bei näherem Besehen auf die *vier Grundstrukturen der Existenz*: Auf das *Dasein* in der Welt, auf die Tatsache der eigenen *Lebendigkeit* mit der sie begleitenden Gefühls- und Beziehungswelt, auf das *Selbstsein* mit der Ausbildung des Eigenen, das sich unverwechselbar vom anderen abhebt, und auf die *Kontexte* und Systeme, in denen man steht, aus denen heraus man sich selbst versteht und für die man lebt; diese eröffnen den personalen Handlungsraum, geben ein Sinnverständnis und erlauben, über sich hinauszuwachsen (Längle 1994, 1997, 1999, 2002c).

Da diese Grundstrukturen fundamental für das Personsein sind, strebt der Mensch zeitlebens danach, diesen »Bedingungen erfüllter Existenz« nachzukommen. Wir finden diese »Attraktoren« daher als Grundlage in allen Motivationen des Menschen. Deshalb werden sie »personal-existenzielle *Grundmotivationen*« bezeichnet. Die existenzielle Selbstregulation besteht nun darin, dass der Mensch in jeder existenziellen Struktur Fertigkeiten einsetzen kann, die es ihm erlauben, sich im Gleichgewicht zwischen Ordnung und dem ungeordnet Neuem zu halten.

In der ersten Grundstruktur der Existenz (Bezug zur Welt) geschieht dies mit den psychischen Fähigkeiten von *Annehmen* und *Aushalten* der Realität. Wenn ein Mensch ein Karzinom annehmen kann, dann hat er bereits einen körperlich-psychisch-geistigen Prozess durchgemacht, der ihm rückmeldet: »Du kannst mit dieser Krankheit sein. Sie vernichtet dich nicht.« Die schlichteste Definition von Annehmen bedeutet: »sein lassen können«. Es entsteht dabei das Gefühl: Ich kann sein – es kann sein – wir können beide sein. Es ist genug Schutz, Raum und Halt da für einen selbst, sodass das neue Ereignis, die neue Realität zur alten dazukommen kann und man trotzdem das Gefühl hat, *sein* zu können; *da sein* zu können, weiterhin etwas zu *können*. Hier handelt es sich um eine Selbstregulation auf ontologischer Ebene.

Die Selbstregulation in der nächsten Grundstruktur der Existenz, in der Beziehung zum *Leben*, besteht nun darin, dass man sich den Gegebenheiten der Welt und auch sich selbst *zuwenden* kann. Dies ist dem Menschen dann möglich, wenn er ein *Mögen* verspürt, das seine eigene Lebendigkeit mobilisiert, weil im Objekt der Zuwendung ein Wert gefühlt wird. Um sich zuwenden zu können, bedarf es der Beziehung, der Zeit und der Nähe. Dann reguliert sich die eigene Lebenskraft angesichts einer neuen Situation, eines neuen Gegenübers; die Lebendigkeit findet sich (wieder) ein und findet ihre Gestalt.

In der nächsten Grundstruktur der Existenz, der Beziehung zum Selbst und zum anderen, hebt die Selbstregulation mit dem *An-Sehen* an. Beachtung, Gerechtigkeit und Wertschätzung sind Voraussetzungen für die *Selbstwertbildung* und für die Schaffung der Ich-Strukturen, die den Menschen vom anderen abgrenzen und begegnungsfähig machen.

In der vierten Grundbedingung der Existenz geht es um das Finden und Schaffen von sinnvollen Kontexten. In den größeren Zusammenhängen, in denen wir uns befinden und in die wir uns stellen (Familie, Arbeitsplatz, Idee, Glaube ...), öffnet sich uns eine Welt, in der Werte sind, für die wir leben wollen. In dieser Dimension des Werdens und des verantwortlichen Handelns ist der *existenzielle Sinn* beheimatet (Längle 2002a). Sinn bedeutet, sich *in Richtung* des Vermehrens von Werten zu bewegen, die aus der Welt oder aus einem selbst stammen können. Dieses »Wert-wärts«-Gehen entspricht der Grundbedeutung von »Sinn«: einer Richtung nachgehen (ital. *senso* bedeutet heute noch beides, Sinn und Richtung).

Der Vollständigkeit halber soll erwähnt werden, dass neben diesem existenziellen auch noch ein *ontologischer Sinn* differenziert wird (Längle 1998b). Bei ihm handelt es sich um den »Sinn des Seins«, den Sinn also, den etwas, was ist, von seinem »Schöpfer« zugedacht bekommen hat. Die existenzielle Selbstregulation ist so sehr »vorprogrammiert«, dass sie auch dann greift, wenn die Grundbedingungen der Existenz nicht erfüllt sind. Wenn Annehmen, Zuwenden, Ansehen und der Versuch, sich in Übereinstimmung zu bringen, nicht gelingen, dann entstehen *psychodynamische Copingreaktionen*, und zwar ganz spezifisch nach jenem existenziellen Inhalt, der in Gefahr steht (Längle 1998a).

Person und Paradox

Im Zusammenhang mit System, Ordnung und Chaos soll noch auf eine besondere Fähigkeit der Person hingewiesen werden, die Viktor Frankl (1982b) in der Paradoxen Intention aufgegriffen hat. Durch die Fähigkeit zur Stellungnahme kann der Mensch als Person auch sich selbst und seinen psychischen Gefühlen (wie einer Angst) gegenübertreten. Diese geistige Fähigkeit zur »Selbst-Distanzierung« hat Frankl (1959) in der Technik der Paradoxen Intention therapeutisch nutzbar gemacht. Er schlug Menschen mit Erwartungsängsten vor, mithilfe ihrer geistigen Kraft den psychischen Gefühlen *paradox* zu begegnen: Sie sollten sich wünschen, dass das, wovor sie Angst haben, eintreten möge! Um das zu können, braucht der Patient erst einmal das kognitive Wissen, dass durch seine Intention nichts Schlimmes passieren kann, und er sollte wissen, dass das alleinige *Wollen* keine Realität zu schaffen vermag (also: »Ich will nicht kollabieren« kann die Möglichkeit nicht verhindern – vgl. Längle 2003). Auf dieser Basis kann mit dem paradoxen Vorgehen das bestehende ängstliche Ordnungsmuster aufgebrochen werden. Paradox intendieren bedeutet unter dem Gesichtspunkt von Ordnung: bewusst ein Chaos schaffen und mit Unstrukturiertem gegen die Einengung der Struktur vorzugehen.

Schluss

Diese Arbeit ist ein erster Versuch, ein zentrales Konzept der von Kriz geschaffenen Personzentrierten Systemtheorie auf die Existenzanalyse anzuwenden. Es zeigte sich dabei, dass die – in der Existenzanalyse bisher nicht berücksichtigte – Polarität von Ordnung und Chaos auch in der Existenzanalyse ein bestimmender Faktor ist. Mit seiner Hilfe können vor allem die Wirkung einzelner Methoden sowie die Bedeutung des existenzanalytischen Strukturmodells besser verstanden werden. Der zentrale Wirkfaktor, die »dialogische Offenheit«, erhält in diesem Licht eine schärfere Kontur. Die Bedeutung der Dialektik zwischen Struktur und Unstrukturiertheit lässt die Entwicklungsdimension des Menschen stärker hervortreten.

Obwohl Personzentrierte Systemtheorie und Existenzanalyse verschiedene Terminologien verwenden, finden sich Ähnlichkeiten im Verständnis beispielsweise der Rolle der Person im System und im Informationsfluss oder in der Informationsverarbeitung. Das Prinzip der Autopoiese, der Emergenz findet sich im Menschen in Form von »personalen Kräften« wieder und erweist sich als eine lohnende Ansatzstelle für Psychotherapien, die sich blockierter Selbst- und Lebensgestaltung in besonderem Maß annehmen.

Literatur

Bochenski, J. (1969): Wege zum philosophischen Denken. Einführung in die Grundbegriffe. Freiburg.

Erbrich, P. (1988): Zufall. Eine naturwissenschaftlich-philosophische Untersuchung. Stuttgart.

Existenzanalyse 17(3)2000 und 18(1)2001: Themenhefte zu empirischer Forschung in der EA.

Frankl, V. (1959): Grundriß der Existenzanalyse und Logotherapie. In: Frankl, V.; v. Gebsattel, V.; Schultz, J. (Hg.), Handbuch der Neurosenlehre und Psychotherapie, Bd. III. München, S. 663–736.

Frankl, V. (1982a): Ärztliche Seelsorge. 10. Aufl. Wien.

Frankl, V. (1982b): Psychotherapie in der Praxis. 4. Aufl. Wien.

Gendlin, E. (1998): Focussing-Orientierte Psychotherapie. Ein Handbuch der erlebensbezogenen Methode. München.

Heidegger, M. (1979): Sein und Zeit. Tübingen.

Kriz, J. (1992): Chaos und Struktur. Systemtheorie Bd. 1. München.

Kriz, J. (1997): Chaos, Angst und Ordnung. Göttingen.

Kriz, J. (1998): Archetypische Ordnungen. Die Begegnung von Physik und Psychotherapie. Sonderband der Ev. Akademie Mühlheim a. d. Ruhr.

Kriz, J. (1999): Systemtheorie für Psychotherapeuten, Psychologen und Mediziner. Wien.

Längle, A. (1992): Der Krankheitsbegriff in Existenzanalyse und Logotherapie. In: Pritz, A.; Petzold, H. (Hg.), Der Krankheitsbegriff in der modernen Psychotherapie. Paderborn, S. 355–370.

Längle, A. (1994): Lebenskultur-Kulturerleben. Die Kunst, Bewegendem zu begegnen. Bulletin der GLE 11 (1): 3–8.

Längle, A. (1996): Der Mensch auf der Suche nach Halt. Existenzanalyse der Angst. Existenzanalyse 13 (2): 4–12.

Längle, A. (1997): Modell einer existenzanalytischen Gruppentherapie für die Suchtbehandlung. In: Längle, A.; Probst, Ch. (Hg.), Süchtig sein. Wien, S. 149–169.

Längle, A. (1998a): Verständnis und Therapie der Psychodynamik in der Existenzanalyse. Existenzanalyse 15 (1): 16–27.

Längle, A. (1998b): Zur ontologischen und existentiellen Bestimmung von Sinn. Analyse und Weiterführung des logotherapeutischen Sinnverständnisses. In: Csef, H. (Hg.), Sinnverlust und Sinnfindung in Gesundheit und Krankheit. Gedenkschrift für Dieter Wyss. Würzburg, S. 247–258.

Längle, A. (1999): Die existentielle Motivation der Person. Existenzanalyse 16 (3): 18–29.

Längle, A. (2000): Praxis der Personalen Existenzanalyse. Wien.

Längle, A. (2002a): Sinnvoll leben. Logotherapie als Lebenshilfe. 5. Aufl. Freiburg.

Längle, A. (2002b): Die Persönlichkeitsstörungen des Selbst – eine existenzanalytische Theorie der Persönlichkeitsstörungen der hysterischen Gruppe. In: Längle, A. (Hg.), Hysterie. Wien, S. 127–156.

Längle, A. (2002c): Die Grundmotivationen menschlicher Existenz als Wirkstruktur existenzanalytischer Psychotherapie. Fundamenta Psychiatrica 16 (1): 1–8.

Längle, A. (2003): Im Bann der Angst. Existenzanalyse 20: 2.

Popper, K. (1971): Logik der Forschung. 5. Aufl. Tübingen.

Popper, K. (1974): Objektive Erkenntnis. Ein revolutionärer Entwurf. 2. Aufl. Hamburg.

Popper, K. (1979): The Growth of Scientific Knowledge. Frankfurt a. M.

Rogers, C. (1961): On Becoming a Person. Boston.

Schlippe, A. v.; Schweitzer, J. (1996): Lehrbuch der systemischen Therapie und Beratung. Göttingen.

Sexl, R; Sexl, H. (1975): Weiße Zwerge – schwarze Löcher. Hamburg.

Jochen Eckert und Eva-Maria Biermann-Ratjen

Zur Notwendigkeit einer differenziellen Indikation für Psychotherapie[1]

Eine persönliche Einleitung

Es gehört zu unseren Aufgaben, Psychologiestudentinnen und -studenten in der Diplomprüfung im Fach »Interventionsmethoden« zu prüfen. Da sich hinter diesem Wort vor allem das in den verschiedenen Psychotherapieverfahren vertretene vermeintliche Wissen über effektives therapeutisches Vorgehen und seine wissenschaftliche Fundierung verbirgt, gehört zur Literatur, die von den Prüfungskandidaten für dieses Fach zu bewältigen ist, natürlich auch das von Jürgen Kriz verfasste Standardwerk »Grundkonzepte der Psychotherapie« (2001). Wenn die Prüfungskandidaten dieses Buch erfolgreich durchgearbeitet hatten und etwa die Frage beantworten konnten: »Welche Rolle spielt der Humor in der Anwendung einer paradoxen Intention nach Frankl?«, haben wir ihnen früher gern die folgende abschließende Prüfungsfrage gestellt: »Ihnen ist bekannt, dass die empirische Forschung ergeben hat, dass die verschiedenen Psychotherapieverfahren im Mittel etwa gleich erfolgreich sind. Man hat dieses Ergebnis als Äquivalenzparadoxon bezeichnet. Heißt das nun, dass für einen bestimmten Patienten die Erfolgswahrscheinlichkeit in allen Therapieformen gleich groß ist?«

Prüfungskandidaten, die diese Frage mit »Ja« beantworteten, bekamen nicht automatisch einen Punktabzug, denn sie teilten

---

1   Der Beitrag ist Jürgen Kriz zum 60. Geburtstag gewidmet.

diese Auffassung mit renommierten Wissenschaftlern, zum Beispiel mit Hambrecht und Norcross (1984). Diese Autoren vermuten, dass es sich bei den Therapiemethoden wie bei vielen der auf dem Markt konkurrierenden Medikamenten verhalte: Sie enthalten dieselbe wirksame Grundsubstanz und unterscheiden sich vor allem in der Farbe und in der Form und aufgrund des Marketings auch im Bekanntheitsgrad und im Preis. Hambrecht und Norcross schlagen daher vor: Die Forschung solle sich auf die wirksame Grundsubstanz von Psychotherapie konzentrieren, die sie die unspezifischen Faktoren nennen, und in der Praxis solle man eklektisch vorgehen, denn manchmal sei eine kleine rosa zusammen mit einer kleinen weißen Pille doch wirksamer als eine große weiße allein. Wie ist die Frage nach der Wirksamkeit der verschiedenen Psychotherapieverfahren heute zu beantworten? Die Suche nach einer Antwort führt uns zu einem langjährigen Streit, symbolisiert um die Figur des Vogel »Dodo« aus »Alice im Wunderland«.

Muss Dodo Bird sterben?

Nachdem »Dodo Bird« 1936 erstmals von Rosenzweig im Zusammenhang mit Psychotherapie erwähnt worden war, wurde die Methapher vom amerikanischen Psychotherapieforscher Luborsky erneut aufgegriffen. Luborsky et al. (1975) hatten mehrere vergleichende Therapiestudien in einer Meta-Analyse zusammengefasst und das Ergebnis mit den Worten des Vogels Dodo gekennzeichnet, der in der Geschichte das Ergebnis eines Wettlaufs verschiedener Tiere mit dem Satz bewertet hatte: »Everybody has won and all must have prizes.« Nach Meinung einiger Psychotherapieforscher hat dieses Dodo-Verdikt spätestens mit dem Erscheinen der Meta-Analyse von Grawe et al. (1994) in der Psychotherapieforschung seine Gültigkeit verloren. Es gebe nun *doch* einen Sieger, und das seien die kognitiv-behavioralen Therapien. In den Meta-Analysen zum Unterschied in der Effektivität zwischen den Therapieverfahren fänden sich Unterschiede jeweils zugunsten dieser Ansätze. Dieser Auffassung haben sich auch Forscher angeschlossen, die nicht dem kognitiv-behavioralen Lager zuzurechnen sind: »… der Dodo-Vogel hat als metaphorische Gestalt in der Psychothera-pieforschung seine Schuldigkeit getan, er sollte auch in den Dis-kussionen um die Effekte der Psychotherapie langsam ausster-ben« (Strauß 2001, S. 429).

Dodo Bird müsste sterben, wenn es kein Futter mehr für ihn gäbe. Das ist aber nicht der Fall. In der zitierten Metaanalyse (Grawe et al. 1994) sind Studien berücksichtigt worden, die bis 1982/83 erschienen waren. Neuere Metaanalysen liefern wieder neues »Futter«. So sind in der Metaanalyse von Greenberg et al. (1994) zur Wirksamkeit klientenzentrierter Psychotherapien auch Studien berücksichtigt worden, die nach 1982/83 publiziert worden sind, und es werden auch Verfahren berücksichtigt, die sich als Weiterentwicklungen der klassischen Klientenzentrier-ten Psychotherapie verstehen (etwa die »Process-Experiential Psychotherapy«, Rice u. Greenberg 1984). Bei einem direkten Vergleich der Wirksamkeit von Klientenzentrierten Psychothe-rapieverfahren mit kognitiven und behavioralen Therapien (13 Vergleiche) findet sich in dieser Metaanalyse eine mittlere Dif-ferenz in den Effektstärken von 0,28 zu Ungunsten der Klien-tenzentrierten Psychotherapieverfahren. Diese Differenz kehrt sich jedoch um und wächst auf 0,40 an, wenn bei diesem Ver-gleich aufseiten der Klientenzentrierten Therapieverfahren nur die »directive experiential treatments« einbezogen werden (Greenberg et al. 1994, S. 515).

Ganz neu ist eine Meta-Analyse zur Wirksamkeit der huma-nistischen Therapien von Elliott (2002). Sie basiert auf 99 Be-handlungsbedingungen in 86 Studien, davon 31 kontrollierte Studien mit Wartegruppen- oder unbehandelten Kontrollgrup-penpatienten und 41 vergleichende Therapiestudien (mit 51 Vergleichen mit nicht-humanistischen Verfahren). Elliott findet auf die Frage nach der generellen Überlegenheit eines Therapie-verfahrens auf der Grundlage dieser umfangreichen Daten fol-gende Antwort: In kontrollierten klinischen Studien ist das Aus-maß der Veränderungen bei den mit humanistischen Verfahren behandelten Patienten dem der mit nicht-humanistischen Verfahren behandelten äquivalent (einschließlich der kognitiv-behavioralen) (Elliott 2002, 71). Futter für Dodo Bird ...

Es stellt sich nach diesem Ergebnis die Frage, wie die Vergleichsstudien und Meta-Analysen zu bewerten sind, bei denen Unterschiede in der Wirksamkeit zugunsten eines Verfahrens gefunden worden sind. Luborsky et al. (2001) haben 17 Meta-Analysen unter der Hypothese gesichtet, dass Therapiestudienergebnisse nicht unabhängig von der therapeutischen Orientierung des für die Studie verantwortlichen Therapieforschers sind. Sie fanden, dass die berichteten Unterschiede zwischen den Erfolgen verschiedener Behandlungsverfahren gegen null tendierten und insignifikant wurden, wenn die therapeutische Orientierung des Forschers – seine »allegiance« – in Rechnung gestellt, ihr Einfluss sozusagen herausgerechnet wurde. Das Fazit dieser Studie wurde von Luborsky et al. 2001 veröffentlicht: »The Dodo-bird-verdict is alive and well – mostly.«

Somit gibt es fast 30 Jahre nach dem Auftauchen der Frage nach der generellen Wirksamkeit therapeutischer Verfahren zwei einander widersprechende Auffassungen.

Unseres Erachtens geht die Frage nach der Wirksamkeit psychotherapeutischer Verfahren an dem aufzuklärenden Sachverhalt vorbei, wenn sie in der Form gestellt wird: »Welches ist das effektivste und/oder ökonomischste Therapieverfahren?« Es sollte vielmehr gefragt werden: »Welches Verfahren ist das für einen bestimmten Patienten am besten geeignete?« Auch wenn beispielsweise die im Durchschnitt erfolgreichste Methode bei einer Zwangsstörung eine Verhaltenstherapie ist, kann trotzdem für einen bestimmten zwangsgestörten Patienten eine Gesprächspsychotherapie geeigneter und in der Folge effektiver sein. Mit anderen Worten: Wir halten eine differenzielle Indikation für Psychotherapie für notwendig und werden diese Auffassung im Folgenden zu begründen versuchen.

Shapiro et al. (1986) haben die seinerzeit überraschende Erkenntnis, dass verschiedene Therapieverfahren auf unterschiedlichen Wegen die gleichen Ergebnisse erzielen, als *Äquivalenzparadoxon* bezeichnet. Aber ist es wirklich paradox? Aus einer systemischen Sicht auf psychotherapeutische Prozesse (vgl. Kriz 1989, s. a. in diesem Band) ist es das nicht. Es könnte Ausdruck des Prinzips der Äquifinalität sein, das dann sichtbar werden kann, wenn die Prozesse eines Systems im Wesentlichen durch dessen eigene Parameter bestimmt werden.

Kommen wir auf die eingangs erwähnte Prüfungsfrage zurück: Wenn das Dodo-Verdikt gilt, ist es dann nicht gleichgültig, welcher Art von Psychotherapie sich ein Patient unterzieht? Unsere Antwort ist eindeutig nein. Wir wissen heute nach intensiver Psychotherapieforschung, dass es für den Erfolg einer Psychotherapie auf die »Passung« zwischen mindestens vier Parametern ankommt: die Passung von »Patient«, »Therapeut«, »Krankheitsmodell« und »Therapietheorie«.

Empirische Belege für die Notwendigkeit einer differenziellen Therapieindikation

Am Anfang der differenziellen Therapieindikationsforschung stand die Feststellung, dass es kein Wissen über diese Passung gebe, dass es aber dringend notwendig sei. Kiesler veröffentlichte 1966 den viel beachteten Aufsatz »Die Mythen der Psychotherapieforschung und ein Ansatz für ein neues Forschungsparadigma«. Er stellte dar, dass zwei dieser Mythen aus Uniformitätsannahmen bestünden, die durch nichts gerechtfertigt seien und irreführende Ergebnisse in der Forschung nach sich gezogen hätten. Der eine Mythos sei der Patienten-Uniformitätsmythos, die Annahme, dass Patienten zu Beginn einer Behandlung eher gleich als unterschiedlich seien. Der zweite Mythos, der Therapeuten-Uniformitätsmythos, sei dem ersten ähnlich. Es werde davon ausgegangen, dass sich »Therapeuten mehr gleichen als unterscheiden und daß alles, was sie mit ihren Patienten machen, einfach als Psychotherapie bezeichnet werden kann« (Kiesler 1966/dt. 1977, S. 11). Am Ende dieser Entwicklung steht das »Allgemeine Modell von Psychotherapie (AMP)«.

Die Notwendigkeit einer differenziellen Therapieindikation ergibt sich vor allem aus zwei Gründen:

Über 40 Prozent aller begonnenen Psychotherapien enden

als therapeutische Misserfolge und sind auf Fehlindikationen zurückzuführen (s. Abb. 1).

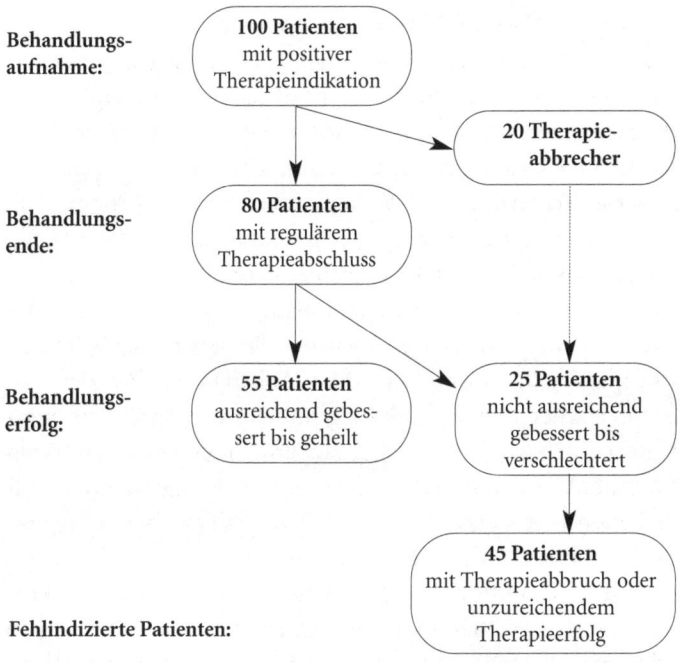

Abb. 1: Therapieerfolgsquoten

Die Misserfolgsquote von circa 40 Prozent setzt sich zusammen aus der Zahl der Abbrecher (»über 20%«, s. Grawe et al. 1994, S. 726) und der Zahl der nicht erfolgreich behandelten Patienten (25%, Grawe et al. 1994, S. 729). Diese Quoten findet man bis heute. So zeigte Jacobi (2002) in einer neueren Zusammenstellung, dass bis zu 23 Prozent der Patienten eine Verhaltenstherapie vor ihrem vereinbarten Ende abbrachen (Drop-outs). Der Prozentsatz an »Nonresponder«-Patienten, die auf eine Verhaltenstherapie nicht reagieren (sich nicht verändern oder verschlechtern), variiert in Abhängigkeit von der Art der Störung und liegt bei

• Agoraphobie zwischen 20 und 30 Prozent,
• Sozialer Phobie bei 30 Prozent,
• Zwangsstörungen zwischen 40 bis 50 Prozent.

Jacobi (2002) weist unter Bezugnahme auf Reinecker (2000) darauf hin, dass zu den Patienten, bei denen kein Therapieerfolg zu verzeichnen ist, auch die Patienten gehören, die sich im Stadium der Vorinformation nicht dazu entschließen, die angebotene Verhaltenstherapie aufzunehmen. Der Anteil der *Therapie-Verweigerer* (Refusals), die eine Verhaltenstherapie nach Probesitzungen nicht aufnehmen, beträgt bis zu 25 Prozent. Als Misserfolge sind in der Regel auch *Rückfälle* anzusehen, die sich in Verschlechterung oder Wiederaufflammen der Symptomatik manifestieren und den Patienten erneut behandlungsbedürftig werden lassen. Rund 30 Prozent aller kassenfinanzierten ambulanten Therapien sind Wiederaufnahmen von Behandlungen (Brockmann et al. 2002). Auch bei der *Quote* der Rückfälle (Relapses) gibt es Unterschiede in Abhängigkeit von der Störung: Fischer-Klepsch (1990) ermittelte bei verhaltenstherapeutisch behandelten Agoraphobikern einen Anteil von zwölf Prozent, Angenendt (1992) registriert bei erfolgreich stationär verhaltenstherapeutisch behandelten Patientinnen (Responder) mit Essstörungen im Zeitraum von zwei bis sechs Jahren nach der Behandlung sogar eine Rückfallquote von 90,5 Prozent (34 % der Patientinnen erlitten einen leichten, 66 % einen schweren Rückfall). Wir gehen davon aus, dass unter den Ablehnern und Abbrechern Patienten sind, denen mit einem anderen psychotherapeutischen Angebot hätte geholfen werden können. Das ist einer der beiden Gründe für die Notwendigkeit einer differenziellen Indikationsstellung.[2]

Der *zweite* Grund ist der, dass Therapieverfahren mit bestimmten therapeutischen Beziehungsangeboten verbunden sind, die zu qualitativ unterschiedlichen Veränderungen führen.

---

2   In den meisten Publikationen fehlen die Angaben zu den Therapie-Ablehnern und den Rückfällen. Auch die Drop-out-Raten werden häufig nicht aufgeführt. Das trägt dazu bei, dass die Wirksamkeit von Verfahren überschätzt wird und die Notwendigkeit der Bereitstellung von therapeutischen Alternativen aus dem Blickfeld gerät.

Es ist darüber hinaus gesicherte wissenschaftliche Erkenntnis, dass die verschiedenen psychotherapeutischen Angebote für verschiedene Patienten unterschiedlich gut geeignet sind: »Viele Wege führen nach Rom«, aber nicht jeder Patient kann jeden Weg gleich gut gehen und nicht jeder Patient kommt auf jedem Weg bis zum Ziel.

Die Zusammenhänge zwischen Prozessmerkmalen und Therapieerfolg sind inzwischen empirisch gut erforscht (Orlinsky et al. 1994) und haben Eingang in das »Allgemeine Modell von Psychotherapie« (Orlinsky u. Howard 1987; Orlinsky 1994; Bohlen 2002) gefunden. Diesem Modell zufolge stellt sich ein Therapieerfolg mit hoher Wahrscheinlichkeit dann ein, wenn die folgenden vier Passungen (s. Abb. 2) vorliegen:

- die Passung Therapeut ↔ Patient (personale und therapiebezogene Merkmale),
- die Passung Therapeut ↔ Erkrankung des Patienten (beispielsweise Art und Erscheinungsbild),
- die Passung Patient (Ansprechbarkeit) ↔ Behandlungsmodell des Therapeuten,
- die Passung Behandlungsmodell ↔ Erkrankung des Patienten.

Wenn diese Passungen nicht gegeben sind, werden Behandlungen abgelehnt, oder es kommt zu Therapieabbrüchen oder zu Therapiemisserfolgen.

Einen der ersten empirischen Belege dafür, dass die verschiedenen Psychotherapieverfahren unterschiedliche therapeutische Beziehungsangebote machen, die zu qualitativ unterschiedlichen Effekten führen, haben Grawe (1976) und Plog (1976) mit ihrem Vergleich der Wirksamkeit von Gesprächspsychotherapie und Verhaltenstherapie bei Patienten mit schweren Phobien geliefert. Die beiden Therapiemethoden bewirkten – quantitativ betrachtet – im Mittel gleich starke Veränderungen in den Symptomen und in der allgemeinen Befindlichkeit. Nur: Bei den verhaltenstherapeutisch behandelten Patienten stand die positive Bewertung des Therapieerfolges durch die Patienten in einem engen Zusammenhang mit dem Rückgang der

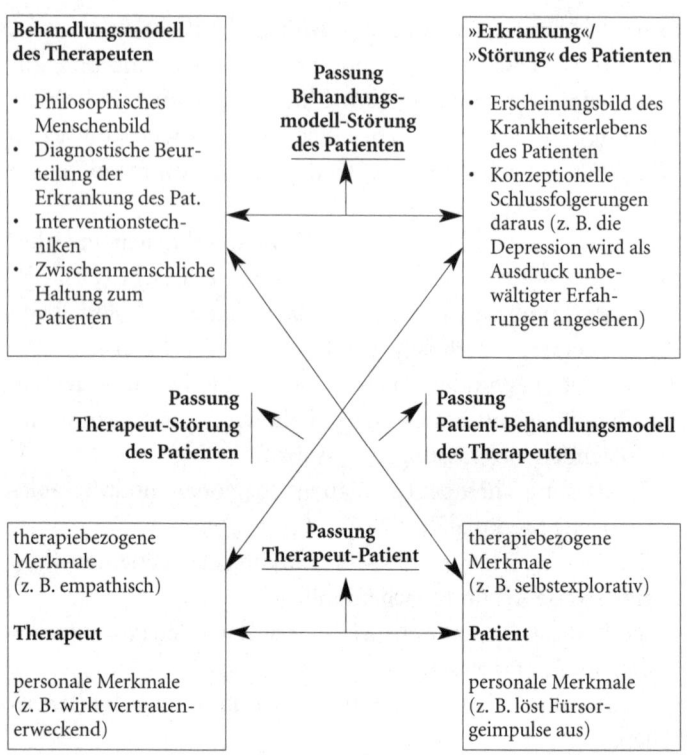

Abb. 2: Die vier aufeinander abzustimmenden Passungen für eine erfolgreiche Psychotherapie im Allgemeinen Modell von Psychotherapie (AMP) von Orlinsky und Howard (1988)

phobischen Symptomatik. Ein solcher Zusammenhang fand sich bei den gesprächspsychotherapeutisch behandelten Patienten nicht. Die Interpretation dieser Ergebnisse ist nahe liegend: Verhaltenstherapeutisch behandelte Patienten beurteilen ihren Therapieerfolg insgesamt in Abhängigkeit davon, wie weit sich ihre phobische Symptomatik bessert. Sie übernehmen das Paradigma ihrer Therapeuten, dass es in erster Linie auf Symptomreduktion ankomme. Gesprächspsychotherapeuten geht es mehr um die Person des Patienten und sein Erleben, zu dem unter Umständen auch Symptomatisches gehört. So verwundert es nicht, dass sich der bei der verhaltenstherapeutisch behandelten Gruppe gefundene Zusammenhang zwischen Symptomver-

änderung und allgemeinem Therapieerfolg bei den gesprächspsychotherapeutisch behandelten Patienten nicht zeigt.

Ein weiterer empirischer Beleg für die Annahme, dass Patienten auf die therapieschulenspezifischen Grundannahmen, was
eine Therapie ausmache, reagieren, findet sich in einem Projekt,
das Effekte und Prozesse von psychodynamischer Kurztherа-
pie und Gesprächspsychotherapie miteinander verglichen hat
(Meyer 1981, 1986). Die Ergebnistabelle (s. Tab. 1) zeigt sechs so
genannte Cluster von Patienten. Ein Cluster fasst Patienten zusammen, die sich untereinander maximal ähnlich sind und sich
zugleich von den Patienten in den anderen Clustern maximal
unterscheiden.

Tab. 1: Besserung und Einsicht: Ergebniskonstellationen nach personzentrierter und psychodynamischer Kurztherapie (Meyer 1986)
PZ: Personzentrierte Therapie; PT: psychodynamische Kurztherapie

| Cluster | Anzahl Pat. pro Cluster | Ergebnis | |
		Besserung	Einsicht
1	4 PT + 4 PZ = 8	–	–
2	7 PT + 9 PZ = 16	+	+
3	0 PT + 1 PZ = 1		
4	**3 PT + 10 PZ = 13**	+	–
5	0 PT + 1 PZ = 1		
6	**7 PT + 0 PZ = 7**	–	+
Summe	21 PT + 25 PZ = 46		

Für unser Thema sind nur die Cluster 4 und 6 von Interesse:
13 Patienten in Cluster 4 sind zwar als gebessert zu bezeichnen,
sie werden aber in Bezug auf das Kriterium »Einsicht« negativ
eingestuft, während das bei den sieben Patienten des Clusters 6
umgekehrt ist. Sie zeigen Einsicht, aber keine Besserung. Interessant ist nun die Herkunft der Patienten: Gebessert, aber ohne
Einsicht in die psychodynamischen Zusammenhänge ihrer Beschwerden sind vor allem die gesprächspsychotherapeutisch behandelten Patienten, während alle Patienten mit mehr Einsicht,
aber ohne Besserung, von den psychoanalytischen Kollegen behandelt worden waren. Diese Ergebniskonstellation umfasst
50 Prozent aller behandelten Patienten, und sie scheint die Vorurteile der beiden Therapieschulen gegeneinander zu bekräfti-

gen: Analytiker sehen daraus, dass Gesprächspsychotherapeuten in aller Regel nur »Übertragungsheilungen« produzieren, und Gesprächstherapeuten finden ihren Verdacht bestätigt, dass die Psychoanalytiker zwar Einsicht, aber keine weitere Veränderung bewirken.

Wir erwähnen diese Ergebnisse natürlich nicht, um alte Vorurteile zu verstärken. Vielmehr sehen wir in ihnen eine weitere Bestätigung für die Annahme, dass in jeder psychotherapeutischen Behandlung die grundsätzlichen Überzeugungen der Therapeuten bezüglich der Entstehung und Aufrechterhaltung und bezüglich der Veränderungsbedingungen von psychischen Phänomenen und Symptomen mittransportiert werden. Der Psychoanalytiker kann sich – überspitzt formuliert – keinen anderen Weg zu einer dauerhaften Heilung vorstellen als über die Bewusstwerdung von vor- oder unbewussten Konflikten, die in den Symptomen zum Ausdruck kommen, ein Vorgang, den er Einsicht nennt. Der Gesprächspsychotherapeut geht davon aus, dass ein Heilungsprozess dadurch möglich wird, dass der Patient zunehmend die Beziehung zu sich selbst aufnehmen kann, die der Gesprächspsychotherapeut ihm anbietet: dass er selbstempathisch, selbstkongruent und selbstwertschätzend wird. Im Zuge dieses Prozesses verringert sich die Inkongruenz zwischen Selbst und Erfahrung. Einsicht ist in diesem Rahmen nicht ausdrücklich konzeptualisiert.[3]

Ein Vergleich der unterschiedlichen Wirkungen von Psychoanalyse und Gesprächspsychotherapie wurde vor geraumer Zeit auch im stationären Rahmen durchgeführt (Eckert u. Biermann-Ratjen 1985). Es wurden Zwei-Jahres-Katamnesen nach psychoanalytischer und gesprächspsychotherapeutischer Gruppentherapie an Patienten analysiert, die auf derselben Therapiestation einer psychiatrischen Universitätsklinik behandelt worden waren. Auch in dieser Untersuchung fanden sich keine bedeutsamen Unterschiede zwischen den Patienten, wenn die durchschnittlichen Veränderungen im Persönlichkeitsbereich

---

3   Dass es auch in Gesprächspsychotherapien zu Einsichten kommt, zeigen z. B. die Daten von Meyer (Cluster 2 in Tab. 1).

und in wichtigen Lebensbereichen (Wohnen, Arbeit, Partnerbe-
ziehung, Sexualität und Freizeit) miteinander verglichen wurden. Also wieder: Futter für Dodo.

Es gab aber auch deutliche Unterschiede. Sie lagen in der Art
der Bezugspunkte, von denen ausgehend die Patienten sich und
ihre Umwelt zwei Jahre nach Abschluss ihrer Behandlung beur-
teilten: Der Bezugspunkt der psychoanalytisch behandelten Patienten war die innere und äußere Autonomie, die die Patienten
bei sich wahrnahmen; der Bezugspunkt der gesprächspsychotherapeutisch behandelten Patienten war ihre Kontakt- und Beziehungsfähigkeit. Je mehr die psychoanalytisch behandelten
Patienten an Autonomie gewonnen hatten und die gesprächspsychotherapeutisch behandelten Patienten an Kontakt- und
Beziehungsfähigkeit, desto mehr stellten sie sich auch in den anderen Bereichen als positiv verändert dar. Wir haben diesen Unterschied als Ausdruck der den beiden Therapieformen zugrunde liegenden unterschiedlichen Auffassungen bezüglich
der Entwicklung von psychischen Störungen und dem damit
zusammenhängenden unterschiedlichen therapeutischen Vorgehen interpretiert. Weitere empirische Belege über qualitative
Unterschiede zwischen den Therapieverfahren kann man bei
Grawe et al. (1994, S. 707ff.) unter der Überschrift »Wirkungs-
spezifität« finden. All diese qualitativen Unterschiede in der
Wirksamkeit der Therapieverfahren sind ein weiterer Grund
für die Notwendigkeit einer differenziellen Therapieindikation.

Die »Ansprechbarkeit für das therapeutische Beziehungs-
angebot« als wesentliches Element der Passung zwischen
Patient und therapeutischem Prozess

Im Folgenden soll es um die Gründe dafür gehen, dass 10–20
Prozent der Patienten nach einer Probetherapie das Behand-
lungsangebot des Therapeuten ablehnen und 40 Prozent der
Patienten, die es annehmen, nicht oder nicht ausreichend von
ihm profitieren, das heißt, warum sich »nicht jeder Patient
auf jedes therapeutische Beziehungsangebot gleich gut einlas-

sen kann«. Der Hauptgrund scheint zu sein, dass die Passung »Patient« und »Behandlungsmodell des Therapeuten« nicht vorliegt, wobei wichtige Elemente des Behandlungsmodells des Therapeuten das therapeutische Beziehungsangebot und andere Merkmale, die den Therapieprozess strukturieren, sind.

Die Bedeutung der Therapieprozessmerkmale für den Therapieerfolg, besonders die der therapeutischen Beziehung, ist zuerst von den Gesprächspsychotherapeuten empirisch nachgewiesen worden (z. B. Garfield 1978). Aber schon seit den achtziger Jahren haben auch die Verhaltenstherapeuten (z. B. Zimmer 1983) und die Psychoanalytiker empirische Arbeiten dazu vorgelegt (Gomes-Schwartz 1978; Malan 1980; Strupp 1980a–d; Marzali 1984; Buckley et al. 1984; Leuzinger-Bohleber 1985; Luborsky et al. 1985). Den heutigen empirisch fundierten Wissensstand fassen Orlinsky et al. mit dem Satz zusammen: »The strongest evidence linking process to outcome concerns the therapeutic bond or alliance« (1994, S. 360). Auch dass die Theorie des Therapeuten ein »heimlicher« Wirkfaktor ist, das heißt, dass die erfolgreich behandelten Patienten die sind, die die theoretischen Annahmen ihres Therapeuten bezüglich der Entstehung psychischer Störungen und der Wege, die zu ihrer Behebung einzuschlagen sind, teilen, ist empirisch bestätigt worden (Strauß u. Burgmeier-Lohse 1994). In der Terminologie des Allgemeinen Modells von Psychotherapie (Orlinsky u. Howard 1987) heißt diese Passung: Therapeut und Patient sollten eine möglichst übereinstimmende Auffassung von der Erkrankung des Patienten haben.

Die Ergebnisse der Erforschung der Zusammenhänge zwischen Therapieprozess und Therapieergebnis lassen sich im Hinblick auf eine differenzielle Indikationsstellung wie folgt zusammenfassen:

- Für Therapieverlauf und -ergebnis ist es von Bedeutung, dass sich die Therapieprozessmerkmale eines Patienten, die in einem Therapiekonzept als bedeutsam für den Therapieverlauf angesehen werden, ausreichend entwickeln können.

Beispiele: In einer psychoanalytisch orientierten Therapie entwickelt der Patient eine Übertragung, die in adäquater Art und Weise Gegenstand des therapeutischen Dialogs wird. Oder: Die Selbstexploration des Klienten in einer Gesprächspsychotherapie variiert deutlich in Abhängigkeit vom Ausmaß der Empathie des Therapeuten. Oder: Der Verhaltenstherapiepatient spricht auf soziale Verstärker an.

• Es ist entscheidend für einen günstigen Therapieverlauf – und damit auch für einen günstigen Therapieerfolg (Eckert et al. 1977; Eckert et al. 1979a, b) –, dass der Patient die therapeutische Beziehung, die der Therapeut ihm anbietet beziehungsweise die dieser anstrebt, in einer Weise wahr- und annehmen kann, dass er sich emotional angesprochen fühlt und in der Reaktion darauf eine emotionale und/oder kognitive Veränderung bei sich registriert. Wir haben dieses Prozessmerkmal die »Ansprechbarkeit des Patienten für das therapeutische Beziehungsangebot« genannt.

Diese Ansprechbarkeit lässt sich in probatorischen Sitzungen beobachten. Man kann sie auch messen, etwa mithilfe eines so genannten Stundenbogens, auf dem der Patient das »Ergebnis« einer Therapiesitzung in der Form von Antworten auf vorgegebene Fragen festhält. Wovon hängt nun diese Ansprechbarkeit ab? Eine erste Antwort haben Biermann-Ratjen und Eckert (1982) aus der Sicht der Gesprächspsychotherapie unter Einbeziehung kognitionspsychologischer Konzepte gegeben: Die Ansprechbarkeit eines Patienten für ein bestimmtes therapeutisches Beziehungsangebot scheint abhängig von der Art und Weise zu sein, wie der Patient sich und die Realität bisher erfahren, beurteilt und bewältigt hat, und von den Erfahrungen, die er auf dieser Grundlage nun zu machen erwartet, das heißt von seinen »Erfahrungsbereitschaften« (vgl. Mahoney 1980): Je weniger die Erfahrungsbereitschaften des Patienten und das konkrete therapeutische Beziehungsangebot einander widersprechen, umso günstiger ist das für einen Erfolg versprechenden Therapieprozess.

Beispiele für die Übereinstimmung von Erfahrungsbereitschaft und therapeutischem Beziehungsangebot

Bevor wir diese Annahme an Beispielen verdeutlichen, wollen wir zunächst die Unterschiede zwischen den therapeutischen Beziehungsangeboten, zum Beispiel der drei Therapieformen Psychoanalyse, Gesprächspsychotherapie und Verhaltenstherapie, an einem Aspekt der therapeutischen Beziehung, nämlich am Fokus der Aufmerksamkeit des Therapeuten, holzschnittartig skizzieren.

• Der Psychoanalytiker könnte zu seinem Patienten sagen: Ich richte mein Augenmerk auf deine Inszenierungen, vor allem auf das, was du mit mir in Szene setzt, und ich entschlüssele dir ihren unbewussten Sinn.

• Der Gesprächspsychotherapeut könnte sagen: Ich richte mein Augenmerk vor allem auf dich und deine Gefühle und versuche, dich und sie zu verstehen und dich in dem, was du erlebst, zu akzeptieren.

• Der Verhaltenstherapeut könnte sagen: Ich richte mein Augenmerk vor allem auf deine Symptome und dein problematisches Verhalten und kümmere mich um die Bedingungen, unter denen du sie erworben hast und durch die sie aufrechterhalten werden.

Diesen unterschiedlichen Beziehungsangeboten sollen nun drei Patienten mit unterschiedlichen Erfahrungsbereitschaften und im Sinne einer Passung zugeordnet werden:

• Ein Patient, dessen Erfahrungsbereitschaften sich vor allem in einem ausgeprägten Bedürfnis zeigen, sich und andere zu kontrollieren, ein Zwangskranker etwa, wird unseres Erachtens bei einem Verhaltenstherapeuten besser aufgehoben sein als auf der Couch eines Psychoanalytikers.

• Ein Patient, dessen Erfahrungsbereitschaften sich vorwiegend im Erleben körperlicher Symptome und Beschwerden ausdrücken, wird es bei einem Gesprächspsychotherapeuten schwerer haben als bei einem Psychoanalytiker.

• Ein Patient, beispielsweise mit einer Borderline-Störung,

dessen Erfahrungsbereitschaft vor allem darin besteht, wahrzunehmen, dass er nur durch Anpassung, Bravsein und Sichanstrengen verhindern kann, vom anderen missbraucht zu werden, ist bei einem Gesprächspsychotherapeuten sicherlich besser aufgehoben als bei einem Verhaltenstherapeuten.

Bei der Suche nach einer Antwort auf die Frage, welche auf Beziehungen gerichteten Erfahrungsbereitschaften Menschen entwickeln und aus welchen Gründen, ist die Forschung in den letzten Jahren ein gutes Stück vorangekommen. Sehr wichtige Beiträge haben dazu Bowlby und in seiner Nachfolge die Bindungstheoretiker (Strauß et al. 2002), die Vertreter der Interpersonalen Theorie in der Nachfolge von Sullivan (1980, vor allen Lorna Smith Benjamin 2001) sowie die Säuglingsforschung (z. B. Daniel Stern 1992) geliefert.

Differenzielle Indikation in der psychotherapeutischen Versorgung

Brockmann et al. (2002) haben untersucht, in welcher Weise sich Patienten mit den gleichen Diagnosen, nämlich mit Angststörungen und depressiven Störungen, die bei niedergelassenen Psychoanalytikern und Verhaltenstherapeuten Langzeitbehandlungen erhalten hatten, voneinander unterschieden (s. Tab. 2).

Die psychoanalytisch behandelten Patienten wiesen einen signifikant höheren Bildungsstatus auf. Die verhaltenstherapeutischen Patienten hatten sich signifikant häufiger aufgrund des Rats des Hausarztes behandeln lassen, eher nicht aufgrund eigener Informationen. Sie stellten sich signifikant stärker symptombelastet dar (signifikante Unterschiede in allen neun SCL-90-R-Skalen und im Gesamtwert). Die Anzahl der Patienten, die zum Zeitpunkt der Behandlungsaufnahme ein psychotropes Medikament nahmen, war bei den verhaltenstherapeutischen Behandlungen signifikant höher (35% der VT-Patienten; 0,06% der PA-Patienten). Unseres Erachtens verdeutlichen diese Unterschiede, dass viele Patienten mit der Wahl des The-

Tab. 2: Ambulante Langzeittherapien von Patienten mit Angststörungen und Depressionen: Unterschiede zwischen psychoanalytisch orientiert und verhaltenstherapeutisch behandelten Patienten
PA: Psychoanalytische orientierte Psychotherapie; VT: Verhaltenstherapie.
VS: Volksschul-, RS: Realschulabschluss. SCL: Symptom-Checkliste (Franke 1995)

Patientenmerkmale		PA-Patienten	VT-Patienten
Bildung	VS + RS	19 %	58 %
	Abitur + Studium	81 %	42 %
Symptombelastung (SCL-90-R)			VT-Patienten haben in allen neun Skalen und im GS signifikant höhere Werte
Psychotrope Medikation bei Behandlungsbeginn		0,06 %	35 %
Überweisungsmodalität			VT-Patienten suchen signifikant häufiger aufgrund eines Rats vom Arzt, Psychologen etc. die Behandlung auf (Überweisung); PA-Patienten eher aufgrund eigener Informationen oder Rat von Freunden

rapieverfahrens eine durchaus gelungene Abstimmung zwischen den vier Parametern des AMP-Modells vornehmen: Die stärker symptombelasteten Patienten, von denen ein Drittel bereits eine symptomatische medikamentöse Behandlung aufgenommen haben, finden eher und durch Überweisung den Weg in eine Verhaltenstherapie, in der sie schneller von ihren Symptomen befreit werden (wenn auch nicht unbedingt nachhaltiger). Die Patienten, die nicht so sehr unter akuter Symptomatik leiden und von einer längeren Behandlung vermutlich nicht nur eine Entlastung von Symptomen erwarten, suchen eher einen analytischen Therapeuten auf. Die Unterschiede in der Bildung der verhaltenstherapeutisch oder psychoanalytisch behandelten Patienten entsprechen vermutlich den Unterschieden in den Krankheitsmodellen von Volks- und Realschülern auf der einen Seite und Abiturienten auf der anderen. Es sieht also so aus, als handelten Patienten bei der Wahl ihrer Behandlung im Sinne der dargestellten theoretischen Annahmen, das heißt, sie suchen nach der richtigen Passung von »Patient-Therapeut-Störung-Therapieverfahren«. Das könnte eine beruhigende abschließende Feststellung sein. Die hohe Zahl von Fehlindikationen (s. Abb. 1) unterstreicht aber die Notwendigkeit, nach weiteren Kriterien zu suchen, die eine valide differenzielle Indikationsstellung ermöglichen.

Literatur

Angenendt, J. (1992): Weiterentwicklungen und -behandlungen 2–6 Jahre nach stationärer Psychotherapie bei Anorexia und/oder Bulimia nervosa. Dissertation am FB Psychologie der Universität Hamburg.

Benjamin, L. S. (2001): Die interpersonale Diagnose und Behandlung von Persönlichkeitsstörungen. München.

Biermann-Ratjen, E.-M.; Eckert, J. (1982): Differentielle Indikation für Psychotherapie in der Praxis. In: Howe, J. (Hg.), Therapieformen im Dialog. Anwendungen und Integration von Gesprächspsychotherapie, Psychoanalyse und Verhaltenstherapie. München, S. 11–22.

Bohlen, O. (2002): Das Allgemeine Modell von Psychotherapie (AMP) als Orientierungshilfe bei differenzieller Indikationsstellung. Vortrag auf dem Symposion der Segeberger Kliniken am 15. Mai 2002.

Brockmann, J.; Schlüter. T.; Brodbreck, D.; Eckert, J. (2002): Die Effekte psychoanalytisch orientierter und verhaltenstherapeutischer Langzeitpsychotherapien. Eine vergleichende Studie aus der Praxis niedergelassener Psychotherapeuten. Psychotherapeut 47: 347–355.

Buckley, P.; Conte, H. R.; Plutchik, R.; Wild, K. V.; Karasu, T. B. (1984): Psychodynamic variables as predictors of psychotherapy outcome. Am. J. Psychiatry 141: 742–748.

Eckert, J.; Biermann-Ratjen, E.-M. (1985): Stationäre Gruppen-Psychotherapie. Prozesse. Effekte, Vergleiche. Berlin.

Eckert, J.; Biermann-Ratjen, E.-M.; Blonski, D.; Peters, W. (1979b): Zur Prädiktion der Effekte einer Gesprächspsychotherapie anhand eines Indikationsinterviews. Z. Klin. Psychol. Psychother. 27: 22–29.

Eckert, J.; Bolz, W.; Pfuhlmann, K. (1979a): Überprüfung der Vorhersagbarkeit von psychotherapeutischen Effekten aufgrund der »Ansprechbarkeit« des Klienten bei Gesprächspsychotherapie und psychodynamischer Kurztherapie. Z. Klin. Psychol. 8: 169–180.

Eckert, J.; Schwartz, H.-J; Tausch, R. (1977): Klientenerfahrungen im Zusammenhang mit psychischen Änderungen in personenzentrierter Gesprächspsychotherapie. Z. Klin. Psychol. 6: 177–184.

Elliott, R. (2002): The effectivness of humanistic therapies: A meta-analysis. In: Cain, D. J.; Seeman, J. (Hg.), Humanistic Psychotherapies. Handbook of Research and Practice. Washington DC, S. 57–81.

Fischer-Klepsch, M. (1990): Misserfolge spezifischer verhaltenstherapeutischer Behandlung des agoraphobischen Syndroms: Klassifikation, Prädiktion und Evaluation. Ein Beitrag zur Indikationsforschung in der Verhaltenstherapie. Dissertation am FB Psychologie der Universität Hamburg.

Franke, G. H. (1995): SCL-90-R. Die Symptom-Checkliste von Derogatis. Deutsche Version. Weinheim.

Garfield, S. L. (1978): Research on client-variales in psychotherapy. In: Garfield, S. L.; Bergin, A. E. (Hg.), Handbook of Psychotherapy and Behavior Change. 2. Aufl. New York, S. 509–539.

Gomes-Schwartz, B. (1978): Effective ingredients in psychotherapy: prediction of outcome from process variables. J. consult. Psychol. 46: 1023–1035.

Grawe, K.; Donati, R.; Bernauer, F. (1994): Psychotherapie im Wandel. Von der Konfession zur Profession. Göttingen.

Grawe, K. (1976): Differentielle Psychotherapie 1. Indikation und spezifische Wirkung von Verhaltenstherapie und Gesprächspsychotherapie. Bern.

Greenberg, L.; Elliott, R.; Lietaer, G. (1994): Research on experiential psychotherapies. In: Bergin, A. E.; Garfield, S. L. (Hg.), Handbook of Psychotherapy and Behavior Change. New York, S. 509–539.

Hambrecht, M.; Norcross, J. C. (1984): Aktuelle Trends der Psychotherapie in den USA. Nervenarzt 55: 230–235.

Kiesler, D. J. (1966): Some myths of psychotherapy research and the search for a paradigm. Psychol. Bull. 65: 110–136 (dt. 1977: Die Mythen der Psychotherapieforschung und ein Ansatz für ein neues Forschungsparadigma. In: Petermann, F. (Hg.), Psychotherapieforschung. Weinheim, S. 7–50).

Kriz, J. (1989): Entwurf einer systemischen Theorie Klientenzentrierter Psychotherapie. In: Sachse, R.; Howe, J. (Hg.), Zur Zukunft der klientenzentrierten Psychotherapie. Heidelberg, S. 168–196.

Kriz, J. (2001): Grundkonzepte der Psychotherapie. 5. Aufl. Weinheim.

Leuzinger-Bohleber, M. (Hg.) (1985): Psychoanalytische Kurztherapien. Zur Psychoanalyse in Institutionen. Opladen.

Luborsky, L.; Diguer, L.; Seligman, D. A.; Rosenthal, R.; Johnson, S.; Halperin, G.; Bishop, M.; Schweizer, E. (1999): The researcher's own therapeutic allegiances. A »wild card« in comparisons of treatment efficacy. Clin. Psychol.: Science & Practice 6: 95–132.

Luborsky, L.; McLellan, A. T.; Woody, G. E.; O'Brien, C. P.; Auerbach, A. (1985): Therapists success and its determinants. Arch. Gen. Psychiatry 42: 602–611.

Luborsky, L.; Rosenthal, R.; Diguer, L.; Andrusyna, T. P.; Berman, J. S.; Levitt, J. T.; David, A.; Seligman, D. A.; Krause, E. D. (2001): The Dodo bird verdict is alive and well – mostly. Clin. Psychol.: Science & Practice 9: 2–12.

Luborsky, L.; Singer, B.; Luborsky, L. (1975): Comparative studies of psychotherapies: Is it true that »Everybody has won and all must have prizes«? Arch. Gen. Psychiatry 32: 995–1008.

Mahoney, J. M. (1980): Psychotherapieerfolg: Implikationen kognitives Konstrukte. In: Schulz, W.; Hautzinger, M. (Hg.), Klinische Psychologie und Psychotherapie (Band 2); Kongreßbericht 1980. Tübingen/Köln, S. 23–35.

Malan, D. H. (1980): Toward the Validation of Dynamic Psychotherapy. New York.

Marzali, E. A. (1984): Prediction of outcome of brief psychotherapy from therapist interpretive interventions. Arch. Gen. Psychiatry 41: 301–304.

Meyer, A.-E. (1981): The Hamburg short psychotherapy comparision experiment. Psychother. Psychosom. 52: 77–212.

Meyer, A.-E. (1986): Wodurch wirkt Psychotherapie? Vortrag am 10. 12. 1986 an der Universität Heidelberg.

Orlinsky, D. E. (1994): Learning from many masters. Psychotherapeut 39: 2–9.

Orlinsky, D. E.; Grawe, K.; Parks, B. K. (1994): Process and outcome in psychotherapy – noch einmal. In: Bergin, A. E.; ; Garfield, S. L. (Hg.), Handbook of Psychotherapy and Behavior Change. 4. Aufl. New York, S. 270–376.

Orlinsky, D. E.; Howard, K. I. (1987); A generic model of psychotherapy. J. Integrative Eclectic Psychother. 6: 6–27 (dt. 1988: Ein allgemeines Psychotherapiemodell. Integrative Therapie 4: 281–308).

Plog, U. (1976): Differentielle Psychotherapie II. Der Zusammenhang zwischen Lebensbedingungen und spezifischen Therapieeffekten im Vergleich von Gesprächspsychotherapie und Verhaltenstherapie. Bern.

Reinecker, H. (2000): Therapieforschung. In: Margraf, J. (Hg.), Lehrbuch der Verhaltenstherapie. Bd. 1, 2. Aufl. Berlin, S. 49–68.

Rice, L. N.; Greenberg, L. (Hg.)(1984): Pattern of Change. New York.

Rosenzweig, S. (1936): Some implicit common factors in diverse methods of psychotherapy. Am. J. Orthopsychiat. 6: 412–415.

Shapiro, D. A.; Elliott, R.; Stiles, W. B. (1986): Are all psychotherapies equivalent? Amer. Psycholog. 41: 165–180.

Stern, D. N. (1992): Die Lebenserfahrung des Säuglings. 2. Aufl. Stuttgart.

Strauß, B. (2001a): Abschied vom Dodo-Vogel: Störungsspezifische versus allgemeine Therapie aus der Sicht der Therapieforschung. Psychother. Psychosom. med. Psychol. 51: 425–429.

Strauß, B. (2001b): Psychotherapie – In Zukunft maßgeschneidert? Editorial. Psychother. Psychosom. med. Psychol. 51: 405.

Strauß, B.; Buchheim, A.; Kächele, H. (2002): Klinische Bindungsforschung. Stuttgart.

Strauß, B.; Burgmeier-Lohse, M. (1994): Stationäre Langzeitgruppentherapie. Ein Beitrag zur empirischen Psychotherapieforschung im stationären Feld. Heidelberg.

Strupp, H. H. (1980a–d): Success and failure in time-limited psychotherapy. Comparision 1. Arch. Gen. Psychiatry 37: 595–603; Comparision 2. Arch. Gen. Psychiatry 37: 708–716; Comparision 3. Arch. Gen. Psychiatry 37: 834–841; Comparision 4. Arch. Gen. Psychiatry 37: 947–954.

Sullivan, H. S. (1980): Die interpersonale Theorie der Psychiatrie. Frankfurt a. M.

Zimmer, D. (Hg.) (1983): Die therapeutische Beziehung. Weinheim.

Jochen Schweitzer

Das Präparat »Therapie«: Nebenwirkungen, Langzeitfolgen, Alternativpräparate[1]

Systemische Bemerkungen zur Therapeutisierung von Pädagogik, Sozialer Arbeit und Unternehmensberatung

Wenn man eine Medikamentenpackung öffnet, findet man darin einen Beipackzettel, der über erwünschte Hauptwirkungen und unerwünschte Nebenwirkungen des Medikaments aufklärt, über Indikationen und Gegenindikationen und mögliche Wechselwirkungen. Man erfährt, welche Dosis man davon wie lange nehmen und wann man spätestens damit aufhören solle. Solche Aufklärung wird zunehmend auch für nicht-medikamentöse Therapien gefordert. Im Zuge eines wachsenden Risikobewusstseins sollen auch hier Nebenwirkungen, Kontraindikationen und optimale Dosierungen bestimmt werden. Dazu will ich hier einen Beitrag leisten. Mich interessieren dabei weniger konkrete einzelne Therapien, als vielmehr die Neben- und Langzeitfolgen von Bedeutungsgebungen: Was ändert sich, wenn Dienstleister und Kunden in psychosozialen Arbeitsfeldern ihr Zusammenkommen nicht als Unterhaltung, auch nicht als Beratung, als Erziehung oder als Sozialarbeit definieren, sondern über das Eingangstor zum Ort dieses Geschehens das Wort »Therapie« schreiben. Im Nachdenken über das »Prä-

1 Dieser Aufsatz, den ich Jürgen Kriz in Dankbarkeit für mehrfache wichtige Förderung widme, geht in wichtigen Teilen auf einen gleichnamigen Vortrag zurück, den ich bereits vor einiger Zeit vor Hochschullehrern der Sonderpädagogik an der Pädagogischen Hochschule Heidelberg gehalten habe. Inzwischen bin ich selbst (außerplanmäßiger) Hochschullehrer an einer medizinischen Fakultät, und weiß nicht, ob ich jene heitere Selbstdistanz zum eigenen Gewerbe noch so fröhlich formulieren könnte wie damals. Mir scheint, dieser Aufsatz passe zu Jürgen Kriz – einem Hochschullehrer, der in meiner Wahrnehmung immer viel, teils heitere, teils zornige Selbstdistanz zum akademischen Forschungsbetrieb gezeigt hat.

parat Therapie« möchte ich fragen, wie die *Bezeichnung* mit all ihren Bedeutungen und Implikationen wirkt. Es geht also um die Pragmatik des Wortes, um die Lebenswirklichkeiten, die dieser Begriff mitprägt – um diejenigen Wirkungen, die Therapeutinnen und Therapeuten üblicherweise gerade nicht im Blick haben, weil sie nicht Ziel ihrer Interventionen und Inhalt ihres professionellen Selbstverständnisses sind. Dies heißt nicht, dass die inhaltlichen Konzepte von »Therapie« belanglos seien – aber sie sind hier nicht Thema.

Das Thema ist in zweifacher Weise riskant. In manchen akademischen Fächern ist das Wort »Therapie« Gegenstand heftiger Kontroversen. Das, was Therapie bedeutet und was ihre Qualität ausmacht, ist im Feld ein »Sinnattraktor« geworden (Kriz 1999), um den herum sich bedeutsame und durchaus machtbezogene Interaktionen organisieren. Ich kann nur mutmaßen, was das Wort »Therapie« beim Lesen auslösen wird, welche Assoziationen, Hoffnungen und Befürchtungen, auch welche fachlichen und standespolitischen Interessen mit diesem Wort verbunden sind. Es gibt viele Chancen, missverstanden zu werden.

Um die Anschlusschancen wenigstens einseitig etwas zu erhöhen, erlaube ich mir, meine berufliche Erfahrungswelt rund um das Wort »Therapie« kurz zu skizzieren: Ich habe Psychologie studiert, in Erziehungswissenschaft promoviert und in Medizinischer Psychologie habilitiert, praktiziere systemische Familientherapie und beobachte von dieser Grundorientierung mit großem Interesse andere Therapieszenen, unter anderem als Mitherausgeber der Zeitschrift »Psychotherapie im Dialog«. Als Organisationsberater arbeite ich in sehr unterschiedlichen Institutionstypen – vor allem in Krankenhäusern, in Jugendämtern und Jugendhilfeeinrichtungen, in Universitäten. Aus diesen unterschiedlichen institutionellen Optiken heraus lässt sich eine Vielzahl von Beispielen dafür finden, wie das »Präparat Therapie« gegensätzlichste Wirkungen zu entfalten vermag.

Einige Implikationen und Nebenwirkungen des Therapiebegriffs

Therapie als Heilung von Krankheit

– Krankheit entlastet von Schuld und Verantwortung

Zur Therapie als »Heilkunde« gehören heilungsbedürftige »Kranke«. Therapie im engeren Sinne erfordert einen Konsens darüber, dass einer der Beteiligten eine Krankheit »hat«. Diese Krankheit muss einen Namen bekommen, der in einem Verzeichnis von Krankheiten vorgesehen ist, Kranker und Behandler müssen die dazu passenden komplementären Rollen einnehmen. Nach der klassischen Definition der Krankenrolle von Talcott Parsons (1958) gehören beim Patienten dazu: Er hat die Erkrankung nicht verschuldet, er »kann nichts dafür«, ist passiv, hat das aktive Handeln der Behandler zu erdulden. Diese Krankenrolle bietet die großen Vorteile der Entschuldung und der Schonung des Patienten. Anderseits weist sie geringe Handlungs- und Einflussmöglichkeiten für den Patient auf: Er ist Opfer, nicht Täter.

Die Krankenrolle bewährt sich immer wieder bei akuten Problemen: der Unfallverletzte, der Herzinfarktpatient, aber auch der grippekranke Schüler oder Lehrer – ihnen allen gewährt der Krankenstatus eine Schonung. Sehr viel widersprüchlicher ist dies bei chronischen Problemen. Soweit bei Prozessen wie Diabetes, Psychosen oder Behinderungen über Jahre hinweg diese Krankenrolle festgezurrt wird, scheinen durch das Krankheitskonzept häufig jene Langzeitprobleme verstärkt zu werden, die dann wiederum therapiert werden müssen (Kriz 1994; Schweitzer u. Schumacher 1995; v. Schlippe 1999). Wer seine Klienten möglichst nicht chronifizieren will, dem sei empfohlen, diese Krankenrolle des Klienten frühzeitig eher infrage zu stellen als zu bestätigen. In Katamnesen zur Wirksamkeit systemischer Familientherapie bei Psychosen der Heidelberger Familientherapieabteilung zeigte sich, dass gerade die Aufweichung und Infragestellung des Krankheitskonzepts bei Patient und Angehörigen wesentlich zu einem Behandlungserfolg beitrug, der durch die Verringerung von Wiedereinweisungen definiert war (Retzer 1994). Ähnliches wird aus der psychiatrischen Rehabilitation berichtet: Der Glaube bei Rehabilitand und Umfeld, dass die Rehabilitation aus der psychiatrischen Karriere wieder herausführen könne, war der stärkste Prädiktor dafür, dass dies eintrat (Ciompi et al. 1979).

Das Krankheitskonzept eignet sich zur Vermeidung von Selbstverantwortung nicht nur bei Patienten, sondern auch bei professionellen Einrichtungen. Wenn eine stationäre Jugendhilfeeinrichtung eine jugendpsychiatrische Klinik davon überzeugen will, einen schwierigen Jugendlichen aufzunehmen, gilt gewöhnlich dessen »Therapiebedürftigkeit« als gewichtigstes Argument. Denn Heime können in der Regel die gleichen pädagogischen Möglichkeiten anbieten wie Jugendpsychiatrien, aber meist eben keine Therapie. Wenn der Jugendliche also therapiebedürftig ist, das Heim aber kein therapeutisches, so heißt dies im Ergebnis: Wir können leider nichts tun. Die Feststellung von Therapiebedürftigkeit liefert also eine akzeptable Begründung eigener Handlungsunfähigkeit. Ähnliche Funktion hat zwischen Kliniken manchmal der so genannte Schweregrad der Störung – »je schwerer, desto nicht bei uns«.

– Krankheit gewährt Zugang zu Sozialleistungen
Unser Sozialstaat vergibt Sozialleistungen in der Regel nicht einfach, weil ein Mensch sie *will*, weil er also ein *Bedürfnis* äußert, sondern weil er sie *braucht*, also wegen seiner *Bedürftigkeit*. Bedürftigkeit wird dadurch dokumentiert, dass man schon oft vergeblich versucht hat, seine Probleme zu lösen. Dies muss durch einen Fachmenschen anerkannt werden. In unserem Wohlfahrtssystem spielen dabei die Medizin und die Ärzte eine besondere Rolle. Viele Sozialleistungen setzen therapieresistente Krankheiten als »Anspruchsgrundlage« voraus. Deshalb kommt man oft ohne therapieresistente »Krankheiten« und ohne viele gescheiterte Therapien nicht zu den Sozialleistungen, die man will oder braucht. Wer eine frühe Berentung begehrt, kann deren Notwendigkeit fast nur durch Erkrankungen dokumentieren. Menschen im Alter von Ende 50 oder Anfang

60 Jahre berichten, dass dazu zwei Bescheinigungen niedergelassener Ärzte, zwei bis drei ergebnislose Klinikaufenthalte und ein bis zwei erfolglose Kuraufenthalte erforderlich seien.

Als ich einen mittdreißiger Bankkaufmann, wegen manischdepressiver Psychose frühberentet, einmal fragte, was er machen würde, wenn eine gute Fee ihm seine Psychose wegnehmen würde – zeigte er erhebliche, nichtpsychotische Angst, an den ungeliebten Arbeitsplatz zurückkehren zu müssen. Die amtsärztliche Bescheinigung über seine Psychose schien diesem freundlichen und konfliktvermeidenden Mann die einzige Sicherheitsbarriere gegen jene Gefahr.

Erfolgreiche Therapien könnten also manchmal neue Probleme schaffen und daher eben auch sinnvollerweise nicht erfolgreich sein. Nicht nur für Patienten lohnt sich manchmal die Dokumentation erfolgloser Therapien, auch für Profis.

Anlässlich einer Zwei-Jahres-Katamnese über einen 15-jährigen Jugendlichen (Schweitzer 1987) sagte mir die Psychologin des Erziehungsheimes, aus dem er zu uns gekommen war: »Wissen Sie, therapeutisch hat das bei Ihnen in der Jugendpsychiatrie ja gar nichts gebracht. Aber nachdem das gescheitert war, und eine andere Klinik auch, und als wir belegen konnten, dass alle Maßnahmen der ambulanten und stationären Jugendhilfe ausgeschöpft waren – da konnten wir endlich den Kostenträger davon überzeugen, einen sechsmonatigen Segeltörn auf einem therapeutischen Segelschiff zu finanzieren. Das hatten wir eigentlich von vornherein für das Richtige gehalten, und das hat sich rückblickend auch sehr bewährt. Aber vor den Debakeln mit den beiden Psychiatrien hätten wir das nicht durchkriegen können.«

– Krankheit regelt Kostenzuständigkeit
Ob eine Krankheit vorliegt oder nicht, entscheidet oft, wer eine Maßnahme zu bezahlen hat. Das ist in einem pluralistischen Versorgungssystem, dessen Subsysteme sich ständig um ihren Anteil am Wohlfahrtsetat streiten, von großer Bedeutung. Manche Erziehungsberatungsstellen stellen daher Kinderpsychiater

oder Kinderärzte in Leitungsfunktionen an, um den Etat des Trägers durch Leistungen der Krankenkasse entlasten zu können. Einen ähnlichen Unterschied macht es, ob eine Landesregierung sich für Frühförderungseinrichtungen unter pädagogischer Leitung oder für sozialpädiatrische Zentren entscheidet. Die inhaltliche Aufgabe ist ähnlich. Aber beide Formen machen unterschiedliche Stellenpläne, unterschiedliche Hierarchiestile, ein unterschiedliches Image bei den Eltern, unterschiedliche Abrechnungssysteme, möglicherweise auch andere Problembeschreibungen und Diagnosen wahrscheinlich.

Image und Einkommen

Im Griechischen hieß therapeía »Dienen, Dienst« oder »Pflege«. Heute heißen aber die, die dienen und pflegen, nicht Therapeuten, sondern Pflegepersonal – bekanntlich dienen sie viel und verdienen schlecht. Seit dem 18. Jahrhundert wird »Therapeut« gleichgesetzt mit »behandelnder Arzt, Heilkundiger« – sie leisten bekanntlich viele Dienste, überlassen die Pflege dem Pflegepersonal, standen in Imageranglisten lange Zeit obenan und verdienen besser als die Pflegenden. Heilkundiger, zumindest Seelenheilkundiger zu sein – wäre dies nicht ein schönes Selbstverständnis, zumal wenn es mit gutem Einkommen und gutem Prestige gekoppelt wäre?

Praktisch war dies vor In-Kraft-Treten des Psychotherapeutengesetzes oft zu beobachten, wenn Weiterbildungsinstitute unterschiedliche Titel vergaben, die gesetzlich nicht verankert waren: Titel wie »Psychodramatherapeut«, »Gestalttherapeut« und »Familientherapeut« erfüllten für die, die sie erwarben, zahlreiche Funktionen. Für manche von ihnen war dieser Titel das argumentative Schwert, mit dem der Aufstieg von BAT IV nach BAT III erkämpft wurde. Bei Psychologen in Kliniken half er, Gleichberechtigung mit den Ärzten zu demonstrieren. Für werdende Freiberufler diente er als das seriöse Werbezeichen, das Klienten den Weg in die neu eröffnete Privatpraxis eröffnen sollte.

Schon damals zeichnete sich eine Trendwende ab, die sich inzwischen beschleunigt hat. Parallel zur Kostendämpfungsdebatte im Gesundheitswesen wenden sich vermehrt Pädagogen, Psychologen und – interessantes Zeichen – Psychiater und ärztliche Psychotherapeuten von der Therapie ab hin zum »Coaching« von Führungskräften in der Industrie, wo die Stundenhonorare doppelt so hoch vermutet werden. Seitdem Ärzte, zumindest Kassenärzte, kein leuchtendes Beispiel für Einkommen und Image bieten, dürfte der »Unternehmensberater« zum neuen Modell geworden sein. Auf ihn sind im Weiterbildungssektor eher kostspieligere Weiterbildungen zum »Systemischen Berater« (alternativ zum »Systemischen Organisationsberater« oder »Systemischen Coach«) zugeschnitten worden. Eine interessante Konfusion tritt nun ein, seitdem der Begriff »Systemische Beratung« zugleich für neue Weiterbildungscurricula für Gesundheits- und Sozialfachkräfte genutzt wird. Diese Curricula sind einerseits kürzer und preisgünstiger als die für »Systemische Therapie«, insofern deren Billigvariante. Zweitens beanspruchen sie, weniger »therapeutische« und stattdessen mehr »beraterische« Inhalte zu vermitteln. Derselbe Begriff »Systemische Beratung« bezeichnet nun gleichzeitig eine besonders teure und eine relativ preisgünstige Weiterbildung, deren eine eher für Unternehmensberatung und deren andere eher für Klientenberatung und -betreuung qualifizieren will.

Die Wahl dieser Begriffe ist also immer eine zu großen Teilen ökonomisch motivierte Entscheidung. Sprachlich wird dadurch Chaos und Konfusion gefördert, was aber vielen Beteiligten ein gutes wirtschaftliches Überleben erleichtert. Rein inhaltlich würde es mir stattdessen angemessen erscheinen, »Systemische Beratung« als einen Oberbegriff (auf Ebene 1) anzusehen, von dem aus sich im Sinne einer Begriffshierarchie auf mindestens drei Ebenen die anderen Begriffe nach unten hin verzweigen. Als Mittelbegriffe (auf Ebene 2) könnten sich derzeit die drei Begriffe »Systemische Psychotherapie«, »Systemische Pädagogik« und »Systemische Organisationsentwicklung« anbieten. Jeder von ihnen könnte durch Spezialbegriffe (auf Ebene 3) wie etwa »Systemische Paar- und Familientherapie«, »Systemische Bil-

dungs- und Laufbahnberatung« und »Systemisches Führungs-
kräftecoaching« weiter differenziert werden.

Meine bisherigen Beispiele drehen sich um den Therapiebe-
griff im engeren Sinne, da wo »Krankheit« relativ klar mitge-
dacht wird. Die folgenden Prozesse finden sich vielleicht auch
dort, wo von »Beratung«, »Hilfe« oder »Unterstützung« die
Rede ist – aber vielleicht doch bei »Therapie« am deutlichsten.

Klarheit über den Ort des Problems

Die Entscheidung, jemanden zu »therapieren«, impliziert oft,
aus einem Kreis von Beteiligten an einem Problem einen auszu-
wählen, dem das Problem zugeschoben wird. Oft akzeptieren
die solchermaßen Ausgewählten dies aber nicht und es entsteht
ein Disput darüber, wer das Problem hat und wer es lösen soll.
Hier wird das Therapieangebot an eine der beteiligten Parteien
zum Richterspruch, seine Annahme zum Schuldbekenntnis.

Beispiel: Wenn Lehrer Eltern empfehlen, mit ihrem Kind zur
Erziehungsberatungsstelle zu gehen, weil es in der Schule ein
Verhalten zeigt, das der Lehrer als »gestört« ansieht, dann sind
folgende Reaktionen häufig:

Die Eltern stimmen zu und präsentieren in der Erziehungsberatungsstelle das Kind als Problem – als Folge wird »Kinder-
therapie« empfohlen. Oder sie stimmen zu und präsentieren die
familiäre Situation als Problem, als Folge wird »Familientherapie« empfohlen.

Das sind die Situationen, über die Erziehungsberater sich
freuen, weil sie einen lösbaren Auftrag haben, und die Lehrer,
weil sie das Problem in guten Händen wissen.

Schwieriger ist die Variante, wenn die Eltern sagen: »Bei uns
zu Hause ist das Kind unauffällig, das muss am Lehrer liegen.«
Mutigere Eltern führen diesen Disput gleich mit dem Lehrer.
Weniger Mutige gehen in die Beratungsstelle und schimpfen
dort über Klasse oder Lehrer, sehen aber in ihrem Einflussbe-
reich nichts zu verändern.

Dann können die Profis diese elterliche Sicht entweder akzeptieren und Lehrer und Klasse in die Problembearbeitung einbeziehen, das Problem also als ein Interaktionsproblem zwischen Kind, Familie, Lehrer und Klasse bearbeiten, wie es eine systemisch konzipierte Schulpsychologie inzwischen immer häufiger tut. Oder sie können mittels Krankheitskonzepten die Eltern als gestört, querulatorisch, projektiv einordnen und damit darauf beharren, dass Klasse und Lehrer weder Teil des Problems noch Teil der Lösung sind. Wenn die Eltern aber eine Beschwerde gegen den Lehrer beim Rektor einbringen, so verschiebt sich möglicherweise der Blick auf mögliche Mängel beim Lehrer. Gehen viele solcher Klagen beim Rektor ein, wird er eventuell dem Lehrer in einer vertrauensvollen Unterhaltung empfehlen, seine Probleme einmal »in einer Therapie« zu bearbeiten.

Die Therapieempfehlung regelt also, wer das Problem primär hat und für die Lösung sorgen muss, wer es nicht hat und von der Lösung entbunden ist. Deshalb können Therapieempfehlungen auch geeignet sein, symmetrische Eskalationen über die Frage nach dem »richtigen Ort« des Problems zu fördern.

Vermeidung der Wörter »Kontrolle« und »Strafe«

Leitung und Mitarbeiter von Psychiatrie, Jugendhilfe und Sozialarbeit sehen sich in postmodernen Zeiten nur ungern als Vertreter der Kontrolle des Staates über das Verhalten seiner Bürger. Zugleich kann aber auf diese Funktionen nicht verzichtet werden. Deshalb sind einige Strategien entwickelt worden, um die alten, harten Kontrollpraktiken mit moderneren, weicheren »Therapie«-Praktiken zu verbinden. Eine davon ist die Devise »Therapie statt Strafe« in der Jugendgerichtsbarkeit. Straffällig gewordene Jugendliche können eine Gerichtsauflage erhalten, sich einer Therapie zu unterziehen; tun sie dies nicht, setzt die Jugendstrafe ein. In einigen Bundesstaaten der Vereinigten Staaten gibt es auch Familientherapie unter Gerichtsauflage: Die Angehörigen des straffälligen Jugendlichen haben an gerichtlich verordneten gemeinsamen Sitzungen teilzunehmen. Das ist sicher ein Extrembeispiel, aber die forensische Psychiatrie (näher dazu: Wahlster 1995) und die Möglichkeiten des Entzugs der elterlichen Sorge bei gescheiterter oder verweigerter Familienberatung auf Antrag von Jugendämtern sind weitere Beispiele, wie sich Therapie und Beratung sowie soziale Kontrolle und Zwang so koppeln lassen, dass es nicht wie unzeitgemäße Repression wirkt.

Bei stationärer und teilstationärer Therapie, wo also der Patient räumlich aus dem angestammten Haushalt vorübergehend entfernt wird, finden sich zwei spezielle Nebenwirkungen.

Therapie als Gesamtpaket

Gut ausgerüstete und qualifizierte stationäre und teilstationäre Einrichtungen bieten meist nicht eine einzelne, sondern ein Therapie-Paket an, zu dem Einzel-, Gruppen- und Familientherapie ebenso gehören wie sozialpädagogische Aktivitäten und oft die Beschulung in einer Sonderschule. Wenn so viel Therapie und Pädagogik schon angeboten wird, weil so schwerwiegende Probleme dies indizieren, dann wird von den Klienten auch erwartet, dass sie alle diese Angebote wahrnehmen – auch die, die sie gar nicht haben wollen. Aus der Supervision kenne ich die Probleme einer Kollegin aus einer beruflichen Rehabilitationseinrichtung, die immer wieder darunter litt, dass die Rehabilitanden zwar das berufliche Trainingsprogramm mitmachten, die therapeutischen Gespräche bei ihr aber so lustlos »durchzogen«, dass sie in eine Krise ihres beruflichen Selbstverständnisses geriet. Ehrgeizige Kinderpsychiatrien haben es meist schwer, Kinder nur zum Parken während einer vorübergehenden schweren familiären Situation aufzunehmen, ohne das ganze therapeutische Programm anfahren zu lassen. Man könnte überspitzt sagen: Was angeboten wird, muss auch konsumiert werden, auch wenn der Appetit fehlt.

Therapie regelt Aufenthaltsorte und damit zwischenmenschliche Nähe und Distanz

Soweit Therapien in stationären Einrichtungen (Kliniken, Heime) oder in teilstationären Sondereinrichtungen (Sonderschulen, Tageskliniken) angeboten werden, regeln sie auch den Lebensort eines Menschen – und zugleich den Abstand von seinen Verwandten, seinen bisherigen Mitschülern und anderen.

Stationäre Heimerziehung heißt auch, nicht in der Familie zu leben. Tagesgruppen bieten ein auf den Abend begrenztes Familienleben an. Jugendliche aus dem Heim in die Jugendpsychiatrie zu entsenden ermöglicht gestressten Heimerziehern eine dringend benötigte Pause. Sonderschulbesuch erzeugt ganz andere Peergruppenkonstellationen als Hauptschulbesuch, über die oft längeren Fahrzeiten auch etwas weniger Zeit in der Familie. Erwachsenenpsychiatrie kann einem Ehepaar vier- oder sechswöchige Ferien voneinander bieten, dem einen zu Hause, dem anderen im »Hotel Psychiatrie«. Es wäre lohnend, stationäre Klienten und ihre Familien einmal systematisch zu befragen, welchen Stellenwert, Erholungswert und beziehungsfördernden Nutzen diese schlichte räumliche Trennung auf Zeit für sie gehabt hat. Meine Vermutung ist, dass dies einen hohen Anteil an der Attraktivität stationärer Einrichtungen ausmacht.

Zur Nutzung von Therapie

Therapie als eine Möglichkeit

Ob man das, was man tut, Therapie nennt, ist nicht nur eine Frage der Korrektheit, sondern vor allem eine Frage der Nützlichkeit. Es hängt davon ab, wer damit in welchem Kontext was erreichen will. Wenn ich mich selbst frage: »Welche Konsequenzen wird es für mich, für den Klienten und für Dritte haben, wenn ich mein Tun Therapie nenne?«, dann werden meist mehr oder minder wahrscheinliche Nebenwirkungen und Langzeitfolgen dieser Bezeichnung deutlich, über deren Erwünschtheit ich mir klar werden muss. Das Entscheidungskriterium ist, ob sich für mich selbst, für meine Klienten, für deren Angehörige und für andere Beteiligte durch Verwendung des Wortes »Therapie« mehr oder weniger Optionen eröffnen, als wenn ich eine andere Bezeichnung wähle. Wenn wir von der konstruktivistischen Überlegung ausgehen, dass unsere Begriffe Wirklichkeit weniger abbilden als vielmehr erzeugen (Glasersfeld 1981), dann wird es möglich, »Therapie« als eine von mehreren Möglichkeiten zur Benennung zu verstehen. Dies eröffnet mehr Handlungsspielräume als die dichotome Idee, etwas sei entweder Therapie oder nicht, Therapie sei indiziert oder nicht, Therapie sei effektiv oder nicht, gar schädlich oder nicht. So besteht ein systemisches Vorgehen heute weniger aus der Frage, ob das, was man tut, Therapie ist, sondern zu einem großen Teil aus der ausführlichen Klärung der multiplen Erwartungen, der impliziten und expliziten Aufträge, des so genannten »Überweisungskontextes« besteht, sowohl am Anfang eines jeden Prozesses als auch dann, wenn Krisen oder Unklarheiten über den weiteren Verlauf auftreten.

Wie lässt sich solche Erwartungs- und Auftragsklärung vornehmen? Eine simple Antwort besteht darin, mit allen Beteiligten zu diskutieren: »Wer will was? Von wem? Ab wann? Bis wann? Wozu?« Wichtiger und aufklärender ist oft die Umkehrung dieser Fragen: »Wer will nichts? Wer will was nicht? Wer will von wem nichts? Wer will noch nichts? Wer will nichts mehr? Welche gegensätzlichen Ziele werden eventuell mit der gleichen Maßnahme verbunden?« (s. v. Schlippe u. Schweitzer 1996). Nach meiner Erfahrung zeigen die Antworten auf diese Fragen oft, inwieweit Angebot und Nachfrage übereinstimmen. Viele Kooperationsprobleme resultieren daraus, dass diese Fragen zu wenig gestellt werden. Fachleute nehmen oft irrtümlich an, ein Angebot, das fachlich kompetent und inhaltlich richtig sei, müsse eben deshalb von ihren Klienten auch schon gewollt werden. Praktisch ist eine gute Erwartungs- und Auftragsklärung schwieriger, weil Menschen oft aus guten Gründen nicht das sagen, was sie denken, sondern das, was sie denken, dass die anderen von ihnen hören wollen: Kommunikative Handlungen

»folgen ... oft der Psycho-Logik kognitiver Erwartungsstruktu-
ren und weniger Beobachter-objektiven Erwartungen über
sinnvolle ›Reaktionen‹ auf eine vorangegangene Handlung eines anderen« (Kriz 1999, S. 157). Es kommt dazu, dass Menschen oft ambivalent sind, eine Sache zugleich wollen und gar
nicht wollen. Wie man die Ambivalenz und das Nicht-Gesagte,
den stillen Subtext in die Konversation einladen kann – etwa
mit den Mitteln des zirkulären Fragens, des hypothetischen
Durchspielens alternativer Zukunftsentwürfe, der Wunderfrage
nach einer Zukunft nach dem Abschied des präsentierten Problems – das sind Fragen spezieller systemischer Interviewtech-
nik (v. Schlippe u. Schweitzer 1996, S. 137–163).

Beispiele

Im Folgenden sollen einige Beispiele skizziert werden, wie die
Informationen, die aus solchen Fragen entstehen, genutzt werden können.

- Wenn eine Familie zu uns kommt, die mit Therapie die Vorstellung starker Veränderungen verbindet, genau davor aber
  große Angst hat, schlagen wir manchmal vor, die Therapie
  noch nicht zu beginnen, sondern zunächst gemeinsam zu
  überlegen, wie denn die Familie mit den Veränderungen
  nach einer erfolgreichen Therapie fertig werden könnte.
- Wenn ein Jugendlicher unter Bewährungsauflage in Therapie kommt, wird oft schnell klar, dass sein Ziel darin liegt,
  möglichst schnell aus der Bewährungsauflage und damit aus
  der Therapie wieder herauszukommen. Die Unterhaltung
  geht dann darum, was der Jugendliche tun müsste, um seinen Richter zu überzeugen, dass er die Therapie schnellst-
  möglich wieder beenden kann.
- Wenn ein Klient nach vielen gescheiterten Vorbehandlungen
  zu uns kommt, so lohnt es zu fragen, was geschehen würde,
  wenn auch die Behandlung hier scheitern würde, woran man
  das feststellen könnte, und was wir hier dazu tun könnten.
  Dies vorher zu erfragen, erspart uns, möglicherweise hin-

terher festzustellen, dass es nun passiert ist. Ich tue dies regelmäßig nicht nur mit allen skeptischen Klienten, mitgeschleppten Familienangehörigen – also mit fast allen Jugendlichen in Familientherapie –, sondern auch in den Pflichtkursen zur medizinischen Psychologie, die die Medizinstudenten studienplanmäßig absolvieren müssen. Die Frage, wie sie und wie ich diesen Kurs scheitern lassen könnten, führt regelmäßig zu einer starken Aktivierung.

• Wenn Menschen in Therapie kommen, weil sie zwar klare Ideen zur Lösung ihrer Probleme haben, diesen aber ohne fachlichen Segen nicht genug vertrauen, dann kann die schlichte und rasche Erteilung dieses Segens und der Verzicht auf weitere Therapie besonders hilfreich sein.

• Auch »Beichte und Absolution« können, etwa bei Paartherapien, aber auch in Familiengesprächen, zu den impliziten Aufträgen von Therapie gehören. Es lohnt sich zu fragen, wie ausführlich die Beichte, wie glaubhaft die Buße und wie nachhaltig die Absolution sein muss, damit die Therapie beendet sein kann.

Kommen wir von den Klienten noch einmal kurz zu den professionellen Kollegen: Wenn eine Psychiaterin eine psychotische Klientin zur Klärung ihrer beruflichen Zukunft an den sozialpsychiatrischen Dienst überweist und wenn die Mitarbeiterin dort Familiengespräche darüber nötig findet, warum die Angehörigen der Frau ihr zu Hause jegliche Arbeitsmotivation durch Überbehütung ersparen, so kann es oft für die konfliktfreie Kooperation mit der Psychiaterin nützlich zu sein, diese Gespräche als »Arbeitsberatung unter Einbezug der Angehörigen« zu deklarieren – und dann in diesen Gesprächen das Gleiche zu tun, was jede Familientherapeutin auch tun würde. In diesem Beispiel könnte das Etikett »Arbeitsberatung« eine rollenkonforme Arbeitsteilung verdeutlichen, das Wort »Familientherapie« hingegen womöglich Konkurrenzbefürchtungen erzeugen. Natürlich kann es sein, dass unsere Sozialarbeiterin der Psychiaterin zeigen will, dass Therapie gerade kein Ärzteprivileg ist – dann eignet sich »Familientherapie« natürlich besser.

Alternativpräparate

Es kann gerade für gut ausgebildete, sich ihrer Sache sichere The-rapeuten manchmal nützlich sein, ihre Arbeit bewusst nicht Therapie zu nennen, vielleicht nicht einmal Beratung. Je nach Kontext sind nützlichere Begriffe verfügbar: »Seelsorge«, »Führungskräftetraining« oder »Coaching«, »Berufsberatung«, vielleicht sogar »Elternabend«, »Elternsprechstunde«, »Schul-laufbahnberatung«. Denn was nützen die schmackhaftesten Leckereien, wenn sie in eine Verpackung eingehüllt sind, de-ren Anblick beim Kunden Übelkeit auslöst? Umgekehrt kann man aber besonders praktisch tätigen Betriebswirten und aka-demisch tätigen Erziehungswissenschaftlern empfehlen, ihre Ängste vor dem Wort »Therapie« zu überwinden. Einerseits fin-det bei nicht wenigen Eltern, Schülern, Lehrern und Managern das Wort durchaus Gefallen. Und offensichtlich gehören inzwi-schen eine ganze Reihe von Psychotherapeuten zu den beson-ders erfolgreichen Unternehmensberatern – allerdings wohl vor allem diejenigen, die sich der unterschiedlichen Kontextbedin-gungen besonders bewusst gewesen sind.

Der Kundenwunsch ist aber nur ein Aspekt der Begriffswahl. Jeder in diesem Feld professionell Tätige muss sich zugleich überlegen, welches Etikett seiner Tätigkeit mit seinem Selbst-wertgefühl verträglich ist, welches Etikett seiner Finanzierung und seinem Ansehen zuträglich sind und welches schließlich hilft, die Klienten dorthin zu begleiten, wo diese gerne ankom-men mögen.

Freilich: Beim Begleiten von Menschen empfiehlt es sich be-kanntlich, sie dort abzuholen, wo sie auf das Taxi auch tatsäch-lich waren.

Literatur

Ciompi, L.; Dauwalder, H. P.; Ague, C. (1979): Ein Forschungsprogramm zur Reha-bilitation psychisch Kranker III: Längsschnittuntersuchungen zum Rehabilita-tionserfolg und zur Prognostik. Nervenarzt 50: 366–378.

Glasersfeld, E. v. (1981): Einführung in den radikalen Konstruktivismus. In: Watz-lawick, P. (Hg.), Die Erfundene Wirklichkeit. München.

Kriz, J. (1994): Psychisch-kommunikative Prozesse als Umgebungsbedingungen für Asthma bronchiale. Eine systemische Sichtweise der Interaktion sozialer, psychischer und körperlicher Prozessdynamik. In: Könning, J.; Szczepanski, R.; Schlippe, A. v. (Hg.), Betreuung asthmakranker Kinder im sozialen Kontext. Stuttgart, S. 179–198.

Kriz, J. (1999): Systemtheorie. Wien.

Parsons, T. (1958): Struktur und Funktion der modernen Medizin. In: König, R.; Tönnesmann, M. (Hg.), Probleme der Medizinsoziologie. Kölner Zeitschrift für Soziologie und Sozialpsychologie, Sonderheft 3. Köln/Opladen (zit. n. Lang, H.; Faller, H. (Hg.)(1998): Medizinische Psychologie und Soziologie. Heidelberg/Berlin, S. 277f.).

Retzer, A. (1994): Familie und Psychose. Stuttgart.

Schlippe, A. v. (1999): Sprachliche Umwelten chronischer Erkrankungen. Ein Beitrag zu einer systemischen Familienmedizin. Systhema 13(1): 50–61.

Schlippe, A. v.; Schweitzer, J. (1996): Lehrbuch der systemischen Therapie und Beratung. Göttingen.

Schweitzer, J. (1987): Therapie dissozialer Jugendlicher. Weinheim.

Schweitzer, J. (1995): Kundenorientierung – Psychiatrie als Dienstleistung. In: Schweitzer, J.; Schumacher, B., Die unendliche und die endliche Psychiatrie. Heidelberg, S. 28–46.

Wahlster, A. (1995): Die Angst des Rechtsberechers vor der Freiheit – Autonomie in der forensisch-psychiatrischen Vollversorgung. In: Schweitzer, J.; Schumacher, B., Die unendliche und die endliche Psychiatrie. Heidelberg.

Rosmarie Welter-Enderlin

Therapeutische Begegnung: Verstehen von Lebenspraxis, Erschließen von Sinnwelten und affektive Rahmung

> Solang du Selbstgeworfnes fängst, ist alles
> Geschicklichkeit und lässlicher Gewinn –;
> Erst wenn du plötzlich Fänger wirst des Balles,
> den eine ewige Mit-Spielerin
> dir zuwarf, deiner Mitte, in genau gekonntem Schwung,
> in einem jener Bögen
> aus Gottes großem Brücken-Bau:
> erst dann ist Fangen-Können ein Vermögen, –
> nicht deines, einer Welt.
> *Rainer Maria Rilke*

»Wie wir unsere Lebenswelt gestalten«, heißt der Untertitel meines Lieblingsbuchs von Jürgen Kriz (1997): »Chaos, Angst und Ordnung«. Mit seinen Ideen hat er eine Beziehung von Gemeinsamkeit zwischen sich selbst und unserer Arbeitsgruppe definiert. Auch wir meinen, dass die selbstverständliche Verbindung von Lebenspraxis und Sinnwelt, wie wir sie über Sprache und Affekte erkunden, wirksame Therapie ausmacht. Und auch, dass eine Lebenspraxis sich nicht trennen lässt von emotionalen und mentalen Bildern (Konstrukten) dazu. Menschen sind ja nicht frei, sich eine beliebige Wirklichkeit zu konstruieren, darum sind unsere Lebens- und Sinnwelten untrennbar verknüpft. *Unseren Vorstellungen entspricht etwas in der Welt,* hat schon im 18. Jahrhundert der Philosoph Hans Georg Lichtenberg den damaligen »Konstruktivisten« (wie Hegel und Kant) entgegnet. Im bisherigen Werk von Jürgen Kriz leuchtet diese Verbindung von Lebenspraxis und Sinnwelt immer wieder auf. Er weiß schon lange, dass die beiden Aspekte sich nicht voneinander trennen lassen – ein Glück für Suchende wie mich!

»Die Gedanken sind frei« –
wie frei sind wir in unseren Konstruktionen?

Wenn ich dieser Tage Kolleginnen und Kollegen an Aus-
bildungsinstituten unterrichte, die (einseitig) radikal-konstruk-
tivistisches Gedankengut vertreten, fühle ich mich manchmal
wie im falschen Film. Mir fällt auf, wie oft Kursteilnehmende
keine Ahnung haben von der Welt, in der ihre Klienten leben,
von ihren biologischen, psychologischen und soziokulturellen
sowie wirtschaftlichen Möglichkeiten und auch von ihren Grenzen und Abgründen, weil sie ausschließlich an der Frage interessiert sind, wie Klienten ihre Welt »konstruieren«. Dann frage
ich mich, was dabei an therapeutischen Ressourcen verloren geht
und wie ihre Klienten aus dem ihnen real Vorgegebenen mithilfe
von Therapie einmalige Handlungsfreiräume entwickeln könnten, um damit ihre Lebenspraxis zu gestalten (Kriz 1997; s. a.
den Beitrag von Kriz i. d. Bd.)

Jedoch: »die Gedanken sind frei und reißen Mauern und Ketten entzwei«, heißt es in einem deutschen Volkslied, das ich als
Kind mit Begeisterung gesungen habe. Wenn das Leben aus den
Lot gerät, ist der Optimismus, mit dem das Chaos verbannt
wird, natürlich tröstlich. Besonders für Kinder! Wir selber erzeugen unsere Welt, bedeutet das Lied, wir selber reißen Mauern und Ketten entzwei, wir selber zähmen das Chaos und ignorieren unsere Ängste. Wir selber sind das Zentrum der Welt und
erschaffen diese. Und wenn wir dann erwachsen und Therapeuten geworden sind, hoffen wir, dass unsere Klienten doch bitte
solchen Optimismus auch lernen. Unsere »gnadenlose Ressourcenorientierung« lässt anderes nicht zu.

Der Kampf um die Zähmung von Chaos kann jedoch, besonders bei Therapie-Anfängern, rasch zu einer technizistischen
Anpassungsleistung führen, zu Zwängen auch, die sich im flei-
ßigen Anwenden von vorgestanzten Fragetechniken und Interventionen zur Erzeugung von Unterschieden auf den mentalen
Klienten-Landkarten zeigen können – oder im Sinne von Rilke:
zum Fangen selbst geworfener Bälle. Wer sich an therapeutische
Techniken hält, die einseitig auf die eigene Logik gerichtet sind

und alles ausschließen, was ungenau oder »unsauber« daher kommt (oder sich in leisen Zwischentönen äußert), reißt kräftig Mauern und Ketten entzwei. Aber begegnet er oder sie dabei den Menschen und einer Lebenspraxis, die von ihnen selber oder ihren Bezugspersonen als problematisch beschrieben wird? Entsteht mit einer »sauberen Analyse« ein Fallverständnis, das auch Blicke in den Abgrund ermöglicht und dem chaotischen Prozess, der zum Wandel gehört, gelassen Raum lässt?

Ein mit therapeutischen Zwangsstrukturen verbundener voreiliger Pragmatismus kann selbstverständlich das Leben für Therapeutinnen und Therapeuten vorübergehend erleichtern und ihnen ein Gefühl von Sicherheit vermitteln. Er kann aber auch, wie jede Zwangsstruktur, Leid bringende Muster bei Klienten und ihren Therapeuten einfrieren, die vielleicht besser aufgetaut würden. Dieses Auftauen und Erweitern bezieht sich auf das, was Bruno Hildenbrand (in diesem Band), in Anlehnung an Walter Benjamin, als *Aura* bezeichnet: eine Metapher, welche die Erfassung eines Einzigartigen anstrebt und nicht eine rasche Lösung. Wenn, wie ich es kürzlich erlebt habe, ein fleißiger Kollege bei einem jungen Paar in einem schmerzhaften Trennungsprozess voll guten Willens die »Ketten« entzweizureißen versucht, indem er bereits in der vierten Sitzung ein Versöhnungsritual verschreibt, frage ich mich, was ihn zu einer solchen, möglicherweise verhärtenden, Ordnungsvorschrift verführt.

Bedeutung von Lebenspraxis und Sinnwelt

Die Begriffe Lebenspraxis und Sinnwelt, in der die Lebensthemen aufgehoben sind, verstehe ich im Sinne von Kriz (1997) als untrennbare Ganzheiten. Wenn ich Menschen begegne – in meiner Praxis sind es Einzelne, Familien, Arbeitsteams oder Paare, auf die ich mich im Folgenden schwerpunktmäßig beziehe –, deren Leben von ihnen selbst oder von Überweisenden als problematisch beschrieben wird, schließe ich mich ganz selbstverständlich an ihre Lebenspraxis an. Ich frage sie, mit was

für Anliegen sie zu mir kommen[1], wie alt sie sind, was für einen
Beruf sie erlernt haben und welchen sie ausüben, wie zufrieden
sie damit sind und auch wo, mit wem und wie sie wohnen, wie
lange sie mit Partner oder Partnerin zusammen sind, verheira-
tet oder nicht, ob sie Kinder haben, wie alt diese sind und wie es
ihnen geht. Ich frage, was für Kontakte zu ihren Herkunftsfami-
lien und einem allfälligen Freundeskreis sie haben, wie sie ihren
Alltag finanziell meistern und selbstverständlich auch, wie es ihnen körperlich und psychisch geht. Mit einem Fragebogen, den
ich am Ende der ersten Paar-Sitzung ausgebe (Welter-Enderlin
1998), gebe ich jedem einzelnen Partner Zeit, bis zum nächsten
Termin Informationen an mich zu schicken, die für sie oder ihn
wichtig sind. Ein wesentlicher Teil dieses Fragebogens bezieht
sich auf die häufigsten Anliegen von Paaren, die ich in einer Untersuchung (Welter-Enderlin 2003) eruiert habe. Ich vermittle
Klienten damit, dass ich sie nicht als Exoten, sondern als einer
Gruppe von Menschen zugehörig betrachte, die mit ähnlichen
Anliegen zu mir kommen. Das wirkt meistens entspannend.
Die Prioritäten der Veränderungswünsche werden jeweils von
jedem Partner einzeln genannt. Bei der Auswertung der Fragebögen interessieren mich ihre unterschiedlichen Einstufungen
und ganz besonders ihre Antworten auf meine Frage, was in der
Therapie sich im besten Fall und was sich im schlimmsten Fall
ergeben könnte. Selbstverständlich teile ich dem Paar mit, wie
ich den Fragebogen verwende: als gemeinsame Basis für den
therapeutischen Prozess.

Lebensthemen als Sinnwelten: Biografie, Geschichten, Sprachcodes

»Lange bevor die Begriffe Konstruktivismus und Narration in
das Vokabular (systemischer) Familientherapie Eingang gefunden hatten, befaßten sich Therapeuten mit Familiengeschichten

---

1   Das Wort »Auftrag« brauche ich nicht, weil es eine Geschäftsbeziehung impliziert, die nicht zu meinem Therapieverständnis passt.

und Sinnwelten von Familien« (Imber-Black u. Papp 1996, S. 14).

Ich frage hier, wie individuelle, dyadische, triadische, familiengeschichtliche und soziokulturelle Sinnwelten als »Melodien« verstanden werden können, zu denen Menschen ihren »Tanz« in den für sie wichtigen Welten tanzen. Oder anders, wie Menschen Sinn machen aus dem ihnen Vorgegebenen, wie sie Handlungsräume erkennen und nützen – oder sich als Gefangene ihres Schicksals beschreiben.

Sinnwelten oder Lebensthemen können über das Erstellen eines *Genogramms* (Welter-Enderlin u. Hildenbrand 1996, S. 29ff.) und dessen Analyse erschlossen werden, die sich an den erzählten Geschichten orientiert und von einer kraftvollen affektiven Rahmung des therapeutischen Prozesses begleitet wird. Wie dies geschieht, werde ich später beschreiben und anhand eines Fallbeispiels illustrieren. Die *Genogrammanalyse,* als Grundlage eines sich laufend vertiefenden Fallverständnisses, orientiert sich an den einzigartigen Sinnwelten von Klienten, die sich – oft in der Form von Metaphern – als ihre Lebensthemen aus den erzählten Geschichten ableiten lassen. In der therapeutischen Begegnung vermischen sich allgemeines soziokulturelles, psychologisches und psychopathologisches Wissen von Therapeutinnen und Therapeuten mit den erzählten Anliegen und Lebensgeschichten ihrer Klienten. Im Erzählen und Zuhören entwickelt sich eine gemeinsame affektive Basis.

Das Erschließen des Fallverstehens über Genogramm und erzählte Geschichten zusammen mit Klientinnen und Klienten ist eigentlich keine Technik, sondern entspricht einer therapeutischen Grundhaltung von Erfahrung und Anteil nehmender Neugier. Intuitives Erahnen der leisen Zwischentöne, wie sie zum Begriff der Aura passen, gehört dazu. Wenn wir Biografien nicht in der Rolle von »Zivilstandsbeamten« oder – wie Goethe das in den »Wahlverwandtschaften« nennt – als »Landvermesser« analysieren, werden wir uns zwar an die erzählten Fakten einer Lebenswelt halten, aber darüber hinaus wissen oder erahnen wollen, was die vor uns sitzenden Menschen sich – vielstimmig und oft disparat – aus diesen Fakten gemacht haben. Ihre

Erzählungen müssen uns Anlass für neue Fragen sein, nicht für Gewissheiten. Es geht dabei um das Fangen jenes Balles, den eine »ewige Mit-Spielerin dir zuwarf«.

In der Begegnung mit Klientinnen und Klienten erkennen wir manchmal, wie rasch unsere allgemeinen Annahmen über Frauen und Männer in bestimmten Milieus, über Akademiker oder Hilfsarbeiter, älteste, mittlere oder jüngste Kinder oder die Merkmale ihres regionalen Kontextes zu selbst geworfenen Bällen oder Vorurteilen gerinnen: Das puritanisch-reformierte Zürich ist ein solches, oder das katholisch-lebenslustige Köln, welches angeblich die Sinnwelten dort lebender Klienten präge. Bei näherem Hinschauen und vor allem beim sorgfältigen Hören auf die erzählten Geschichten begegnen wir zum Beispiel in Zürich lebenslustigen Katholiken und in Köln puritanischen Reformierten, sofern wir offen bleiben für Abweichungen von unserer Ordnungs-Ideologie und für die Aura der Menschen vor uns.

In meiner therapeutischen Arbeit erkenne ich Sinnwelten auch über Sprachregeln – zum Beispiel positionale oder relationale Sprach-Codes, wie Mary Douglas (1981) sie beschreibt – und natürlich auch über Metaphern, die nebenbei in das Gespräch eingeflochten werden, sowie über Anekdoten. Grundorientierungen und Glaubenssysteme von Klienten lese ich eher aus der Art ab, *wie* sie erzählen, und weniger aus ihren Antworten auf vorgestanzte Fragen, seien diese nun konventionell-logisch oder zirkulär angelegt.

Liebe zum Chaos in der Beschreibung des Einzigartigen

»Nach den machtvollen Interventionstechniken hat seit gut einem Jahrzehnt der systemtherapeutische Ansatz Vorgehensweisen entwickelt, in der eine nicht-interventionistische Arbeit zur Veränderung möglich ist« (Kriz 1997, S. 61).

In diesem Satz liegt die Ermutigung zum Chaos anstelle einer Haltung von aufgeregter, zielgerichteter und strategischer Intervention. Ich weiß aus eigener und therapeutischer Erfah-

rung, wie notwendig es ist, Chaos nicht mit zusammengebisse-
nen Zähnen oder mit gnadenloser Ressourcenorientierung zu
verbannen, sondern darauf zu vertrauen, dass es eine wichtige
Vorphase auf dem Weg des Erkennens und von möglichen Lösungen sein kann. So wird der Begriff Chaos zur Metapher im
therapeutischen Prozess.

Jürgen Kriz hat mich dazu ermutigt, als wir uns einmal am
Rande eines Kongresses Kindheitsgeschichten erzählt haben,
die bei uns beiden von Krieg und Ungewissheiten geprägt waren, also von Chaos statt von Ordnung – und wie daraus Wandel entstanden ist. In diesem Zusammenhang kommt mir eine
persönliche Erfahrung mit einem Lied in den Sinn, das ich als
Kind in der Kirche mit Inbrunst gesungen habe, und dem ich
später als Bach-Choral begegnete: »Man halte nur ein wenig
stille und sei doch in sich selbst vergnügt ... « Die nicht-interventionistische Haltung dieses Chorals passt zwar nicht zu modernen Vorschriften manualisierter Kurztherapie oder bedin-
gungsloser Effizienz- und Lösungsorientierung. Aber mir selber
und wohl auch meinen Klienten vermittelt die daraus leuch-
tende Haltung des Stillehaltens ein Gefühl von Gelassenheit
und Geborgenheit. Manchmal fasse ich in meiner Praxis meine
Liebe zum geduldigen Blick in den Abgrund so zusammen, dass
ich Menschen versichere, dass ich sie »mit langem Atem« begleiten werde, wenn später im therapeutischen Prozess die Wellen
hoch gehen würden. Dante prägte in seiner »Göttlichen Komö-
die« für den Nicht-Übergang zwischen Unordnung und Ordnung, zwischen Chaos und Erlösung den Begriff des Limbo.
Dieser ist, mitsamt der entsprechenden Vorstellung des Warten-
Müssens, ganz alltäglich in die englische Sprache aufgenommen
worden. »To be in limbo« heißt dort, dass ein Nicht-Übergang
Sinn macht und nicht sofort interventionistisch beendet werden sollte.

Dass sich meine therapeutische Präsenz sehr oft im Zuhören
und nicht im Staccato ständigen Intervenierens zeigt, tut vermutlich meinen Klienten wohl, irritiert aber nicht selten jene
Menschen, die bei mir lernen und die davon ausgehen, dass nur
pausenloses Reden von Therapeut oder Therapeutin ihre Klien-

ten daran hindere, in Leid bringenden Mustern zu verharren. Ich nehme an, dass es nicht zufällig ist, dass ich – als Tochter eines naturbezogenen Gärtnermeisters – vorübergehendes Chaos und Unordentlichkeit als sinnvolle Metaphern und Vorboten von Wandel der Ordnung von Zivilstandsbeamten und Landvermessern vorziehe.

Affektive Rahmung von Menschen in Therapie

Rahmende und gerahmte Prozesse in der systemischen Therapie von Erwachsenen bedeuten, dass wir nicht nur aufgrund gesprochener Sprache und beobachtbarer Handlungen, sondern auch in der emotionalen Begegnung von Klient und Therapeutin diagnostische Überlegungen anstellen und therapeutisches Wirken erproben. Die erste Bedingung für eine affektiv sichere Rahmung von Hilfe suchenden Menschen ist, dass Therapeuten eine für diese erfahrbare Präsenz und Verantwortung für den therapeutischen Prozess übernehmen, welche die Metastabilisierung eines instabilen Systems im Wandel garantiert. Eine zweite Bedingung ist die therapeutische Wahrung systemischer Ganzheit. Das rahmende System (Therapeutin) muss temporär stabiler und autonomer sein als das gerahmte, jedoch gleichzeitig fähig, sich laufend sensibel auf die kommunikativen Angebote des gerahmten Systems im Wandel (Klient) einzustellen und den Blick auf dessen Ganzheit offen zu halten. Das heißt in Rilkes Worten: Bälle zu fangen, die wir nicht selber geworfen haben.

Die Idee der affektiven Rahmung menschlicher Entwicklung stammt aus der neueren Säuglingsforschung und passt gut zu der Forderung, dass Therapie mehr mit der schöpferischen Entfaltung menschlicher Möglichkeiten zu tun haben solle als mit Lösungsorientierung, überindividueller Nachvollziehbarkeit und Effizienz.

Sie entstammt der neueren Säuglingsforschung, die insofern »systemisch« genannt werden kann, als sie sich auf Ganzheiten wie die primäre Triade Säugling-Vater-Mutter oder Säugling-

Mutter-Großmutter bezieht (Fivaz-Depeursinge u. Corboz-Warnery 2001) und nicht auf die Mutter-Kind-Dyade einge-grenzt ist. Seit Jahren stellt die Gruppe um Elisabeth Fivaz-Depeursinge in Lausanne die Analogie zur affektiven Rahmung der Triade Frau-Mann-Therapeutin her. Auch unsere Gruppe in Meilen/Zürich erforscht seit einiger Zeit, wie wir selbst Men-schen in Therapie affektiv rahmen. Wir zeigen einander Aus-schnitte aus unseren Videobändern und verbinden sie mit der jeweiligen Genogrammanalyse, die unser Fallverstehen vertieft.

Kritik an unserem Fokus auf affektive Kommunikation ist von »ordentlich konstruktivistisch denkenden« Kollegen nicht ausgeblieben. Sie bezeichnen unser Interesse an Gefühlen im therapeutischen Prozess entweder als Rückfall in die Psycho-analyse oder halten uns vor, dass wir mit unserem Anliegen die systemische Neutralität aufgäben und Klienten zu »beeltern« suchten. Wir aber sind gern anschlussfähig an andere Entwick-lungen im Feld der Therapie und gehen nicht davon aus, dass wir die Welt täglich neu erfinden müssten (Welter-Enderlin u. Hildenbrand 1998).

Ein Fallbeispiel: Willst du erkennen, lerne zu handeln

Das Prinzip von Handeln als Basis des Erkennens wirkt in mei-ner Praxis oft so, dass ich mit leichter Hand das Thema *Zu-kunftsgestaltung* einfließen lasse, eigene farbige Visionen bei-trage und gemeinsam mit den bei mir sitzenden Menschen dazu fantasiere. Ihre Reaktionen auf eigene und gemeinsame Szena-rien zeigen mir dann, was die übergreifenden Prinzipien und ihre Lebensthemen sind, die sie in kritischen Zeiten lenken. Auf diese Weise wird die Gegenwart auch von der Zukunft statt al-lein von der Geschichte her entworfen. Präsentierte Symptome können so als Vorboten anstehender Entwicklungen und nicht allein als Folge ungünstiger Lebensumstände verstanden wer-den. Daraus ergibt sich nicht selten der Fokus auf ein wesent-lich breiter angelegtes Beziehungsgeflecht, als es das präsen-tierte Symptom allein vermuten ließ.

Irma, 56-jährig, ist Berufsschullehrerin, ihr Mann *Hans*, 61, ist gelernter Grafiker. Die beiden haben einen erwachsenen Sohn, Allgemeinarzt, und eine Tochter, Juristin. Vor fünf Jahren wurde Hans als Werbeleiter einer großen Agentur sozusagen über Nacht vorzeitig pensioniert, da die Agentur bis auf wenige junge Mitarbeiter »geschrumpft« wurde.

Das Paar sucht mich als dritte Therapeutin auf. Vorher waren sie bei zwei psychiatrisch tätigen Kollegen, immer mit der Frage, warum Hans nach 18-monatigem Durchfall kurz nach seiner Entlassung bloß noch zu Hause herumsitze und Irma mit seiner seither »fehlenden Kreativität« zur Verzweiflung treibe. Depression, passive Aggression als Folge unverarbeiteter Mutter-Sohn-Konflikte, die sich negativ auf die Ehe auswirken, oder als Reaktion auf die Arbeitslosigkeit des Mannes wurden von den bisherigen Experten diagnostiziert, ohne Einfluss auf die Symptomatik. Auch im Erstgespräch bei mir steht die Frage des Paares im Zentrum, warum Hans seine Kreativität verloren habe und fast nur noch im Haus sitze und Irma damit verrückt mache. Er selber sagt, dass er gar keine andere Möglichkeit sehe, weil er seine Kreativität verloren habe, während Irma ihn zu stimulieren sucht, wie früher zu malen oder Geschichten zu schreiben. Beide wirken erschöpft, und Irma sagt, dass ihr Geduldsfaden gerissen sei.

Das Paar bringt mir aus einer anderen Therapie eine Genogrammanalyse in die erste Stunde, die aufzeigt, dass die Frau als »typische Älteste« von zwei Kindern einer städtisch-schweizerischen Arztfamilie überverantwortlich sei und der Mann als »typischer Jüngster« von drei Geschwistern aus einer deutschen Arbeiterfamilie überangepasst und unterverantwortlich für seine persönliche Lebensgestaltung. Sobald ihm ein sicherer Rahmen für die Entwicklung seiner kreativen Arbeit fehle, ziehe er sich zurück. Diese Beziehungskonstellation, so meinen sie, sei in ihrem Alter nicht mehr zu ändern. Die Stimmung der beiden ist entsprechend resigniert. Irma wirkt wütend, auch auf mich, die ich es sicher auch nicht schaffe, ihren Mann in Bewegung zu setzen. Hans begegnet mir freundlich-unerreichbar. Ich nehme bei beiden abgrundtiefe Verzweiflung wahr, weswegen es mir leicht fällt, ihnen »warme Tücher« umzulegen. Ich rahme sie emotional mit der Idee, dass ich vermutlich auch nicht herausfinden werde, warum Hans seit einigen Jahren vergessen hat, kreativ zu sein, dass ich aber beide unterstützen möchte, mit den Folgen dieser Situation kreativ umzugehen.

Meine Frage nach Zukunftsszenarien ergibt, dass sich Hans eigentlich nie richtig zu Hause gefühlt hat in der Schweiz oder in der Familie seiner Frau, sich aber mit Fleiß und Anpassung eine gute berufliche Position erschaffen habe, die nun im Eimer sei. Er sitze zu Hause »wie im Knast« und wisse weder ein noch aus. Ich lasse mir von beiden erzählen, wie Hans während der langen Dauer seines chronischen Durchfalls nur noch zu Hause gesessen habe, stets nahe der Toilette, und sich darum dort auch heute am sichersten fühle. Irma hingegen reist gern und war kürzlich wieder drei Wochen bei ihrer Schwester in den Vereinigten Staaten, von wo sie Hans jeden Tag anrief mit der Frage, was er denn heute unternehmen wolle ...

Im dritten Gespräch, nach Irmas USA-Aufenthalt, beklagt sie sich bitter, dass Hans, als Programmgestalter für den lokalen Rotarierclub, passiv auf ihre Rückkehr gewartet habe, damit sie das von ihm zusammengestellte Programm in ihren Computer tippe. Ich bin erstaunt, dass er eine solche Position draußen in der Welt wahrnimmt, und Irma erklärt, dass er das nur mit ihrer Hilfe könne. Hans, als Künstler, weigere sich, mit Computer oder Handy umzugehen, berichtet sie, wozu er zustimmend nickt. Er delegiere alle anfallenden technischen Arbeiten an Irma, die sie erledige, damit er sich nicht noch mehr von der Welt zurückziehe – und damit sitze sie mit ihm in der Falle! Die Begriffe *Knast* und *Falle* werden zu Metaphern für den Verlauf der nächsten Gespräche. Ich schmücke die Metapher aus, indem ich ihnen erzähle, wie die Mäuse in unserem alten Haus es schaffen, sich immer wieder in die Falle zu begeben, nachdem wir sie draußen auf dem Feld daraus befreit hätten. Offensichtlich sei ihnen die Wärme und das Futter im Haus lieber als die Freiheit in der Natur, welche Kampf ums Überleben bedeute. Hans nickt fröhlich zu meiner Geschichte, während Irma irritiert blickt.

Dann schauen wir zusammen ein Stück zum Thema Knast aus einem wunderbaren Film von Jim Jarmusch an: »Down by Law«, in welchem Roberto Benigni in einer Gefängniszelle mit Kreide ein Fenster an die Wand malt – eine eindrückliche Metapher für die Freiheit der Fantasie, welche »Mauern und Ketten« entzweireißen kann, auch wenn man den Weg ins Freie noch nicht findet. Genauso wie die Mäuse in unserem Haus und wie Roberto Benigni und seine Kollegen im Knast, fühle sich Hans, sagt er: geschützt, aber eingeengt. Bloß fehle ihm die Kreide, um ein Fenster auf seine eigene Gefängnismauer zu zeichnen … und die Mäusefalle im Haus sei wirklich sicherer als die freie Wildbahn. Bevor Irma resigniert sagen kann: »Sehen Sie, so ist er!«, hole ich ein Stück Kreide für ihn im Nebenraum.

Das Verharren in Langeweile oder Chaos sei manchmal wichtiger als der schnelle Wandel, erkläre ich, aber bei guter Führung komme es auch vor, dass Gefangene vorzeitig entlassen würden, statt lebenslang einzusitzen. Dann lasse ich mir die Familiengeschichten der beiden zu den Themen Sicherheit und Geborgenheit erzählen und frage erst am Rande und nebenbei nach ihren Erfahrungen mit den Flügeln der Autonomie, die es ihnen über Jahrzehnte ermöglicht haben, gut und kräftig in die Welt hinaus zu fliegen. Hans berichtet stolz, wie sehr seine einfache Herkunftsfamilie ihm Sicherheit und Geborgenheit vermittelt habe, damit er in die Schweiz fliegen konnte, während Irma ihre Autonomie sozusagen aus eigenen Stücken, ohne einen sicheren Halt, erschaffen musste. Es gibt (noch) kein Happy End zu dieser Geschichte, aber das Paar ist mit mir zusammen auf einem guten Weg.

Ich möchte mit der kurzen Fallskizze Jürgen Kriz danken dafür, dass er mir Fenster geöffnet hat auf therapeutische Möglichkeiten, Menschen über Chaos und Angst, statt über verhärtende Ordnungen, Perspektiven für den Ausbruch aus ihrem Gefängnis zu eröffnen. Das Verstehen der Vielstimmigkeit ihrer Grundmelodien hilft dabei manchmal, dass sie eigene Fenster öffnen und hinüberwandern in eine nuancenreichere Welt.

Literatur

Douglas, M. (1981): Ritual, Tabu und Körpersymbolik. Frankfurt a. M.

Fivaz-Depeursinge, E.; Corboz-Warnery, A. (2001): Die primäre Triade. Heidelberg.

Imber-Black, E.; Papp, P. (1996): Familienthemen: Übergänge und Wandel. System Familie 9: 12–21.

Kriz, J. (1997): Chaos, Angst und Ordnung: Wie wir unsere Lebenswelt gestalten. Göttingen.

Welter-Enderlin, R. (1998): Deine Liebe ist nicht meine Liebe. Partnerprobleme und Lösungsmodelle aus systemischer Sicht. Freiburg.

Welter-Enderlin, R. (2003): Paare – Leidenschaft und lange Weile. Freiburg.

Welter-Enderlin, R.; Hildenbrand, B. (1996): Systemische Therapie als Begegnung. Stuttgart.

Welter-Enderlin, R.; Hildenbrand, B. (Hg.) (1998): Gefühle und Systeme. Die emotionale Rahmung beraterischer und therapeutischer Prozesse. Heidelberg.

Bruno Hildenbrand

Die Therapie im Zeitalter ihrer technischen Reproduzierbarkeit: Prolegomena zu einer Kritik der Leitlinien-Politik

Persönliche Vorbemerkungen

Am Rande eines Treffens zur Entwicklung von Leitlinien zur Paar- und Familientherapie in Frankfurt setzten Jürgen Kriz und ich uns zusammen, und wir waren der Überzeugung, dass die Entwicklung der Systemischen Therapie dringend einer Formulierung von Qualitätsstandards für Falldarstellungen bedürfe. Dass wir im Kontext von Leitliniendebatten auf diese Idee kamen, ist Zeichen für unsere Haltung Leitlinien gegenüber: Nicht die fallabgehobene Standardisierung von therapeutischem Vorgehen wird die Systemische Therapie und die Familientherapie weiterbringen, sondern die Orientierung am Fall, die gleichwohl auf Standards basiert und den Fall in der Dialektik von Allgemeinem und Besonderem lokalisiert.

Zu einer solchen Ausarbeitung ist es bisher nicht gekommen. Vergessen habe ich dieses Gespräch jedoch nicht, und das hängt mit einem einfachen biografischen Umstand zusammen: Ich war überrascht und fasziniert davon, einem Kollegen in einem Kontext zu begegnen, der so völlig unterschieden war von jenem Kontext, in welchem ich mit Jürgen Kriz (nicht leibhaftig, sondern vermittelt über einen Text) erstmals – ich muss das Wort hier wirklich verwenden – konfrontiert war. Denn als Student der Soziologie hatte ich das Buch des nur fünf Jahre Älteren und ungleich Erfolgreicheren zu lesen, welches hieß: Statistik in den Sozialwissenschaften. Mit dieser Thematik stand ich damals auf Kriegsfuß, und das Buch hat mir geholfen, die entsprechenden Leistungsnachweise zu erwerben.

In Frankfurt begegnete ich einem ganz anderen Kriz, wie gesagt, nämlich einem Kollegen, der – anders als in der Statistik üblich – es für wert befand, mit mir über den Einzelfall als Eckstein systemtherapeutischer Theoriebildung nachzudenken. Als Prolegomena zu diesem Projekt will ich nun folgende Überlegungen vorstellen und damit wieder die Initiative ergreifen.

Grundlagen systemischer Therapietheorie: die soziologische Professionalisierungstheorie

Zunächst soll die theoretische Grundlage skizziert werden, auf die folgende Überlegungen sich stützen. Es handelt sich um die soziologische Professionalisierungstheorie. Die erste Frage lautet: Was ist der materiale Grund für die Ausbildung von Professionen? Die »alten Professionen«, so schreibt Luhmann in Anlehnung an Parsons, »haben sich gebildet zur Hilfe bei ungewöhnlichen Lagen, vor allem Lebensrisiken, angesichts von Tod, nicht eindämmbarem Streit. Sie beschaffen Sicherheit und Problemlösungen durch spezialisierte Techniken des Umgangs mit solchen Problemen« (Luhmann 1975, S. 139). Die alten Professionen befassen sich, folgen wir Parsons (1973), mit allgemeinen Ebenen menschlicher praktischer Interessen. Zu ihnen gehören das Ingenieurwesen (hier: einschließlich der Architektur[1]), die Medizin und das Recht. Ihr Gegenstand ist jeweils die Wiederherstellung von Integrität. Beim Architekten betrifft dies die biologische Ebene, beim Juristen die Ebene von Gerechtigkeit und Interessenausgleich, beim Arzt die Ebene der biopsychosozialen Integration.

Bei Professionen sind demnach zwingend zwei universale Wertbezüge im Spiel: zum einen die Gewährleistung der somato-psycho-sozialen Integrität der je konkreten Lebenspraxis (Person, Familie, größere Gemeinschaften), zum anderen die

---

1   Dies ist umstritten. Oevermann schließt das Ingenieurwesen ausdrücklich aus, warum, wird noch deutlich werden. Die Architektur schließt er aber ausdrücklich ein.

Gewährleistung von Gerechtigkeit im Zusammenleben des vergemeinschafteten Verbandes (Rechtspflege). Beide Foci werden erst dann thematisch, wenn die Lebenspraxis in eine Krise geraten und gescheitert ist (Oevermann 2001). Die Lebenspraxis kann dann diese Krise selbst nicht mehr bearbeiten und muss sie an eine methodisch gesicherte Expertise der stellvertretenden Problemlösung delegieren. Hier kommt die Wissenschaft ins Spiel. Für die Anwendung wissenschaftlich methodisierten Wissens auf die Bewältigung von Problemen der Lebenspraxis sieht Oevermann zwei Modelle: *Die ingenieuriale Wissensanwendung* verfährt subsumtionslogisch und nomologisch-deduzierend. Bei genuinen Krisenkonstellationen der Lebenspraxis jedoch, die prinzipiell nicht standardisierbar ist, greift die ingenieuriale Wissensanwendung nicht. Stattdessen wird hier in Form eines Arbeitsbündnisses *Autonomie an die Profession delegiert*. Dies stellt insofern ein Paradox dar, als ja die Wiederherstellung der Klientenautonomie das Ziel professionellen Handelns ist.

Bezogen auf unser Thema handelt es sich bei ingenieurialen Wissensanwendung um eine solche, die dringend auf standardisierende Leitlinien angewiesen ist. Dem gegenüber steht ein professionelles Handeln, das am Fall orientiert ist. Es ist dieses Handeln, das sich im Wesentlichen über Falldarstellungen weiter entwickeln kann.

Hier wird ein Spannungsfeld skizziert zwischen der Standardisierung, die auf den Prämissen einer klassisch-mechanischen Logik basiert, die Kriz (z. B. in diesem Band) mit den Begriffen »Fremdorganisation«, »Determinismus«, »Stabilität«, »lineare Ursache-Wirkungsrelation«, »ahistorisch« bezeichnet. Dagegen passt die einer Position des individuellen Fallverstehens entsprechende Logik eher zu den Prämissen eines systemisch-dynamischen Weltverständnisses, von Kriz in Anlehnung an Wolfgang Metzger wie folgt skizziert (vgl. die Tab. 1 von Kriz, i. d. Bd.):
- Selbstorganisation,
- Wahlfreiheit,
- Instabilität,

- zirkuläre Kausalität,
- nicht-lineare Relation zwischen Ursache und Wirkung,
- Geschichtlichkeit.

Im folgenden Abschnitt wird diese Spannung durch einen Exkurs in einen ganz anderen Bereich illustriert, nämlich durch einen Blick auf Walter Benjamins Theorie des Kunstwerks.

Ein Blick aus anderer Warte: Walter Benjamins Theorie des Kunstwerks

Im Jahr 1935 veröffentlicht Walter Benjamin einen Essay mit dem Titel: »Das Kunstwerk im Zeitalter seiner technischen Reproduzierbarkeit«. Hintergrund seiner Ausführungen ist die Frage des Verhältnisses von Tradition und Moderne, bezogen auf die Kunst. Benjamin setzt sich mit der Frage auseinander, was geschieht, wenn die etablierten Künste (»Kräfte des Alten«) konfrontiert werden mit neuen Medien, namentlich Fotografie und Film. Seine These lautet: Dort, wo es möglich wird, ein Kunstwerk zu kopieren, verliert es seine *Aura*. Dass es eine Aura gibt, wird also erst deutlich, wenn es technische Möglichkeiten der Reproduzierbarkeit gibt. Boris Groys (2000) formuliert seine eigene These, der zufolge »die Aura, wie sie bei Benjamin beschrieben ist, erst durch die moderne Technik des technischen Reproduzierens entsteht – das heißt, sie entsteht gerade in dem Moment, in dem sie verloren geht.« Die Aura selbst ist damit ein Produkt der Moderne, indem sie sich erst in der durch die Moderne ermöglichten Negation zeigt.

Was aber versteht Benjamin unter der »Aura«? Die Aura ist konstitutiv für die Schönheit des Kunstwerks, aber sie lässt sich, so erscheint es bei der Lektüre des Essays, nicht in klare Worte fassen. Zunächst geht Benjamin davon aus, dass ein Kunstwerk etwas Einzigartiges ist. Als solches Einzigartiges, als Original, muss der Betrachter zum Kunstwerk kommen: »Wenn man sich zu einem Kunstwerk begibt, ist es ein Original. Wenn man das Kunstwerk zwingt, zu einem zu kommen, ist es eine Kopie«

(Groys in einer Umschreibung der entsprechenden Ansicht von Benjamin). Die Einzigartigkeit des Kunstwerks ist aus der Sicht von Benjamin in seiner ursprünglichen Einbettung in ein Ritual begründet:»Die ältesten Kunstwerke sind, wie wir wissen, im Dienst eines Rituals entstanden, zuerst eines magischen, dann eines religiösen. Es ist nun von entscheidender Bedeutung, daß diese auratische Daseinsweise des Kunstwerks niemals durchaus von seiner Ritualfunktion sich löst.« Und weiter: »*Der einzigartige Wert des ›echten‹ Kunstwerks hat seine Fundierung im Ritual, in dem es seinen originären und ersten Gebrauchswert hatte*« (Benjamin 1963, S. 16, kursiv im Original). Somit erhält die Aura eine religiöse Qualität. Jedoch findet hier eine Transformation statt:»Mit der Säkularisierung der Kunst tritt die Authentizität an die Stelle des Kultwerts« (S. 17).

In einer Fußnote kommt Benjamin zu einer näheren Bestimmung der Aura. Sie soll in ganzer Länge wiedergegeben werden:

»Die Definition der Aura als einmalige Erscheinung einer ›Ferne, so nah sie sein mag‹, stellt nichts anderes dar als die Formulierung eines Kultwerts des Kunstwerks in Kategorien der raum-zeitlichen Wahrnehmung. Ferne ist das Gegenteil von Nähe. Das *wesentlich* Ferne ist das Unnahbare. In der Tat ist Unnahbarkeit eine Hauptqualität des Kultbildes. Es bleibt seiner Natur nach ›Ferne, so nah es sein mag‹. Die Nähe, die man seiner Materie abzugewinnen vermag, tut der Ferne nicht Abbruch, die es nach seiner Erscheinung bewahrt« (Benjamin 1963/1935, S. 16). Zur Einbettung in ein Ritual, die die Einzigartigkeit des Kunstwerks ausmache, tritt somit ein zweites Bestimmungsmoment – die Ferne. Damit ist nicht einfach eine räumlich auszumessende Distanz gemeint, sondern eine Distanz im Sinne einer Unüberbrückbarkeit, die das Moment der Einzigartigkeit radikalisiert.

Was ist für Walter Benjamin das Gegenstück zur Aura?

Aura vs.   – Künstlichkeit
              – Käuflichkeit
              – Konsumierbarkeit
              – Flüchtigkeit
              – Wiederholbarkeit

Bertolt Brecht konnte mit dieser Bestimmung der Aura nichts anfangen. In sein Journal Dänemark trägt er am 28. Juli 1938 ein: »Die Erwartung, daß, was man anblickt, einen selber anblickt, verschafft die Aura … Alles Mystik, bei einer Haltung gegen Mystik« (Brecht 1994, S. 315).

Ähnlich sieht es Adorno. Wolfgang Lange schreibt, dass es sich für Adorno bei der Aura »um ein ›vergessenes Menschliches‹ handele, um das, was im Zuge der Verdinglichung aller Verkehrsverhältnisse verdrängt worden sei und wenn überhaupt, dann höchstens noch im autonomen Kunstgebilde aufscheine: das Einzigartige, das in jeder wahrhaft zwischenmenschlichen Situation zu finden ist« (Lange 2000, S. 1177).

Der Bezug auf das Humane als Begegnung (durchaus im Sinne Martin Bubers) wird von Benjamin jedoch auch selbst hergestellt. So lässt Benjamin für die frühe Fotografie, vor allem für die Porträtfotografie, den Status des Kunstwerks insofern gelten, als hier die Aura noch bestand: »Im flüchtigen Ausdruck eines Menschengesichts winkt aus den frühen Photographien die Aura zum letzten Mal« (Benjamin 1963, S. 21).

Das Kunstwerk und die Therapie: Was haben sie gemeinsam?

Welchen Sinn kann es haben, die Ausführungen von Walter Benjamin über die Aura im Kunstwerk zum Ausgangspunkt für Überlegungen zur Therapie zu nehmen?

Erstens: als Metapher und Ideengeber. So weisen die Beschreibung des Kunstwerks als Einzigartiges und die Bestimmung dieser Einzigartigkeit als Abstand hin auf die Einzigartigkeit des therapeutischen Prozesses, wodurch nicht nur (vgl. die Bestimmung von Adorno) wirtschaftliche Verwertung mit ihrem Verdinglichungscharakter ausgeschlossen wird, sondern auch jeder Standardisierung in Diagnostik und Therapie enge Grenzen gezogen sind. Robert Walser drückte diesen Umstand (als Patient) in dem Satz aus: »Niemand ist berechtigt, sich mir gegenüber so zu benehmen, als kennte er mich.«

Zweitens aber hat Benjamin in seinem Essay an drei Stellen auf Professionen verwiesen, um seine Gedanken zu verdeutlichen. Er selbst legt also eine Spur zur Therapie als Profession. Schauen wir uns zunächst diese drei Stellen an:

Auf Seite 15, in einer Fußnote, bringt er folgenden Vergleich: »Nichts gewährleistet, daß ein heutiger Portraitist, wenn er einen berühmten Chirurgen am Frühstückstisch und im Kreise der Seinen malt, dessen gesellschaftliche Funktion genauer trifft als ein Maler des sechzehnten Jahrhunderts, der seine Ärzte repräsentativ, wie zum Beispiel Rembrandt in der ›Anatomie‹, dem Publikum darstellt.« Dieses Beispiel folgt auf eine Stelle im Text, an welcher er über die »gesellschaftliche Bedingtheit des gegenwärtigen Verfalls der Aura« reflektiert. Sie liege darin, dass die Massen heute (also 1935) an Bedeutung zunehmen, dass die Massen überdies das Anliegen hätten, »die Dinge sich räumlich und menschlich ›näherzubringen‹« – was wiederum nur bei der Reproduktion und nicht beim authentischen Kunstwerk möglich ist.

Weiter hinten erfolgt ein noch deutlicherer Verweis auf die Professionen, vor allem die therapeutischen. Hier stellt Benjamin folgende Gleichungsformel auf: Magier und Chirurg verhalten sich wie Maler und Kameramann. Wie soll das gehen? Hier muss Benjamin ausführlicher zitiert werden:

»Der Chirurg stellt den einen Pol einer Ordnung dar, an deren anderem der Magier steht. Die Haltung des Magiers, der einen Kranken durch Auflegen der Hand heilt, ist verschieden von der des Chirurgen, der einen Eingriff in den Kranken vornimmt. Der Magier erhält die natürliche Distanz zwischen sich und dem Behandelten aufrecht; genauer gesagt: er vermindert sie – kraft seiner aufgelegten Hand – nur wenig und steigert sie – kraft seiner Autorität – sehr. Der Chirurg verfährt umgekehrt: er vermindert die Distanz zu dem Behandelten sehr – indem er in sein Inneres dringt – und er vermehrt sie nur wenig – durch die Behutsamkeit, mit der eine Hand sich unter den Organen bewegt. Mit einem Wort: zum Unterschied vom Magier (der auch noch im praktischen Arzt steckt) verzichtet der Chirurg im entscheidenden Augenblick darauf, seinem Kranken von

Mensch zu Mensch sich gegenüber zu stellen; er dringt vielmehr operativ in ihn ein. – Magier und Chirurg verhalten sich wie Maler und Kameramann« (1963, S. 31f.). So ließe sich an dieser Stelle eine Parallele zwischen dem Therapeuten und dem Maler ziehen. Beide handeln als Künstler, indem sie von der Einzigartigkeit des Betrachteten ausgehend mit ihm in Kontakt treten und das Ganze sehen, während der Chirurg, wie der Kameramann, ein »vielfältig zerstückeltes Bild« hat (S. 32).

Schließlich wird auch die Baukunst (in der soziologischen Professionalisierungstheorie zählt die Architektur zu den Professionen) herangezogen. In der Logik von Benjamin bedeutet dies, dass Architekten Kunstwerke mit einer Aura herstellen, darin dem Arzt ähnlich. Baukunstwerke unterscheiden sich aber von Bildkunstwerken insofern, als sie nicht kontemplativ, sondern eher »in einem beiläufigen Bemerken« wahrgenommen werden. Die Aura eines Bauwerks ergibt sich darin, dass sich der das Bauwerk Bewohnende darin heimisch fühlt, ohne über das Bauwerk also solches, das dieses in der Leiblichkeit verankerte Gefühl bewirkt, nachzudenken.

Kurzum: Benjamins Begriff der Aura würde schon als bloße Metapher für die Reflexion aktueller Entwicklungen im therapeutischen Feld viel hergeben, aber darüber hinaus stecken in diesem Aufsatz Überlegungen, die direkt zur Klärung der mit dieser Entwicklung verbundenen Fragen etwas beitragen können.

Die Aura in der Therapie

Daher will ich im Folgenden einige Ideen zur Übersetzung von Benjamins Überlegungen in Fragen therapeutischen Handelns anstellen. Dies geschieht auf der Folie des »Meilener Konzepts systemischen Wissens und Handelns« (vgl. den Beitrag von Welter-Enderlin i. d. Bd.).

Dem Kunstwerk entspricht die Therapie im jeweils konkreten Einzelfall. Eine Aura entsteht dort, wo es zwischen Therapeut und Klient zu einem Fallverstehen in der Begegnung kommt. Darunter verstehen wir im Meilener Konzept (Welter-Enderlin u. Hildenbrand 1996) Folgendes: Zentral am Konzept des Fallverstehens in der Begegnung ist, dass von einer widersprüchlichen Einheit von Personalität und Rollenförmigkeit ausgegangen wird. Einer *Achse der Begegnung* – das heißt affektive Nähe, Empathie, Versprechen auf Kontinuität, Vertrauen und Personalität – steht eine *Achse des Fallverstehens* gegenüber, das heißt reflexive Distanz und Rollenförmigkeit.

Die *Begegnungsachse* wird personal aufgespannt vom Klienten, von einem (typischerweise familialen) Klientensystem einerseits und dem Professionellen, dem Therapeutensystem andererseits. *Begegnung* heißt Dialog und das, was sich im Dialog zwischen Menschen ereignet. Zentrales Medium der Begegnung ist also die Sprache, und zwar im Sinne des »Ins-Gespräch-Kommens«, wie Gadamer formuliert. *Begegnung* betont das Wir gegenüber einem getrennten Ich und Du und stellt modellhaft eine Alternative zu problematischen Interaktionsformen dar, wie sie bei psychosozialen Störungen typischerweise vorkommen. Für die Therapiepraxis ist programmatisch, dass psychosoziale Störungen als Störungen des *Begegnenkönnens* zu lesen sind und dass Heilung als »Heilung durch Begegnung« zu verstehen ist.

Wesentlich an der Begegnungsachse ist, dass die Professionellen selbst in einem je speziellen organisatorischen Kontext zu sehen sind und dass die Klientinnen und Klienten in ihrer je individuellen und familienbezogenen »beschädigten Autonomie« und Geschichte wahrgenommen werden.

Um genau Letzteres zu leisten, das heißt, um die Begegnung *fallverstehend* zu gestalten, wird die affektive Nähe der Begegnung durch reflexive Distanz gebrochen, durch eine Bewegung der Distanzierung, die schon im Wort »Fall« angezeigt wird. Die Distanzierung über methodisch kontrolliertes, rekonstruktives Fallverstehen wirkt dabei einer möglichen Stagnation des therapeutischen Prozesses entgegen. Eine solche Stagnation könnte dadurch entstehen, dass die Therapeutin oder der Therapeut bei ausschließlicher Ausrichtung auf Begegnung zwar gefühlvolle Situationen des quasi-familialen Beisammenseins einrichten könnte, diese aber keine Potenz in Richtung Strukturtransformation, also Heilung hätten. Außerdem dient die Bewegung der Distanzierung im Fallverstehen der Wahrung der funktionalen Rollenförmigkeit der Therapeuten-Klienten-Beziehung.

Hinter der Begegnungsachse liegt die *Wissensachse*. Sie erstreckt sich von theoretischem Wissen und philosophischen Grundlagen zu Handwerksregeln und -techniken. Was jene Regeln und Techniken anbelangt, so ist speziell das methodisch kontrollierte, rekonstruktive Fallverstehen zentral. Es geht dabei um das Erkennen von Handlungs- und Wissensmustern der Klienten, und das stets mit dem Ziel, gemeinsam mit den Hilfesuchenden neue Handlungs- und Wissensmuster zu entwickeln und sie bei ihnen lebenspraktisch zu festigen.

Welche Eigenschaften muss eine Therapie aufweisen, damit sie dem entspricht, was Benjamin unter »Reproduzierbarkeit des Kunstwerks« versteht? Sie muss Leitlinien unter Absehung vom Einzelfall folgen, unabhängig vom Einzelfall Kurzzeitverfahren propagieren, manualisiertes Vorgehen fordern und vollmundig versprechen, lösungsorientiert zu arbeiten, als ob es ernst zu nehmende Therapieformen gäbe, die nicht an der Lösung von Problemen orientiert wären, die im Rahmen von Lebenskrisen von Klienten auftreten. Und auch dort, wo Therapie als Show auf der Bühne oder im Fernsehen betrieben und somit veröffentlicht wird, kann eine Aura nicht entstehen.

Qualitätsstandards für Falldarstellungen heute?

Im letzten Abschnitt habe ich mehr oder weniger den Mainstream der aktuellen Therapieszene kritisch skizziert. Die Tendenz geht dahin, dass Therapie zunehmend standardisiert wird und dort, wo sie diesem Prozess nicht unterliegt, allerlei seltsame Wendungen nimmt, die jeweils ihr eigenes Publikum finden, welches sich über kurz oder lang in einer Symbiose von Therapeuten und Klienten zur Sekte zusammenzufinden droht. Professionelles Handeln wird in Zukunft immer weniger von den Strukturen bestimmt werden, die Parsons und Oevermann herausgearbeitet haben. Es wird, so steht zu befürchten, in absehbarer Zeit in der Regelgesundheitsversorgung Geschichte sein. Nur noch jene, die es sich leisten können, werden Therapeutinnen und Therapeuten finden, die sich professionellen Standards im Sinne eines »Fallverstehens in der Begegnung« verpflichtet haben. Die anderen werden als »cases« dem jeweiligen »management« unterzogen werden.

Hat es da noch einen Sinn, über Kriterien für Falldarstellungen zur Weiterentwicklung professionellen Handelns nachzudenken? An dieser Stelle kommt mir Dr. Rieux aus »Die Pest« in den Sinn: Es ist der Camus-spezifische Mythos von Sisyphus, dem zufolge man sich Sisyphus als einen glücklichen Menschen vorzustellen habe, der Dr. Rieux auf die Vorhaltung, seine Siege gegen die Pest (!) würden immer nur vorläufige sein, sagen lässt: »Immer, das weiß ich. Das ist kein Grund, den Kampf aufzugeben« (Camus 1998, S. 147).

Literatur

Benjamin, W. (1963): Das Kunstwerk im Zeitalter seiner technischen Reproduzierbarkeit. Frankfurt a. M.

Brecht, B. (1994): Journal Dänemark, Eintragung vom 25. 7. 1938. Große kommentierte Berliner und Frankfurter Ausgabe Bd. 26. Berlin/Frankfurt a. M., S. 315.

Camus, A. (1998): Die Pest. Reinbek.

Groys, B. (2000): Die Geburt der Aura – Variationen über ein Thema Walter Benjamins. NZZ Nr. 264, 11. /12. 11. 2000.

Lange, W. (2000): Kunst und Medien nach Walter Benjamin. Merkur Jg. 54 (12): 1172–1182.

Luhmann, N. (1975): Soziologische Aufklärung 2 – Aufsätze zur Theorie der Gesellschaft. Opladen.

Oevermann, U. (2001): Bewährungsdynamik und Jenseitskonzepte – Konstitutionsbedingungen von Lebenspraxis. In: Schweidler, W. (Hg.), Wiedergeburt und kulturelles Erbe. Sankt Augustin, S. 289–338.

Parsons, T. (1973): The university and the applied professions: The professional schools. In: Parsons, T.; Platt, C. H. (Hg.), The American University. Cambridge, Mass., S. 225–266.

Welter-Enderlin, R.; Hildenbrand, B. (1996): Systemische Therapie als Begegnung. Stuttgart.

Günter Schiepek

Synergetisches Prozessmanagement – ein Beitrag zu Theorie und Praxis der Psychotherapie

Vorbemerkung

»Es gibt zweifellos eine große Anzahl von ›Schulen‹ mit unterschiedlichen Theorien und Konzepten im Bereich der Klinischen Psychologie. Diese Schulen stellen jeweils ganz bestimmte Aspekte ins Zentrum ihrer theoretischen und praktischen Arbeit und treffen damit aus dem großen Spektrum möglicher klinischer Phänomene ... eine spezifische Auswahl. Obwohl die Entscheidungsgründe für die jeweilige Auswahl meist mehr in der persönlichen Biographie des ›Schulengründers‹ als in einer differenzierten Auseinandersetzung mit alternativen Möglichkeiten zu finden sind, ist unbestreitbar, daß alle großen, seriösen Schulen ihren Beitrag zum Verständnis menschlichen Seins und von Prozessen der Veränderung ... geleistet haben. Daraus ergibt sich die Forderung, daß ein Ansatz mit dem Anspruch, ›klinisches Geschehen‹ zu erklären, alle zentralen Phänomene rekonstruieren können muß, die von den unterschiedlichen Schulen jeweils thematisiert werden.

Ich habe daher nie Zweifel daran gelassen ..., daß ein systemischer Ansatz, der klinische Prozesse beschreiben und erklären will, letztendlich Aspekte wie angeborene Strukturen, biochemische und neuronale Prozesse, physische Konstitution, Körperhaltung und muskuläre Panzer, Prozesse der Informationsverarbeitung und des Gedächtnisses, familiäre Interaktionsstile, ökonomische Situation, soziale Werte und Normen (um nur wenige zu nennen) weder ignorieren noch verleugnen darf«.

Dieses Zitat stammt aus der Vorbemerkung zu einer für mich wegweisenden Arbeit von Jürgen Kriz aus dem Jahr 1989, in der er eine Computersimulation von Beziehungsmustern beschreibt. Mithilfe von nichtlinearen Differenzengleichungen modelliert er darin sowohl die Dynamik eines kollusiven Musters in einer Dyade als auch die Entwicklung (einschließlich einer therapeutischen Intervention) eines triangulierten familiären Beziehungssystems. Analog zur Ökologie, namentlich zur Populationsdynamik, welche das (positive oder negative) Wachstum von Tierpopulationen mit einem Set von Gleichungen beschreibt und auf diesem Weg nichtlineare Wechselwirkungen ins Spiel bringt, modelliert Kriz einzelne Verhaltenskategorien mit jeweils einer Gleichung. Die Verhaltenskategorien (beispielsweise Problemverhalten des Kindes, Konfliktverhalten, helfendes Verhalten oder »neutrales« Verhalten von Mutter und Vater) sind dann als Funktion jeweils ihrer selbst (im Sinne eines autokatalytischen Effekts) oder anderer Verhaltenskategorien (derselben Person oder des Interaktionspartners) aufzufassen, womit sich ein rekursives, dynamisches System ergibt. Hatten Harald Schaub und ich etwa zur gleichen Zeit in Bamberg an Computersimulationen klinischer Phänomene (namentlich der Entwicklung und Therapie depressiver Verhaltensmuster) auf der Grundlage von Produktionssystemen gearbeitet, so eröffnete die Nutzung nichtlinearer Differenzengleichungen plötzlich neue Wege. Der Bezug zu einem klaren mathematischen Formalismus war ebenso hergestellt wie zur Synergetik Herrmann Hakens (z. B. 1983, 1990), die für Jürgen Kriz wie für mich zu einem Leitparadigma des Denkens und des empirischen Arbeitens wurde. Die Dynamik von Ordnungsparametern konnte in Form von Gleichungssystemen in Abhängigkeit von den eingeführten Kontrollparametern modelliert, systematisch variiert und simuliert werden – eine kreative Leistung erster Güte. In der Folge experimentierten wir dann auch selbst mit nichtlinearen Differenzengleichungssystemen zur Modellierung schizophrener Langzeitverläufe (Schiepek u. Schoppek 1991; Schiepek et al. 1992), einer atypischen Psychose (Schoppek u. Schiepek, unveröff.) oder der

Paardynamik von Menschen mit Suchtverhalten (Droste et al. 1998).

Evidence Based Psychotherapy – jenseits der Schulen

Als ich vor kurzem den besagten Forschungsbericht (Kriz 1989; vgl. Kriz 1990b, 1992a) noch einmal zur Hand nahm, stellte sich das Gefühl der Faszination für diese Pionierleistung wieder ein. Die im Vorfeld einer Simulation erforderliche qualitative Modellierung der Systemzusammenhänge, die mathematische Stringenz von Gleichungen und die Durchführbarkeit von Modelltestungen sprechen noch heute für die theoretische Nützlichkeit nichtlinearer Gleichungssysteme – auch wenn aktuell der Boom der Modellierung etwas nachgelassen und zwischenzeitlich die (bereits wieder verblassende) Metapher der neuronalen Netze noch mehr Furore gemacht hat.

Dennoch blieb ich – mehr als beim ersten Lesen – an der Vorbemerkung hängen. Sie bringt Entwicklungen auf den Punkt, die sich erst in den Folgejahren zu entfalten begannen, ja zum Teil erst in der aktuellen Gegenwart richtig an Konturen gewinnen.

In diesem Zitat wird auf die Begrenztheit der einzelnen Therapieschulen hingewiesen (mit einer Formulierung übrigens, die sich in ähnlicher Weise später bei Grawe wiederfindet, z. B. 1995, 1998). In der Tat versuchen wir heute aus der Engführung einzelner Schulen zu entkommen, wobei es durchaus unterschiedliche Vorstellungen dazu gibt, wie man das bewerkstelligen könnte. Eklektizismus (Garfield 1995) oder Allgemeine Psychotherapie beziehungsweise Psychologische Therapie (Grawe 1998) gehören dazu. Sicher hat auch ein informierter Überblick über die einzelnen Schulen, wie er von Jürgen Kriz seit 1985 in neuen und verbesserten Auflagen vorgelegt wurde (»Grundkonzepte der Psychotherapie«), zu dieser Überwindung konzeptioneller, ja ideologischer Enge beigetragen.

Während wir uns aus der Schulenbindung befreien wollen, befinden wir uns in eklatantem Widerspruch hierzu in einer

Rechtslage, welche die wissenschaftliche Legitimation praktischen Handelns über die Zugehörigkeit der Therapeutin, des Therapeuten zu einer bestimmten Schule definiert. Nimmt man den Stand des Wissens in der Psychotherapieforschung ernst, müsste sich die Wissenschaftlichkeit, das heißt die Effektivität ebenso wie die relativ rationale Rechtfertigung des konkreten Vorgehens (Westmeyer 1984) aber in der konkreten Praxis erweisen. Techniken und Methoden, über welche sich Therapieschulen ja in der Regel definieren, erklären nur einen geringen Teil der Ergebnisvarianz von Psychotherapie (für einen Überblick über Metaanalysen s. Wampold 2001). Demgegenüber tragen die Qualität der therapeutischen Beziehung sowie State- und Traitvariablen des Klienten wie des Therapeuten erheblich mehr zum Behandlungserfolg bei (beispielsweise Motivation, Engagement und Prozessinvolviertheit des Klienten; Kompetenz, Glaubwürdigkeit und Sensibilität des Therapeuten). Hinzu kommen Aspekte der strukturellen Passung (etwa zwischen den subjektiven Theorien und Werten des Klienten und dem Veränderungsmodell des Therapeuten), der zeitlichen Synchronisation (zwischen dem Entwicklungsprozess des Klienten und dem therapeutischen Vorgehen), des Behandlungskontextes (Versorgungssystem) und vor allem Aspekte des Lebensumfelds des Klienten (Familie, Partnerschaft, Beruf, soziale Netzwerke).

Fazit: Prozess und Erfolg von Psychotherapie müssen dort erfasst werden, wo diese stattfindet, nämlich in der konkreten Praxis (sei es stationär oder ambulant) und in der Lebenswelt der Klientinnen und Klienten. Eine Profession, die ihr Tun als »evidence based« ausweisen möchte, kann sich vor diesem Hintergrund nicht auf Studien verlassen, die in ganz bestimmten Settings (zum Beispiel Forschungseinrichtungen) durchgeführt wurden – selbst dann nicht, wenn es einzelne Parallelen zwischen den Merkmalen der Studie und den Merkmalen der Praxis gibt (z. B. die Anwendung bestimmter Techniken oder die Zugehörigkeit der Klienten zu bestimmten Diagnosen). Eine kontinuierliche Selbstoptimierung der Praxis und die Evidenz der Wirksamkeit müssen vielmehr datenbasiert und flächendeckend erfolgen – sie müssen Teil der Routinepraxis und der professionellen Identität werden. Die entsprechende Computertechnik steht inzwischen zur Verfügung. Es handelt sich um eine Software, die eine plattformunabhängige Eingabe (mit Palm-PDA, Handheld PC, Intranet oder Internet) mit flexibel austauschbaren Items und Fragebögen (sowie anderen Datenarten) in sehr benutzerfreundlicher Form bereithält. Es sind praktisch beliebig viele parallele Eingaben möglich. Die Auswertung ist im Modulen organisiert, wobei zwischen Effektivitätsbeurteilungen (Vergleiche zwischen Pre-, Post- und Follow-up-Messungen) und Prozessanalysen unterschieden wird. Prozessdaten auf der Basis kontinuierlicher Dateneingaben (beispielsweise einmal täglich) können auch im Sinne eines Real-Time-Monitorings durchgeführt werden, womit ein ständiges Screening nach dynamischen Merkmalen möglich und zur Prozessgestaltung und Behandlungsplanung verwendbar ist (Institut für Medizinische Informatik, Universitätsklinikum der RWTH Aachen). Jede Therapie wird damit zu ihrer eigenen Prozess-Outcome-Studie. Aggregationen nach verschiedensten Prozess-, Personen-, Setting- oder Ergebnismerkmalen sind möglich.

Eine computerbasierte Erfassung und Analyse von Prozessen erlaubt es, dynamische Eigenschaften des Therapieverlaufs spezifischer zu berücksichtigen. Wenn Therapie die Förderung selbstorganisierender Prozesse sein soll, dann ist dies notwendig. Das Adjektiv »systemisch« wird vor diesem Hintergrund weitgehend synonym mit »dynamisch«. Dass dabei an die Dynamik eines bio-psycho-sozialen Systems – mit verschiedensten vernetzten Prozessen und Teilsystemen, die sich mit unterschiedlicher Eigendynamik und auf unterschiedlichen Zeitskalen entfalten – gedacht ist, macht Jürgen Kriz in seiner »Vorbemerkung« deutlich. Er nennt »... angeborene Strukturen, biochemische und neuronale Prozesse, physische Konstitution, Körperhaltung und muskuläre Panzer, Prozesse der Informationsverarbeitung und des Gedächtnisses, familiäre Interaktionsstile, ökonomische Situation, soziale Werte und Normen« und weist allein dadurch Psychotherapie als interdisziplinäres Projekt aus. Eine reine »Psychologische Therapie« wäre ebenso eng wie eine rein »Medizinische (Psycho-)Therapie« oder eine »Sozio-(logische) Therapie« – wir liefen Gefahr, die sich auflösende Engführung durch Schulen nun auf der Ebene von Fachdisziplinen erneut zu reproduzieren (ich benutze daher im Titel dieses Beitrags den eingeführten Begriff »Psychotherapie« ohne jeden spezifizierenden Zusatz).

Wenn sich das Projekt einer transdiziplinären Professionalisierung der Psychotherapie als kompetente Unterstützung von Entwicklungsprozessen komplexer bio-psycho-sozialer Systeme unter Einschluss eines kontinuierlichen, datenbasierten Prozess- und Outcome-Monitorings realisiert, dann ist das systemische Programm eingelöst. Es bedarf keiner speziellen Betonung mehr, dass dies besonders »systemisch« sein soll. Die »systemische« Schule (oder das durch unspezifische »Familienähnlichkeit« zusammengehaltene Bündel von Ansätzen, die sich so nennen) könnte sich ebenso beruhigt auflösen wie alle anderen Schulen.

Bemerkenswert ist, dass Jürgen Kriz in dem hier ausgewählten Zitat (ebenso wie an anderen Stellen im Zusammenhang mit seiner »Personenzentrierten Systemtheorie«, z. B. Kriz 1987, 1988, 1990a) auf eine ganze Reihe neuro- und psychobiologischer Prozesse verweist. Diese sind in den letzten Jahren zunehmend Gegenstand einer neurowissenschaftlichen Fundierung des Verständnisses von Lern- und Entwicklungsprozessen geworden. Das sich derzeit rasant anhäufende Wissen um die neuronalen, psychoendokrinologischen und psychoimmunologischen Mechanismen, die nicht zuletzt der Psychotherapie zugrunde liegen (Schiepek 2003), kann keine Schule für sich allein in Anspruch nehmen. Die Verbindung zur Synergetik als Metatheorie von Veränderungsprozessen ist an dieser Stelle besonders eng, denn das Gehirn galt der Synergetik schon immer als Paradebeispiel eines nichtlinearen, selbstorganisierenden Systems, das sich sowohl dem Experiment wie auch der mathematischen Modellierung in besonderer Weise erschließt. Die Dynamik von Kontroll- und Ordnungsparametern kann man in nichtlinearen Neuronennetzen ausgezeichnet studieren (Haken 1990, 1996, 2002; Haken u. Stadler 1990; Kelso 1995).

Synergetisches Prozessmanagement

Nun könnte der Verlust bisheriger Orientierungslinien und Identifikationskerne, welche die Therapieschulen ja zweifellos bereitgestellt haben, zu einem unkontrollierten Eklektizismus des »anything goes« führen. Gerade wenn wir manualisierte Behandlungsprozeduren nicht für kompatibel mit einer adaptiven und flexiblen Prozessgestaltung erachten, wie sie selbstorganisierende Prozesse erfordern, dann könnte diese Gefahr durchaus realistisch sein. Theoretische Stringenz und empiriebasiertes Qualitätsmanagement sollte sich daher mit einer offenen, multimethodalen Praxis verbinden. Wie eine solche Verbindung aussehen kann, wird im Folgenden unter der Bezeichnung *integriertes Synergetisches Prozessmanagement* (SPM) skizziert (s. Abb. 1). Als Prämisse setzt es voraus, dass Psychotherapie nicht mit dem Ziel antritt, menschliches Verhalten von außen zu manipulieren und zu steuern, sondern selbstorganisierende Prozesse eines bio-psycho-sozialen Systems zu unterstützen. Psychotherapie schafft prozessuale Bedingungen für die Möglichkeit von Ordnungsübergängen zwischen Kognitions-Emotions-Verhaltens-Mustern.

Den metatheoretischen Rahmen für das Verständnis solcher Prozesse liefert die Synergetik. Ausgangspunkt ist deren Theoriekern sowie der mathematische Formalismus der Theorie komplexer dynamischer Systeme, auf den sich die Synergetik bezieht und den sie sich zunutze macht. Es ist zu erwarten, dass die Theorieentwicklungen der Psychologie in Zukunft formalisiert durchgeführt und in Computersimulationen umgesetzt werden, womit entsprechende Modelltestungen (welche dynamischen Muster entstehen unter welchen Bedingungen und Parametrisierungen?) und Vorhersagen für empirische Modellüberprüfungen möglich werden (vgl. Kriz 1990b, 1992a, 1997b; Schaub u. Schiepek 1992; Schiepek 1999). Um aber konkrete Spezifizierungen des ebenso formalen wie zunächst abstrakten Theoriekerns für bestimmte Anwendungen zu erzeugen, muss dieser Kern durch Zusatzannahmen, Begriffsexplikationen und phänomenspezifische Bezüge angereichert werden. Erst eine

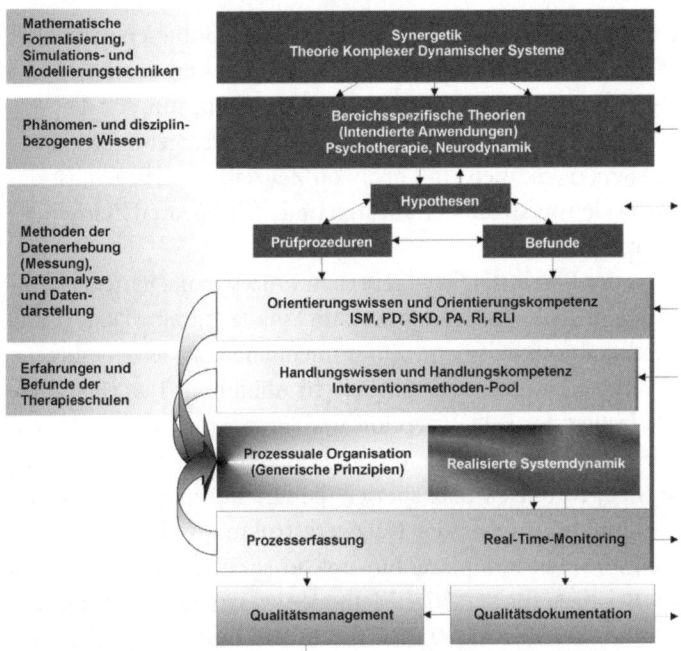

Abb. 1: Struktur und Komponenten des Synergetischen Prozessmanagements mit Bezug auf das Tätigkeitsfeld Psychotherapie
ISM: idiographische Systemmodellierung; PD: Prozessdokumentation; SKD: Stabilitäts- und Kohärenzdiagnostik; PA: Plan- und Schemaanalyse; RI: Ressourceninterview; RLI: Ratinginventar Lösungsorientierter Interventionen.

solche Kernerweiterung führt zu prüfbaren Theorien für intendierte Anwendungen wie psychotherapeutische Veränderungsprozesse, Gruppendynamik, Neurodynamik oder Managementlehre (zur strukturalistischen Theorienauffassung s. Stegmüller 1987; Westmeyer 2002). Hierzu ist ein Zugriff auf phänomenspezifisches Wissen notwendig (empirische Befunde, Hypothesen, Theorien geringerer Reichweite, wie sie in den jeweiligen Fachdisziplinen vorliegen). Nach einer phänomenbezogenen Kernerweiterung ist die Ableitung von Hypothesen möglich, welche nach geeigneten Operationalisierungen und bei Anwendung geeigneter Messverfahren in bestimmten Prüfprozeduren einer Testung unterzogen werden. Die dabei generierten Befunde stützen und festigen die Hypothesen dann oder geben zu Modifikationen oder zu Zweifeln an der jeweiligen Hypothese Anlass. Notwendiges Instrumentarium für die Aufbereitung, Darstellung und Analyse von Messergebnissen, die in der Synergetik meist in Form von Zeitreihen vorliegen, ist das Methodenspektrum der linearen und nichtlinearen Zeitreihenanalyse.

In der Praxis des Synergetischen Prozessmanagements kommen eine Reihe von Verfahren zum Einsatz, die eine Darstellung der Funktionsweise und Zusammenhänge der jeweils interessierenden Systeme ermöglichen. In Abbildung 1 werden diese Methoden der Fallkonzeption und Systemanalyse dem Orientierungswissen und der Orientierungskompetenz des Praktikers zugeordnet, wobei speziell die Orientierung in Bezug auf die Funktionsweise, die Netzwerkstruktur und die Veränderungsprozesse komplexer bio-psycho-sozialer Systeme gemeint ist. Beispiele für derartige Methoden wären die idiographische Systemmodellierung (iSM), die unterschiedliche Teilbefunde und Funktionsaspekte zu einem Netzwerkmodell zusammenfügt (Schiepek 1991), die Methoden der Plan- und Schemaanalyse (PA, Caspar 1996; Grawe et al. 1996), das Verfahren der Konfigurationsanalyse (Identifikation von »States of Mind« eines Patienten, SM; Horowitz 1987) oder die Erfassung von Ressourcen und Ressourcenzuständen (Ressourceninterview, RI, Schiepek u. Cremers 2003). Auch die kontinuierliche Erfassung des Therapieerlebens durch den Patienten mithilfe eines Therapieprozess-Bogens (TPB, Datenerhebung mittels PC oder PDA, Schiepek et al. 2003) kommt hier zum Tragen. Diese und andere Verfahren dienen der Identifikation und Beschreibung von Kognitions-Emotions-Verhaltens-Mustern von Patienten in ihrem Lebensumfeld. Entscheidend ist bei der Beschreibung und Modellierung von Mustern, die im Laufe der Therapie verändert werden sollen, sich über die Grenzen des beobachteten und zu verändernden Systems, über die räumliche und zeitliche Auflösung der Modellbildung und über die betrachtete(n) Systemebene(n) (biologische, psychische, sozial-interaktionelle Ebene) im Klaren zu sein. Auf allen Ebenen und innerhalb unterschiedlicher Systemgrenzen können Prozesse selbstorganisierter Musterbildung beobachtet werden (zum Beispiel in der neuronalen Dynamik eines Patienten oder in der Dynamik seiner Familienbeziehungen), aber mit erheblichen Unterschieden und Konsequenzen für die Fallkonzeption, das Problemverständnis und die Art der therapeutischen Intervention.

Ein wesentlicher Aspekt der Orientierungskompetenz besteht darin, Informationen über dynamische Merkmale selbstorganisierender Prozesse zu erhalten, die ja im Mittelpunkt der therapeutischen Bemühungen stehen. Die computerbasierte Prozesserfassung lässt ein Real-Time-Monitoring zu, das über die Darstellung von Itemverläufen (Rohwerte) und aggregierten Verläufen der Faktoren (Subskalen) hinausgeht. Darstellbar ist der Grad der lokalen (im zeitlichen Sinne) Fluktuationsintensität und Komplexität. Dynamisch angepasste Konfidenzintervalle erlauben dabei eine Abschätzung der statistischen Signifikanz von Komplexitäts- und Fluktuationsschwankungen. Computerbasierte Darstellungen zeigen die Entwicklungen der Zeitreihen (Itemwerte, Faktorenverläufe) und betten sie in dreidimensionale Phasenräume ein. Die Messreihen und die Trajektorien im Koordinatensystem lassen sich je nach Komplexitätsintensität des Gesamtsystems entsprechend einfärben. Auch der Grad der Systemkohärenz und Synchronisation ist während der Entwicklung eines Systems verfolgbar. Diese Analysetools dienen zur Stabilitäts- und Kohärenzdiagnostik eines dynamischen Systems (SKD). Der Messfühler in die Dynamik eines Therapieprozesses muss sich im Übrigen nicht auf subjektive Einschätzungen beschränken. Beliebige andere Informationen (zum Beispiel von Therapeuten oder anderen Bezugspersonen im Umfeld des Patienten, physiologische Daten von kontinuierlich getragenen Vitaport-Geräten, oder Immunparameter) sind prinzipiell ebenso erfassbar und analysierbar (vgl. Fahrenberg et al. 2002). Verfahren des computerbasierten Real-Time-Monitoring sind ein Herzstück des Synergetischen Prozessmanagements, da sie eine datenbasierte Navigation durch die Turbulenzen selbstorganisierter Entwicklungsprozesse eines Systems ermöglichen.

Natürlich müssen Therapeuten ein Repertoire an Interventionsmethoden und spezifischen therapeutischen Techniken zur Verfügung haben, wie sie in entsprechenden Aus- und Weiterbildungen erlernt werden. Jede Therapieschule hat ihren eigenen Pool an Interventionsmethoden, der dort propagiert, begründet und (manchmal) auch evaluiert wird. Insofern Therapeuten auf die Erfahrungen und Befundlage unterschiedlicher Schulen zurückgreifen können, dabei aber auch immer ihre eigenen Präferenzen, ihr persönliches Kompetenzprofil und ihren persönlichen Stil berücksichtigen werden, kann man das Synergetische Prozessmanagement auf der Ebene der Interventionsmethoden – und nur auf dieser! – als eklektisch bezeichnen. Dieses Verständnis von Eklektizismus entspricht hinsichtlich der Prozessorientierung einer Vorstellung, die Mundt und Backenstraß (2001, S. 13) skizziert haben: »Ein sinnvoller Eklektizismus, der über die randomisierten kontrollierten Studien heutiger Provenienz wirklich hinausgeht und im Sinne einer Verallgemeinerbarkeit wissenschaftlich abgesichert ist, müsste eine diagnostische Basis haben, die über die Achse-I-Diagnosen und üblichen Komorbiditätsbestimmungen hinausgeht: Es müssten Patientencharakteristika unterhalb der Persönlichkeitsstörungsschwelle, aktuelle Problembereiche, motivationale Konstellationen, Ressourcen und Coping-Strategien in einer Weise erfasst werden, dass sie zu den zur Verfügung stehenden Therapieansätzen in Bezug gebracht werden können und es müsste zum Zweiten der Therapieprozess als steuernder und korrigierender Faktor mit einbezogen werden.«

Die Wahlfreiheit gegenüber Techniken positioniert das Synergetische Prozessmanagement in eine von den Therapieschulen unabhängige Position, ohne aber auf wertvolle Erfahrungen und Befunde über die Wirkung von Behandlungsmethoden, wie sie innerhalb bestimmter Schulen vorliegen, verzichten zu müssen. Die Unabhängigkeit des Synergetischen Prozessmanagements von klassischen Therapieschulen beruht weiterhin auf der Tatsache, dass die Synergetik als generelle Theorie von Veränderungs- und Innovationsprozessen auf einer erheblich allgemeineren und auch abstrakt-formaleren Ebene ansetzt als übliche Psychotherapietheorien.

Verfügbare Behandlungsmethoden ebenso wie verfügbares Wissen über die Funktionsweise eines Systems sollen nicht allein deswegen angewandt und umgesetzt werden, weil sie eben vorliegen. Nicht das Repertoire und die Kompetenzen oder Präferenzen des Therapeuten bestimmen, was geschieht, sondern der Klient, genauer gesagt, der aktuelle Zustand, in dem sich die Selbstorganisation des Klienten gerade befindet. Zur Orientierung und als Entscheidungsgrundlage für die Auswahl von Techniken dienen folgende Kriterien, die als Bedingungen für Selbstorganisation (Ordnungsübergänge zwischen Kognitions-Emotions-Verhaltens-Mustern) gelten können:

1. Schaffen von Stabilitätsbedingungen (Maßnahmen zur Erzeugung struktureller und emotionaler Sicherheit, Vertrauen, Selbstwertunterstützung),

2. Identifikation von Mustern des relevanten Systems (Identifikation des relevanten Systems, auf das bezogen Veränderungen beabsichtigt sind, Beschreibung und Analyse von Mustern und Systemprozessen),

3. Sinnbezug (Klären und Fördern der sinnhaften Einordnung und Bewertung des Veränderungsprozesses durch den Klienten, Bezug zu Lebensstil und persönlichen Entwicklungsaufgaben),

4. Kontrollparameter identifizieren und Energetisierungen ermöglichen (Herstellung motivationsfördernder Bedingungen, Ressourcenaktivierung, Bezug zu Zielen und Anliegen des Klienten),

5. Destabilisierung und Fluktuationsverstärkungen realisieren (Experimente, Musterunterbrechungen, Unterscheidungen und Differenzierungen einführen, Ausnahmen, ungewöhnliches Verhalten),

6. »Kairos« beachten und Resonanz und Synchronisation ermöglichen (zeitliche Passung und Koordination therapeutischer Vorgehensweisen und Kommunikationsstile mit psychischen und sozialen Prozessen und Rhythmen des Klienten),

7. gezielte Symmetriebrechung vorbereiten (Zielorientierung, Antizipation und geplante Realisation von Strukturelementen des neuen Ordnungszustands),

8. Restabilisierung (Maßnahmen zur Stabilisierung und Integration neuer Kognitions-Emotions-Verhaltens-Muster).

Bei diesen so genannten *generischen Prinzipien* handelt es sich um eng an der Synergetik und ihrer Spezifizierung für psychotherapeutische Prozesse orientierte Bedingungen für das Auftreten selbstorganisierter Ordnungsübergänge. Sie organisieren und begründen die Auswahl spezieller Methoden und Techniken; diese lassen sich danach beurteilen, ob sie zur Realisation eines oder mehrerer dieser generischen Prinzipien funktionell tauglich sind. Mehrere Methoden können hierzu funktionell äquivalent sein, sodass Therapeuten ihre Präferenzen, ihren Erfahrungsschatz und ihren persönlichen Stil Gewinn bringend nutzen können. Es besteht ein mehr-mehrdeutiges Verhältnis zwischen Methoden/Techniken und generischen Prinzipien: Eine Methode dient eventuell der Umsetzung mehrerer generischer Prinzipien, und ein generisches Prinzip realisiert sich in mehreren konkreten Methoden. Das Prinzip der Energetisierung lässt sich beispielsweise durch Methoden der Anliegen- und Zielklärung, die Aktivierung von Ressourcen, die Berücksichtigung persönlicher kognitiv-affektiver Bezugssysteme, die Ermöglichung erster Erfolgserlebnisse verwirklichen.

Methoden und Techniken sind in der Gesamtimprovisation des Prozesses melodischen und rhythmischen Versatzstücken vergleichbar, die sinnvoll eingebaut werden können: dynamische Komponenten einer umfassenden Prozessgestalt. Generische Prinzipien und Theorie fungieren als Verständnis- und Gestaltungsinstrumente, die es erlauben sollen, als beteiligter Mitspieler gestaltend Einfluss zu nehmen, Überblick zu gewinnen sowie den Prozess zu analysieren und zu begründen. In der Prozessgestaltung liegt unseres Erachtens der zentrale Punkt der therapeutischen Kunst und des Expertentums. Generische Prinzipien sollen für diese Prozessgestaltung zugleich Verständnis, Sicherheit und Freiheit ermöglichen, ersetzen aber nicht Er-

fahrung und Intuition. Abbildung 2 zeigt die Begründungs-
und Verweisungszusammenhänge zwischen den beschriebenen
Aspekten des Theorie-Praxis-Brückenschlags.

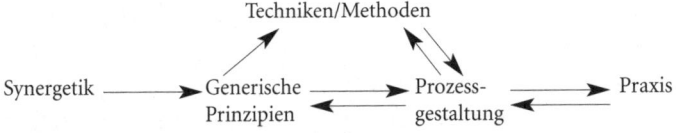

Abb. 2: Die Kenntnis der generischen Prinzipien selbstorganisierender Prozesse kann therapeutisches Handeln organisieren, vereinfachen und begründen; es leitet die Auswahl konkreter therapeutischer Methoden

Die verfügbaren Möglichkeiten und Informationen werden vor
dem Hintergrund der generischen Prinzipien reflektiert und
geprüft, um zu einem optimal patientengerechten, das heißt,
seinem momentanen Entwicklungsstand entsprechenden therapeutischen Angebot zu kommen. Die generischen Prinzipien
dienen somit als Filter und Kriterien für kontinuierliche, adaptive Indikationsentscheidungen. In Abbildung 1 ist deren Filter-
und Screeningfunktion durch die Pfeile symbolisiert, die von
der Prozessdokumentation (Real-Time-Monitoring), der kli-
nisch-diagnostischen Modellierung des Systems (Orientierungswissen auf Grundlage angewandter Assessment-Verfah-
ren) und dem verfügbaren Pool an Interventionsmethoden auf
eben die generischen Prinzipien zulaufen.

Der Klient wird in das Prozessfeedback und in die Auswertung der Verlaufsanalysen aktiv einbezogen. Damit entsteht eine
partnerschaftliche Kooperation, die ihn in die Lage versetzt,
zum Gestalter seiner eigenen Veränderungsprozesse zu werden.
Dies sollte sich in ebenso positiver Weise auf sein Selbstwirk-
samkeitserleben und sein Selbstwertgefühl wie auf die Thera-
piebeziehung auswirken.

Das computerbasierte System, mit dessen Hilfe die Prozessdokumentation und die kontinuierliche Prozessanalyse erfolgen, schließt eine Möglichkeit der Therapieevaluation ein. Zu
im Prinzip beliebigen Zeitpunkten können Fragebögen vorgelegt, Diagnosen eingegeben und soziodemografische und thera-

piebezogene Daten erfasst werden (z. B. bei Behandlungsbeginn, bei Behandlungsende sowie zu Katamnesezeitpunkten). Das Qualitäts- und Prozessdokumentationssystem (QPDplus)[1] bietet über eine generische Lösung dem Anwender die Möglichkeit, je nach Klientel und Evaluationsinteresse andere Fragebögen zu benutzen und die Zusammenstellung der verwendeten Messinstrumente zu verändern.

Die computerbasierte Qualitäts- und Prozessdokumentation (QPDplus) liefert eine Aufzeichnung des Behandlungsverlaufs und des Behandlungsergebnisses jeder einzelnen Therapie, wobei die Einzelfalldaten aggregiert und nach frei wählbaren Kriterien zusammengefasst werden können. Prozess-Outcome-Forschung wird damit in umfassender und in ökologisch valider Weise, nämlich im konkreten Praxissetting möglich. Die Kluft zwischen Praxis und Wissenschaft mag sich auf diesem Weg schließen – nicht nur durch den Transfer von Wissen (Forschungsergebnissen) in die Praxis, sondern durch Einführung einer Technik, die zur Selbstoptimierung der praktischen Tätigkeit beiträgt. Die Ergebnisse und Erfahrungen aus der Qualitäts- und Prozessdokumentation können auf verschiedene Komponenten und Ebenen des SPM-Modells zurückwirken und so nicht nur zur weiteren Verbesserung praktischen Handelns, sondern auch zur Bearbeitung wissenschaftlicher Fragestellungen und zur Prüfung von Hypothesen beitragen (s. die Feedbackpfeile in Abb. 1).

Fazit: Die Synergetik trägt gegenwärtig zu einer schulen- und disziplinübergreifenden Integration des Wissens und Könnens in der Psychotherapie bei. Eine innovative Praxeologie und Technik verändert dabei auch das Verständnis der wissenschaftlichen Fundierung der Praxis.

---

1 Entwicklungs- und Projektgruppe des QPDplus am Institut für Medizinische Informatik des Universitätsklinikums der RWTH Aachen: Dr. Arthur Picht, Dipl.-Phys. Dr. Cordt Spreckelsen, Dr. Stefan Weihrauch, Dipl.-Inf. Simon Kirstein, Prof. Dr. Peter Sommerfeld (FH Solothurn-Olten), Prof. Dr. Günter Schiepek.

Literatur

Caspar, F. (1996): Beziehungen und Probleme verstehen. Eine Einführung in die psychotherapeutische Plananalyse. Bern.

Droste, S.; Mertens, I.; Schiepek, G. (1998): Sucht als dynamisches System. Computersimulation und empirische Verlaufsanalysen von Partnerschaftsbeziehungen unter Alkoholeinfluß. In: Schwertl, W.; Emlein, G.; Staubach, M. L.; Zwingmann, E. (Hg.), Sucht in systemischer Perspektive. Theorie-Forschung-Praxis. Göttingen, S. 65–87.

Fahrenberg, J.; Leonhart, R.; Foerster, F. (2002): Alltagsnahe Psychologie. Datenerhebung im Feld mit hand-held PC und physiologischem Mess-System. Bern.

Garfield, S. L. (1995): Psychotherapy: An Eclectic-integrative Approach. New York.

Grawe, K. (1995): Grundriss einer Allgemeinen Psychotherapie. Psychotherapeut 40: 130–145.

Grawe, K. (1998): Psychologische Therapie. Göttingen.

Grawe, K.; Grawe-Gerber, M.; Heininger, B.; Ambühl, H.; Caspar, F. (1996): Schematheoretische Fallkonzeption und Therapieplanung – Eine Anleitung für Therapeuten. In: Caspar, F. (Hg.), Psychotherapeutische Problemanalyse. Tübingen, S. 189–224.

Haken, H.; Stadler, M. (Hg.) (1990): Synergetics of Cognition. Berlin.

Haken, H. (1983): Synergetics. An Introduction. Berlin.

Haken, H. (1990): Synergetik. Eine Einführung. Berlin.

Haken, H. (1996): Principles of Brain Functioning. A Synergetic Approach to Brain Activity, Behavior, and Cognition. Berlin.

Haken, H. (2002): Brain Dynamics. Berlin.

Horowitz, M. J. (1987): States of Mind. New York.

Kelso, J. A. S. (1995): Dynamic Patterns. Self-Organization of Brain and Behavior. London.

Kriz, J. (1985,). Grundkonzepte der Psychotherapie. Eine Einführung. 4. Aufl. Weinheim, 1994.

Kriz, J. (1987): Körper-Geist-System. Aspekte einer Mehrebenen-Theorie von Bewusstsein und Therapie. Forschungsberichte aus dem Fachbereich Psychologie der Universität Osnabrück, Nr. 58.

Kriz, J. (1988): Pragmatik systemischer Therapie-Theorie. Teil I: Probleme des Verstehens und der Verständigung. System Familie 1: 92–102.

Kriz, J. (1989): Synergetik in der Klinischen Psychologie. Forschungsberichte aus dem Fachbereich Psychologie der Universität Osnabrück, Nr. 73.

Kriz, J. (1990a): Pragmatik systemischer Therapie-Theorie. Teil II: Der Mensch als Bezugspunkt systemischer Perspektiven. System Familie 3: 97–107.

Kriz, J. (1990b): Synergetics in clinical psychology. In: Haken, H.; Stadler, M. (Hg.), Synergetics of Cognition. Berlin, S. 393–404.

Kriz, J. (1992a): Simulating clinical processes by population dynamics. In: Tschacher, W.; Schiepek, G.; Brunner, E. J. (Hg.), Self-Organization and Clinical Psychology. Berlin, S. 150–162.

Kriz, J. (1992b): Chaos und Struktur. München.

Kriz, J. (1997a): Attraktoren bei kognitiven und sozialen Prozessen. Kritische Analyse eines Mode-Konzepts. In: Schiepek, G.; Tschacher, W. (Hg.), Selbstorganisation in Psychologie und Psychiatrie. Braunschweig, S. 57–70.

Kriz, J. (1997b): Systemtheorie. Eine Einführung für Psychotherapeuten, Psychologen und Mediziner. Wien.

Kriz, J.; Kessler, T.; Runde, B. (1992): Dynamische Muster in der Fremdwahrnehmung. Forschungsbericht Nr. 87. Fachbereich Psychologie, Universität Osnabrück.

Mundt, C.; Backenstraß, M. (2001): Perspektiven der Psychotherapieforschung. Nervenarzt 72: 11–19.

Schaub, H.; Schiepek, G. (1992): Simulation of psychological processes: Basic issues and an illustration within the etiology of a depressive disorder. In: Tschacher, W.; Schiepek, G.; Brunner, E. J. (Hg.), Self-Organization and Clinical Psychology. Berlin, S. 121–149.

Schiepek, G.; Cremers, S. (2003): Ressourcenorientierung und Ressourcendiagnostik in der Psychotherapie. In: Schemmel, H.; Schaller, J. (Hg.), Ressourcen. Ein Hand- und Lesebuch zur therapeutischen Arbeit. Tübingen, S. 147–193.

Schiepek, G.; Schoppek, W. (1991): Synergetik in der Psychiatrie: Simulation schizophrener Verläufe mittels nichtlinearer Differenzengleichungen. In: Niedersen, U.; Pohlmann, L. (Hg.), Selbstorganisation. Jahrbuch für Komplexität in den Natur-, Sozial- und Geisteswissenschaften, Bd. 2. Berlin, S. 69–102.

Schiepek, G. (1991): Systemtheorie der Klinischen Psychologie. Braunschweig.

Schiepek, G. (1999): Die Grundlagen der Systemischen Therapie. Theorie – Praxis – Forschung. Göttingen.

Schiepek, G. (Hg.) (2003): Neurobiologie der Psychotherapie. Stuttgart.

Schiepek, G.; Schoppek, W.; Tretter, F. (1992): Synergetics in psychiatry: Simulation of evolutionary patterns of schizophrenia on the basis of nonlinear difference equations. In: Tschacher, W.; Schiepek, G.; Brunner, E. J. (Hg.), Self-Organization and Clinical Psychology. Berlin, S. 163–194.

Schiepek, G.; Weihrauch, S.; Eckert, H.; Trump, T.; Droste, S.; Picht, A.; Spreckelsen, C. (2003): Datenbasiertes Real-Time Monitoring als Grundlage einer gezielten Erfassung von Gehirnzuständen im psychotherapeutischen Prozess. In: Schiepek, G. (Hg.), Neurobiologie der Psychotherapie. Stuttgart, S. 235–272.

Stegmüller, W. (1987): Hauptströmungen der Gegenwartsphilosophie. Bd. III. Stuttgart.

Wampold, B. E. (2001): The Great Psychotherapy Debate. Models, Methods, and Findings. Mahwah, N. J.

Westmeyer, H. (1984): Diagnostik und therapeutische Entscheidung: Begründungsprobleme. In: Jüttemann, G. (Hg.), Neue Aspekte klinisch-psychologischer Diagnostik. Göttingen, S. 77–101.

Westmeyer, H. (Hg.) (1992): The Structuralist Program in Psychology: Foundations and Applications. Toronto.

Paolo Knill

Chaos, Hoffnung und Kunst

Die Teleologie der Imagination im künstlerischen Tun aus
therapeutischer Sicht – ein Plädoyer für die Entwicklung
von Sinnattraktoren durch die Sinne

Die therapeutische Kompetenz für den Veränderungsprozess,
der wegführt aus der »Notenge« und den Sinn für die attrahierenden Kräfte fördern soll, hat ihre Analogie in den künstlerischen Kompetenzen. In einem Vergleich von Kernprinzipien
personzentrierter Therapie, Systemtheorie und den künstlerischen Disziplinen lässt sich sagen, dass die attrahierende Dynamik in der Kunst von der Imagination ausgehend, teleologisch
zu einer »Lösung«, dem Werk zieht. Phänomenologisch gesprochen »entbirgt« sich das Werk, es ist unvorhersehbar. Vom Hor-
ror Vacui der leeren Leinwand, dem weißen Chaos, bis zum
Werk kann es als ein »Ziehen« verstanden werden, dem alles in
einer komplexen Verwebung unterworfen ist: Schaffender, Material, Werkzeug, Struktur und Form – das Werk als Selbstorganisation, dem der Schaffende immer mit Bangen und Hoffnung
entgegensieht. In den »werkorientierten« künstlerischen Therapien wird dieser Prozess zum leibseelischen Erfahrungslernen
von Klient und Therapeut und wird im Zusammenhang mit der
»not-wendigen« Veränderung reflektiert.

Die Notenge: eine rigide Ordnung ohne Spielraum

Menschen, die Hilfe suchen, sind immer an eine Grenze geraten. Wenn die Not, das Leiden oder der Schmerz so groß ist, dass
man selbst nicht mehr weitersieht, kommen Formulierungen
wie »in die Enge getrieben sein«, »stecken bleiben«, »keinen
Ausweg wissen«, »keinen Sinn mehr finden«, »überwältigt

sein«, »am Rande sein«, »in einer Sackgasse sein«. Das sind Metaphern für Enge, Mangel – und ein Ausdruck dafür, dass eine Person wenig oder keinen Spielraum mehr für lösendes oder erlösendes Anderes hat. Aber im Zuviel an Verwirrung, Schmerz oder Not ist auch das Zuwenig, der Mangel an Möglichkeiten enthalten. Die Hilfesuchenden empfinden diesen Mangel an Spielraum auch als eine persönliche Unfähigkeit. Die Sicht auf noch vorhandene Ressourcen ist eingeschränkt oder verdeckt: »Ich habe alles ausprobiert.« Oft besteht eine Verstrickung zwischen der Empfindung von Unfähigkeit oder Minderwertigkeit und der Wahrnehmung von Ressourcen: »Wenn es mehr Stellen gäbe, wäre ich nicht so niedergeschlagen« oder »Wenn der Chef nicht im Team sitzen würde, könnte ich auch meinem Ärger mehr Ausdruck geben« oder »Wenn ich nicht solchen Gefühlsschwankungen durch meine Beziehung unterworfen wäre, fände ich schon eine Stelle!«. Ein weiteres Merkmal dieser Situation ist, dass auch die Sprache »eng« wird und in Not gerät. Sie dreht sich immer um dasselbe, wird »ausweglos«, sie entspringt dem Denken in einer rigiden Ordnung.

Ich nenne diesen Zustand der Enge oder des Mangels *Notenge*. Klienten wie Therapeuten vertrauen an diesem Punkt oft vorwiegend auf die inhaltliche Analyse der Notenge, um Ursachen und damit zusammenhängende Lösungsstrategien zutage zu fördern.

Wer in eine Notenge gerät, befindet sich aber immer in einer komplexen Situation, auch wenn rigide Ordnungen oft darüber hinwegtäuschen. In dieser Komplexität bleibt die Frage nach Ursachen zwangsläufig fragwürdig. Eine genaue inhaltliche Analyse des komplexen Bedingungsfolge-Gefüges im Anliegen des Klienten lässt sich kaum vollziehen. Daher empfiehlt es sich, eine Erweiterung der Wahrnehmung und des Handlungsspielraums anzubieten und so Veränderungsprozesse anzustoßen, die dem Klienten auf selbstorganisierende Weise aus der Rigidität helfen. Dies besonders, da der Klient als Einziger den direkten Zugang zur Situation hat und damit befähigt wird, sie schließlich als der eigentliche Experte zu verstehen. Die Expertise des professionellen Begleiters liegt demgegenüber in seinem

Verständnis für selbstorganisierende Veränderungsprozesse und deren Rahmensetzung und Begleitung.

Kriz schreibt, dass es für Berater und Therapeuten unter dem Einfluss neuer Entwicklungen immer weniger wichtig geworden sei, eine Kompetenz zur *inhaltlichen* Analyse eines Problems oder eines Interaktionsmusters zu haben, als vielmehr eine Kompetenz für den *Prozess der Veränderung* – einer Veränderung, die wegführt von Geschichten, die den Interpretations- und Verstehensraum eher einengen, kaum mehr Handlungsalternativen ermöglichen und immer wieder »zum Selben« führen, und die so den Blick öffnet für Geschichten, die neue Perspektiven, Ideen, Sicht- und Handlungsmöglichkeiten eröffnen (Kriz 1997, S. 56).

Die Notenge kann auch in ihrer engen Ordnung als eine Situation mit mangelndem Spielraum gesehen werden. Die eingeschränkten Möglichkeiten des lösenden Handelns entsprechen auch dem eingeengten Spielraum des Denkens in rigiden Ordnungen und der damit verbundenen Armut der Sprache. Dieser Spielraummangel ist auch eine situative Einschränkung, die eine solche erweiternde Sicht verhindert, die Sicht auf mögliche Ressourcen verstellt und mit den eingangs erwähnten *Empfindungen der Unfähigkeit* einhergeht.

Spielraumerweiterung und Selbstorganisation

Die außerordentliche Welterfahrung und die Logik der Imagination

Es ist deshalb nicht erstaunlich, dass viele Therapieschulen, auch wenn sie nicht explizit dem systemischen Ansatz verpflichtet sind, in einer Spielraumerweiterung eine grundlegende Bedingung für Veränderungen sehen. Die meisten professionell begleiteten Veränderungsprozesse beziehen dabei die Imagination ein, denn im Tun und Wahrnehmen des »als ob es so oder anders wäre« öffnet sich ein Spielraum zu weiteren Erlebensbereichen und Sichtweisen. »Im Bereich menschlicher Wahrnehmungs-, Verarbeitungs- und Handlungsprozesse entfalten Imaginationen von zukünftigen Zuständen Kräfte zur Ordnung weiterer Lebensvorgänge« (Kriz 2003).

Imagination kann sich unter anderem in folgenden Kategorien verwirklichen:

- Traum,
- Tagtraum, freies Assoziieren,
- wunschorientierte Gespräche (»Was wäre passiert, oder würde passieren, wenn?«),
- Körpersprachen und deren Imaginationspotenzial,
- kognitive Methoden des Heraustretens und der rhetorischen Exploration (beispielsweise Perspektivenwechsel),
- Wunderfrage,
- künstlerisches Handeln oder Werk.

In allen Kategorien folgen die Geschehnisse mehr oder weniger einer nachvollziehbaren Logik; aber sie geschehen in einer Art und Weise, die in der Alltagswelt des Klienten nicht üblich ist. Diese »Spielraumerweiterung« kann anschließend in Therapie und Beratung als Grundlage für Veränderungen der Alltagswelt dienen. Viele Therapieschulen und Beratungsverfahren wenden sich dabei dann wieder der inhaltlichen Analyse und den damit zusammenhängenden spezifischen Deutungstheorien zu. So kann versucht werden, teils auf der Basis des Symbolischen den »tieferen« Grund des Problems zu klären, um Lösungen zu finden.

Spielraumerweiterungen aus Spiel und Imagination können aus Sicht der Selbstorganisationstheorie aber zunächst einmal als Feld gesehen werden, in dem Attraktoren für neue Perspektiven, Ideen, Sicht- und Handlungsmöglichkeiten entstehen können. Die Erfahrung innerhalb der Spielraumerweiterung wird dabei zu einer *alternativen Welterfahrung*. Wir sprechen hier bewusst nicht von einer alternativen Welt, denn die Erfahrung bleibt leibseelisch in dieser Welt und bietet ein Feld für neue Perspektiven und Ordnungen. Diese müssen sprachlich mitteilbar und nachvollziehbar werden, um im Alltagskontext Folgen zu haben.

Wir werden im Folgenden den Begriff »künstlerisches Handeln« als »alle Kunstdisziplinen übergreifend« einsetzen. Auch soll sich der Begriff »künstlerisch« vom Modebegriff »kreativ« absetzen, weil beispielsweise auch die Innovation bei der Entwicklung von Waffen »kreativ« genannt werden könnte, während beim Wort »künstlerisch« noch ein wenig von dem Ungeplanten, Überraschenden und Zweckfreien des sich zeigenden Werkes mitschwingt, ohne dass gleich der große Begriff »Kunst« bemüht wird.

Das Eintreten in einen imaginativen Raum bringt Erfahrungen, die nicht schlüssig vorausgesagt werden können. Beim Traum ist das Phänomen am ausgeprägtesten. Es träumt einem sozusagen, und das Plötzliche und Unkontrollierte gehören zum Traum, wie auch zum Tagtraum. Das künstlerische Handeln steht wie eine Brücke zwischen diesen Wirklichkeiten: Es hat Traumweltcharakter, ist aber zugleich dinglich anwesend. Der gestaltende Klient wie der »bezeugende« Therapeut sind wach und ansprechbar, von einer schlüssigen, gestalterischen und sinnlichen Logik geleitet. Zu dieser Dinglichkeit gehören immer auch ein Rahmen, eine Bühne, ein Umgehen mit den Grenzen des Materials, der Zeit und des Raums. Im künstlerischen Tun sind diese je nach gewählter Kunstdisziplin anders. Im szenischen Spiel einer Gruppe ist der Umgang mit der Bedingung des Ensembles, mit der Zeitlänge der Improvisation und den Möglichkeiten der Szene anders gefordert als zum Beispiel in der Einzelarbeit mit Ton oder in der Musikimprovisation zu zweit. Wir stehen vor einem Paradox, das sich beim künstlerischen Tun anders stellt als bei den anderen Kategorien der Imagination. Innerhalb dieser Bedingtheiten entsteht beim künstlerischen Tun ein konkretes ein*seh*bares, ein*hör*bares und ein*spür*bares Werk, dem der Schaffende in Begleitung des Therapeuten mit Bangen und Hoffen entgegensieht und das schließlich beide berühren und bewegen kann. Diese sinnliche Komponente macht diese Erfahrung besonders geeignet, die durch restriktive Sinnakttraktoren allzu stark reduzierte Verstehensweise der Lebenswelt an die unmittelbare sinnliche Erfahrung zurück zu binden (Kriz 2002, S. 57).

Spielraum schaffen durch Dezentrieren

Die kunstorientierte Beratung und Therapie spezialisiert sich auf das künstlerische Handeln, um durch Imagination neuen Spielraum für die Entstehung von Sinnattraktoren zu schaffen. Wenn das künstlerische Handeln im Zentrum steht, wird immer auch ein Werk entstehen. Dies gilt auch für Improvisationsprozesse in den aufführenden Kunstformen wie Musikimprovisationen (Jazz, Avantgarde und Folk), Performance-Art, Tanz- und Theaterimprovisationen. Die werkorientierte Methode umschreibt eine Technik, die im improvisatorischen Spiel eingesetzt, durch freies Wiederholen Werke mit eigener Charakteristik und Identität ermöglicht. Dieses gegenständliche Andere, das Klient und Begleiter begegnet, wird Herausforderung und Möglichkeit zugleich. Zu diesem »Gegenständlichen« gehören unter anderem auch Klangbilder, tänzerische Improvisation, gestaltete Bilder oder Skulpturen, Lyrik, Prosa, Lieder und Theaterimprovisationen.

Mit dem Sprung in die Herausforderung einer künstlerischen Aufgabe oder eines Spiels distanzieren wir unsere Aufmerksamkeit vom vorgebrachten Problem oder Anliegen und sind bei geeigneter Anleitung sofort von der neuen Herausforderung fasziniert. Selbst wenn jemand Zweifel an den eigenen künstlerischen Fähigkeiten hat oder die künstlerischen Rahmenbedingungen zu begrenzt findet, sind diese Hürden durch eine spezielle Interventionstechnik, »low skill, high sensitivity« (Knill et al. 1995, S. 149) überwindbar.

Der »low skill, high sensitivity«-Ansatz im künstlerischen Tun setzt die Sensibilität für Material, Struktur, Form und Werkzeug vor die manuelle Virtuosität und vor eine formale Ästhetik. Dabei wird die Überzeugung »ich kann nicht« bald hinter die Neugierde an dem entstehenden Geformten zurücktreten. So fördert die Neugier die sinnliche Faszination am Ungeformten, am Chaotischen, das zu einer Form findet; dies kann mit der Passage durch das »Tor des Chaos« verglichen werden, von dem Kriz spricht (2002, S. 57), ein Prozess, der aus der rigiden Denk- und Handlungsordnung der Notenge herausführt.

- Mit *Dezentrieren* bezeichnen wir die Bewegung weg von der Enge und Armut im Denken der Notenge und vom festgefahrenen Suchen nach Lösungen, in die Herausforderung der überraschenden, nicht voraussehbaren »Schlüssigkeit« eines künstlerischen Prozesses im »Werk«.
- Die *Dezentrierung* öffnet einen Spielraum. Dieser enthält zwar im Kern auch einschränkende Rahmenbedingungen für Raum, Zeit und Material; aber da das Spiel oder der künstlerische Prozess bewusst mit einer Distanz zum Thema des Anliegens gewählt wird, öffnet er das Tor zu innovativer Experimentierlust und Faszination einer überraschenden Werklösung.

Diese »not-wendende« Herausforderung oder Verstörung durch das Dezentrieren ist paradoxerweise wiederum eine zu lösende Aufgabe, die jedoch vom ursprünglichen Anliegen und den damit in Verbindung stehenden Denk- und Handlungsengen wegführt. Die Multiperspektivität, der Reichtum an möglichen Vorstellungen und die komplexen Ordnungen, die in jedem künstlerischen Prozess irgendwie und irgendwann aufgrund attrahierender Kräfte zum Werk führen, werden im Durchschreiten des chaotischen Zustands unter kompetenter Begleitung so etwas wie eine hoffnungsschöpfende Aufgabe. Im künstlerischen Schaffen ist der schöpferische Akt ohne das Lampenfieber, das »Ehren der Furcht« vor dem sich Zeigenden (Ehrfurcht), nicht denkbar. Die Zuversicht, die Hoffnung schöpft und die Angst auf den Platz der Ehrfurcht verweist, bezieht sich auf eine Sichtweise, die teleologisch verstanden werden kann. Die teleologische Sichtweise ist im Grunde jedem künstlerisch Schaffenden vertraut. Sie gründet auf der Erfahrung, dass komponierende Ansätze, wenn sie ins Werk gesetzt werden, immer wieder durch attrahierende Kräfte zur Form finden, bis schließlich die Äußerung kommt: »Es ist fertig!« oder »Das ist es!« Jedes Werk ist ein voraussehbares Ereignis, ein unvoraussehbares Bild.

Metaphorisch könnte man die Dezentrierung auch als »homöopathische Dosis« einer einengenden Herausforderung bezeichnen, die in einen begrenzten chaotischen Zustand führt. Die Motivation zu dieser Herausforderung liegt wohl bei Klient und professioneller Begleitung im Umgang mit den »selbstverständlichen« Grenzen der künstlerischen Traditionen. Selbstverständlich deshalb, weil sich das Phänomen der Eingrenzung durch Materialien und ihre Gestaltungsmöglichkeiten im Alltagswissen verankert hat. Die Begrenzung behindert in keiner Weise den Reichtum des sich in neuen Ordnungen Zeigenden und seiner Schönheit.

Die attrahierende Dynamik beim Dezentrieren im Vergleich mit Kernprinzipien Personzentrierter Systemtheorie und den künstlerischen Disziplinen

Direkter Zugang zur imaginativen Erfahrungswelt

Die Gegenwart des Imaginierten, Traumhaften, die das künstlerische Tun auszeichnet, erlaubt den gleichzeitigen, direkten Zugang für Klient und Begleiter. Das Werk, Klient und Therapeut sind Teil eines Systems und interagieren in einer solchen Sichtweise in einer Kybernetik zweiter Ordnung (Kriz 1997, S. 56). Schon im Prozess des Herstellens ist das Entstehende sicht-, hör-, ertastbar und spürbar. Wir sind beim Intervenieren nicht wie beim Traum allein auf die Narration des Klienten angewiesen, wir stehen sozusagen in einer »Auseinandersetzung zu dritt«.

Interventionen beim künstlerischen Gestalten können aus dem Spannungsfeld der direkten Wahrnehmung beider, Klient und Berater, am Werk entstehen. Das Spannungsfeld kann durch *antwortende Interpretationen* exploratorisch ausgelotet werden, sodass die Sinn- und Bedeutungsfelder angereichert werden. Diese Anreicherung bezieht sich nicht nur auf Inhaltliches, sondern auch auf Material, Struktur und Form des Werks, auf die künstlerischen Versuche und Interventionen, die das Werk ermöglichten, sowie die Erfahrungen, die damit einhergingen. Alle diese Ebenen sind immer für alle sinnlich »einsichtig«, »antastbar« und »einspürbar«, damit auch sprachlich fassbar und reflektierbar. Da während der Dezentrierung die üblichen »Denkordnungen« aus dem Alltagskontext im künstlerischen dinglichen Raum zurücktreten, können sich in allen diesen Ebenen überraschende neue Sinn- und Bedeutungsfelder zeigen. Die Vervollständigung der Wahrnehmung an der Werkoberfläche steht beispielhaft für die Vervollständigung der Wahrnehmung im Alltag, die Reflexion der wirkungsvollen Interventionen im Werkprozess steht beispielhaft für nicht aufgenommene Handlungsmöglichkeiten und die Unterscheidung im Erlebnisbereich während des Schaffensprozesses kann den emotionalen Spielraum erweitern. Diese Bereicherung, die auch eine Labilisierung bewirken kann, ist noch erweitert durch eine multiple Perspektive aus den verschiedenen Ebenen der Betrachtung. Diese »doppelte Anreicherung« (neue Sinn- und Bedeutungsfelder, multiple Perspektiven) ist im Prozess eines Phasenübergangs (Emergenz) systemtheoretisch interessant. Wenn diese Anreicherung vor allem das problemhafte Thema betont, kann sie eine Angstbarriere auslösen, die kontraindikatorisch sein kann. Da in der Dezentrierung das problemhafte Thema nur sorgfältig oder nicht in den künstlerischen Prozess eingegeben wird und die Herausforderung in der Dezentrierung primär durch das künstlerische Tun und die Werkbetrachtung erfolgt, kann diese Art »doppelter Anreicherung« leichter bewältigt werden und in einem Phasenübergang zu Lösungen führen. Voraussetzung ist allerdings eine tragfähige therapeutische Beziehung mit einer Vertrauensbasis, welche künstlerische wie therapeutische Interventionen transparent auf das therapeutische Werk beziehen. Dies ist nach unserer Erfahrung in einer personzentrierten Haltung möglich. Dieser Halt und die Dezentrierung vom üblichen rigiden Denken und Handeln in der Notenge erleichtert den Phasenübergang.

Die körperlich-seelische Dimension

Künstlerischer Ausdruck gehört zum Menschen wie die Sprache. Sie ist jedoch eine Sprache anderer Art. Die Poesie in ihrem innovativen Wortgebrauch wird so zu einem »Denken anderer Art« (Fuchs 2002, S. 162). Bei künstlerischen Aktivitäten sind immer alle Sinne engagiert. Dies geschieht mit Selbstverständlichkeit und immer im Zusammenhang mit dem, was sich gerade im Gestalten zeigt:

- Es muss mehr geatmet werden beim Singen eines Textes als beim Sprechen.
- Ein Freudentanz oder das Trommeln ist energetisch und leibseelisch besser erfahrbar als der Satz: »Ich empfinde Freude!« oder »Ich fühle Kraft.«

Da das leibseelische Engagement im Dienst einer künstlerischen Formung oder Gestaltung erfolgt, ist es dem *Werk* und nicht ausschließlich dem *Ich* zugeordnet, das heißt, es ist auch Ich-distanziert. Der Bewegungseinsatz und das Sinnliche des künstlerischen Tuns zeigt sich in der Wahrnehmung und im Ausdruck immer mit körperlichen Manifestationen. Diese sind in den verschiedenen Kunstdisziplinen unterschiedlich. Der Gebrauch der Stimme und des Körpers in der Musik ist grundsätzlich anders als beim Schreiben und Lesen eines Textes oder beim Spielen auf der Bühne, und trotzdem sind sie alle Teil eines ganzheitlichen, leibseelischen Ausdrucks. Was passiert, wenn ein Text gesungen statt gesprochen wird, wenn eine Bewegung im Rhythmus wiederholt, vom Musikinstrument begleitet, in den Tanz führt, oder wenn eine Geschichte, zur Oper improvisiert, leiblich wird? Das sind Fragen, die am besten interdisziplinär angegangen werden können. Antworten darauf müssen sowohl die beraterische oder therapeutische Begegnung, die Situation zu zweit, als auch das Anliegen und die Ressourcen berücksichtigen. Dabei spielt die erläuterte Unterschiedlichkeit in der Wahrnehmung und im Ausdruck, so wie sie sich in den verschiedenen Kunstdisziplinen sinnlich differenzieren, eine bedeutende Rolle. Die an der Lesley University entwickelte »Inter-

modal Expressive Therapy« versucht in der Methodik diese Unterschiedlichkeit, als »intermodales« Phänomen, zu berücksichtigen (Knill et al. 1995, S. 37).

Von besonderer Bedeutung scheint mir dabei, dass *Sinnattraktoren* ohne sorgfältige Berücksichtigung der *Sinne* kaum zu
größerem Spielraum finden. Bei der »intermodalen« Dezentrierung werden deshalb solche Fragen der Ausdruckswahl und der
Übergänge wohl beachtet.

Die erwähnte »Ich-Distanzierung« meint, dass der künstlerische Ausdruck zum einen nicht ohne den handelnden Schaffenden denkbar ist und diesen leibseelisch beteiligt, dass aber zum
anderen das Werk als kulturelles Phänomen jeweils etwas Neues
erschließt und so kulturabhängig multiple Perspektiven und
Bedeutungen ermöglicht. Die kunstorientierte Dezentrierung
in der Einzelarbeit, in der Gruppe oder im Team ist geeignet,
Mikro-Makro-Verknüpfungen anzugehen (Kriz 2003).

Künstlerisch Schaffende kennen so etwas wie eine *teleologische Dynamik der Imagination* beim suchenden Tun im Engagement mit den attrahierenden Kräften, die zum Werk ziehen.
Diese Erfahrung manifestiert sich auch in Gruppen und Teams,
wenn sie als Ensembles dezentrieren. Beim Spielen von Musik,
Theater, Tanz oder »Performance Art« wird die teleologische
Dynamik immer evident, wenn das Werk nach drei bis vier Versuchen zum Stehen kommt und auf der Ebene der Werkanaly-
se, des Kompositions- und Improvisationsprozesses und der
Zusammenarbeit auch als Gruppenprozess reflektiert wird.

Intervention im Gestaltungsprozess

Interventionen sind auf zwei Ebenen möglich. Einmal innerhalb des Beziehungsgeschehens, denn die Grundlage jedes
künstlerischen Tuns in der Beratung oder Therapie ist eine
sorgfältig beachtete Beziehung. Beziehungstrübungen jeglicher
Art werden angeschaut: Die auflehnende, laute Wut eines sonst
scheuen, stillen Kindes gegen einen Spielvorschlag beispielsweise ist eine Chance, eine therapeutische Ressource. Das mul-

mige Gefühl in mir als Musiker, wenn die tanzende Klientin meine Musik scheußlich findet, erfordert genaueres Hinschauen in der nächsten Supervision. Dann ist da aber auch die zweite Ebene der Intervention zu beachten. Sie ergibt sich in der »gegen-ständlichen« Realität des raum-zeitlichen und materiellen Gestaltens. Der Realitätsbezug bietet gerade wegen dieser Komplexität viele Möglichkeiten der Intervention, etwa beim Gestalten, die Ermutigung des Klienten, an einem Instrument zu explorieren oder im Tanz mehr Raum zu gebrauchen oder in der Musikimprovisation die Stimme mit einzusetzen.

Eine Klientin blieb beim Improvisieren am Balafon[1] stecken und schaute fragend. Die Begleiterin sagte: »Hören sie diesem letzten Klang nach, bis er sich selbst beantwortet.« Das wirkte. Als die Improvisation in einer Wiederholung zu einer sinnigen Form gefunden hatte, sagte die Klientin nach dem Feedback: »Das ist es genau, ich will einfach jetzt vermehrt hinhören und spüren, bevor ich mich in die Sackgasse hineindiskutiere.«

Die Neugierde als Motivation gegenüber dem Gestaltungsmaterial erlaubt es, beim Dezentrieren leicht aus den Vorstellungsmustern des Klienten hinauszugehen, da das Material oder die Instrumente selten vordergründig mit dem Alltagskontext des Problems zu tun haben und sozusagen »unverstellt« zum Entdecken einladen. Diese Explorationslust wirkt sich positiv auf die Spielraumerweiterung aus.

Intervention am Werk

Das Hineingehen, Drinnensein und Herauskommen ist immer an das Werden und/oder an das Vollenden eines Werks gebunden. Beratung und Therapie sind auf diesen Realitätsbezug angewiesen, wenn sie nachhaltig wirken wollen. Der Realitäts-

---

1   Ein Schlaginstrument in der gleichen Gruppe wie das Xylofon und das Marimbafon. Die Stäbe sind wie beim Marimbafon aus Holz, unter jedem Stab ist ein perforierter Kürbis, dessen Öffnung mit einer dünnen Darmmembrane verklebt ist, sodass beim Anschlag die Töne leicht schnarren. Afrikanischer Ursprung, pentatonisch gestimmt.

bezug geschieht in den Differenzierungen zwischen Beratungs-/Studioraum und Alltagswelt, beispielsweise in der Unterscheidung von Musik-, Bühnen- oder Liederwelt und Alltagsrealität.

Die künstlerischen Traditionen bieten hier Hilfen an, um der Imagination einen Spielraum zu gewähren, ohne dass die »theatralische« Handlung buchstäbliche Konsequenzen hat. Ein Feuer in einem Bild verlangt keinen Feuerwehreinsatz, ein Klagelied »klagt« niemanden buchstäblich beschuldigend an, ein »kontrapunktisches« Duett verlangt nicht die Schlichtung eines Widerspruchs zwischen den Musikern, ein Mord im Musical lässt den sterbenden Sänger unverletzt. Die Erlebniswirklichkeit jedoch ist wirksam im Raum.

Diese Unterscheidung der Ebenen lässt sich am Gegenständlichen aus der Alltagstheorie gut herleiten. Im Musical oder Theater haben wir die Bühne als Rahmen, bei der Musikimprovisation die Zeit und/oder die rhythmische und instrumentale Struktur, beim Malen die Leinwand und beim Schreiben das Blatt Papier. Das »künstlerische Spiel« gibt durch diesen Rahmen Sicherheit und Vertrauen bei inhaltlich schwierigen Themen. Die künstlerische Spieldisziplin ist sozusagen ein Hoffnungsanker, der die Distanzierung vom eigenen Schicksal zulassen kann. Jedes Werk gehört in eine Familie der Werktraditionen (wie Lamentation, Hymne, Ballade, Gebet, Blues-Variation, Tanzmusik, Meditation, Loblied, Stillleben, Porträt, Farbspiel, Märchen, Trauerspiel).

Das Phänomen der Distanzierung vom rein Persönlichen, das durch die kulturelle Einbindung der Werke geschieht, erlaubt den Eintritt in das »Tor des Chaos« mit einer vollen Hingabe an die Imagination, eine Imagination, die nicht vorgängig zensuriert wird. Dadurch können grundsätzliche Themen in dem Spielraum auftreten, die in einem Gespräch noch mit Angst belegt sind. Dieser Freiraum, den das Werk beansprucht, lässt Grundsätze, die Moral und Glauben angehen, in den Spielraum der Sinnattraktoren treten.

Persönliche Befähigung und situative Bewältigung am Werk

Die Notenge ist gekennzeichnet durch *situative Einschränkung* und die Erfahrung *individueller Unfähigkeit.* Aus der kunstorientierten Arbeit resultiert immer auch eine buchstäbliche physische und seelische Befähigung, und dies innerhalb einer begrenzten und eingeschränkten Situation. Es gehört zu den grundlegenden Methoden der kunstorientierten Therapien, dass sie Menschen zum Erfolg befähigen, die sich nicht zum Gestalten befähigt fühlen und sich vorerst gegen Einschränkungen wehren. Das Erleben macht oft betroffen und berührt. Die Person hat ihre Sichtweise »ich kann nicht musizieren« anders erlebt und zusätzlich die Situation mit beschränkten Ressourcen bewältigt (beispielsweise nur mit Klangfarben zu spielen), wenn ein stimmiges Werk entsteht. Das Gelingen wird belohnt durch Schönheit, ein »Aha« einer ästhetischen Resonanz. Der Inhalt ist sehr wohl bedeutend, es darf aber nicht vergessen werden, dass die Lernerfahrung der Befähigung und situativen Bewältigung eine direkt erlebbare, sinnliche ist, die sich auch meist in der Stimmung und dem Tonus des Klienten zeigt.

Es ist deshalb nicht von der Hand zu weisen, dass die kunstorientierte Spielraumerweiterung für die Sinnattraktoren nicht nur adäquatere Sinn-, Handlungs- und Denkstrukturen im Alltagskontext ermöglicht, sondern auch etwas darstellt, das man »Seelennahrung« nennen könnte. Diese gibt der Hoffnung im teleologischen Prozess zum Werk durch Schönheit Substanz, eine Substanz, die auch als »Medikament« zur Verankerung des Erreichten auf den Weg gegeben werden kann: »Lesen sie doch das Gedicht nochmals, bevor sie von der Arbeit nach Hause gehen.« Auch kann eine Art »Diätetik« eingeführt werden: »Malen Sie doch abends jeweils in Ihr Skizzenbuch, wenn Sie wollen, können wir das dann jeweils ansehen.«

Schluss

Das Anliegen des Hilfesuchenden zeichnet sich durch eine rigide Ordnung aus, die mit ihrer Beschränkung in eine Notenge führt. Therapie kann dann als Aufbruch zu neuen Sicht-, Handlungs- und Denkräumen verstanden werden, der aus den Banden rigider Ordnungen einen Spielraum für Sinnattraktoren ermöglicht. Dieses Unterfangen gewinnt offensichtlich durch das Verständnis der Komplexität einer Veränderung mehr als durch die Vertiefung im Bannkreis einer inhaltlichen Analyse des »engen« Problemkreises. Wie kein anderer hat Jürgen Kriz das Verständnis für diese Komplexität der Veränderung in Theorie, Forschung und Praxis, der Psychotherapie und Beratung ins Blickfeld gerückt. Die Verbindung von systemischen Konzeptionen, Selbstorganisationstheorien und personzentriertem Ansatz, die Kriz in seiner Personzentrierten Systemtheorie darlegt, kann als Modell auch in andern Ansätzen Anwendung finden. Wir haben den Veränderungsprozess in der phänomenologisch orientierten künstlerischen Therapie untersucht. Es hat sich gezeigt, dass die Kernprinzipien des selbstorganisatorischen Verständnisses auch auf den künstlerischen Prozess anwendbar sind. Es bedingt selbstverständlich eine mit der Personzentrierten Systemtheorie kongruenten Gesprächsführung, um den künstlerischen Prozess zum Werk als Veränderungserfahrung im Kontext des Alltags sichtbar zu machen. Andererseits kann die attrahierende Dynamik – innerhalb der Selbstorganisation zum künstlerischen Werk – als analog zur Dynamik eines Veränderungsprozesses gesehen werden. In beiden Fällen hat uns interessiert, was für Prinzipien im schöpferischen und künstlerischen Prozess wirksam werden, um im Aufbruch aus der Notenge rigider Ordnungen ein »Schöpfen von Hoffnung« im Umgang mit der Angst zu ermöglichen. Diese Prinzipien, die den Spielraum für attrahierende Kräfte erweitern und die Wahrnehmung für Überraschungen, Ungewohntes und Neues fördern, dürften nach unseren Erörterungen im Zusammenhang mit Imagination und Spiel stehen.

Alle Disziplinen des künstlerischen Tuns verbinden Spiel

und Imagination innerhalb von Grenzen und Einschränkungen zu einer sinnlich erfassbaren, dinglichen Herausforderung. Sprachlich ist Gestaltung mit »Spielen« im Deutschen und Englischen noch eng verbunden (Musik und Theater). Es wurde gezeigt, wie die Selbstverständlichkeit der imaginativen, spielerischen und gegenständlichen, sinnlich erfassbaren Auseinandersetzung mit den Beschränkungen der Rahmenbedingungen im Gestaltungsprozess eine Reflexion auf verschiedenen Ebenen möglich macht. Von besonderem Interesse ist das »intermodale Dezentrieren«.

Literatur

Fuchs, M. (2002): Tiefe liegt auf der Hand oder von der Kunst am Obergrund zu bleiben. In: Levine, S. K. (Hg.), Crossing Boundraries, Exprorations in Therapy and the Arts. Toronto.

Knill, P.; Barba, H.; Fuchs, M. (1995): Minstrels of Soul, Intermodal Expressive Therapy. Toronto.

Kriz, J. (1997): Chaos, Angst und Ordnung, Göttingen.

Kriz, J. (2002): Expressive Arts Therapy, Ein »Spiel-Raum« für mehr Spielraum in den Sinnstrukturen der Lebenswelt, In: Levine, S. K. (Hg.), Crossing Boundaries, Explorations in Therapy and the Arts. Toronto.

Kriz, J. (2003): Selbstorganisationsprozesse in Organisationen. In: Hamborg, K.-C.; Holling, H. (Hg.), Innovative Personal- und Organisationsentwicklung. Göttingen.

Eugene Epstein und Manfred Wiesner

Krizeleien – ein schöpferisches Chaos ohne Angst vor Ordnung[1]

> Was der Leser auch kann,
> das überlaß dem Leser.
> *Wittgenstein 1980, S. 77*

Unser Text will – gleich einem Sternschnuppenregen – verschiedenste Zitate aus nahen und fernen (fach-)literarischen Umlaufbahnen zum theoretischen Projekt von Jürgen Kriz in Beziehung setzen. Würdigung wie auch fruchtbare Verwirrung sind unsere Anliegen. Sowohl als Personen als auch als Angehörige sprachlicher Systeme sehen wir uns bei unseren Vorhaben nicht zuletzt sozial-konstruktionistischen Ideen verbunden. So wollen wir einigen schon länger kreisenden Gedanken und Beschreibungen einen neuen Ordnungsraum geben.

Zur Konstruktion von Wirklichkeit

»Stattdessen verbindet sich unsere moderne Weltsicht wieder mit den Weisheitslehren unterschiedlicher Kulturen und Zeiten (und auch denen unserer eigenen Kultur) in der Erkenntnis, dass die Welt vor allem als ein unsagbar komplexer Prozess erfahrbar wird. Ein Prozess, in den wir eingebunden sind und zu dem wir beitragen, der für uns – als Teil – aber letztlich unfassbar bleiben muss. Sinn und Ordnung können uns nicht mehr selbstverständlich erscheinen. Vielmehr erleben wir zunehmend häufiger, dass wir uns diese immer wieder erst mühsam verständlich machen müssen« (Kriz 1998, S. 14–15).

---

1 Those looking for a plot will be shot – Mark Twain.

Cloquet hasste die Wirklichkeit, aber er sah ein, dass es nach wie vor die einzige Gegend war, wo man ein richtiges Steak kriegen konnte.

Woody Allen

… der theoretische Humor ist … ein Reflexionsprinzip, das über den eigenen gedanklichen Konstruktionen die ernst zu nehmenden Alternativen nicht vergisst. Seine Leidenschaft gilt Theorien, nicht der Einen Wahren Theorie. Er macht Theorie im vollen Bewusstsein der Unmöglichkeit eines Endes der Theorie. Wer ihn hat, lebt im Wissen und genießt das Wissen, nicht alles auf eine – und erst recht nicht auf seine – Reihe kriegen zu müssen. Bei allem Ernst des theoretischen Anspruchs behält er sich den Unernst vor, es schon morgen andersherum zu versuchen.

Seel 2002, S. 745f.

Vielmehr planen, erleben und rekonstruieren wir sowohl alltägliche soziale Interaktionen als auch längerfristige Entwicklungen und ganze Lebensabschnitte entlang kommunal hergestellter Denk- und Verhaltensdrehbücher, die im allgemeinen als genuine Ausdrücke unserer ureigensten personalen Identität angesehen werden.

Baecker et al. 1992, S. 123

Der Fisch ist der Einzige, der nicht weiß, dass er im Wasser schwimmt.

Chinesische Weisheit

Soweit sich die Gesetze der Mathematik auf die Wirklichkeit beziehen, sind sie nicht gewiss, und soweit sie gewiss sind, beziehen sie sich nicht auf die Wirklichkeit.

Albert Einstein

The intellectual's role generally is to uncover and elucidate the contest, to challenge and defeat both an imposed silence and the normalized quiet of unseen power, wherever and whenever possible.

Said 2000

Wie sind wir jemals dazu gekommen, einen Begriff wie »ich glaube ... « zu verwenden? Sind wir uns irgendwann eines Phänomens des Glaubens bewußt geworden?

Wittgenstein 1980

We find ourselves abroad in a world in which social theory and analysis is no longer able, with any credibility, to provide a warrant for political practice and ethical decision-making.

Smart 1999, S. 63

Gestaltete Wirklichkeiten

»Glück und Leid hängen also bekanntlich nicht nur von den objektiven materiellen und sozialen Lebensbedingungen, sondern wesentlich auch davon ab, wie die Menschen sich und ihre Umwelt wahrnehmen, wie sie in ihre Lebensprozesse gestaltend eingreifen und welche Vorstellungen, Gedanken und Gefühle damit verbunden sind« (Kriz 1997, S. 130).

Wünschelrute
Schläft ein Lied in allen Dingen,
Die da träumen fort und fort;
Und die Welt hebt an zu singen,
Triffst du nur das Zauberwort.

Joseph von Eichendorff (1831–1836)

... das gesunde Bewußtsein ist ein selbsttrügerisches.

Taylor 1993, S. 11

Auch F. A. Lange weist darauf hin, daß Ideal und Wirklichkeit
ihre Rolle wechseln; das Ideale, das Unwirkliche ist das wert-
vollste: man muß das Unmögliche fordern; auch wenn es auf
Widersprüche führt.

Vaihinger 1927, S. 61

Der Romancier formt das Leben nicht nur in seinem Buch, er
hat es oft genug auch durch sein Buch geformt ...

Mann 1930, S. 299

Zur Kunst wie zum Leben ist der Schein, die Illusion die not-
wendigste Voraussetzung: darin läßt sich das Ergebnis der
Jugendschriften [Nietzsches] zusammenfassen, und schon hier
bricht auch der Gedanke durch, daß diese Illusion beim höheren Menschen eine bewußte sei und sein müsse.

Vaihinger 1927, S. 773

Soziale Strukturen sind gestaltete, materialisierte Bedeutungs-
und Sprachstrukturen.

Beck 1997a, S. 376

Marlon Brando (als Psychiater): Sprechen wir doch darüber,
wer ich bin.
Johnny Depp (als Don Juan de Marco): Ja. Ich weiß, wer sie sind.
Brando: Und wer bin ich?
Depp: Sie sind Don Octavio del Flores, der Onkel von Don
Francisco da Silva.
Brando: Und wo sind wir hier?
Depp: Ich bin auf Vermutungen angewiesen. Aber ich denke,
diese Villa gehört Ihnen.
Brando: Was werden Sie entgegnen, wenn jemand sagte – wenn
er sagen würde, das hier ist eine Fachklinik für Psychiatrie, Sie
seien als Patient hier und ich wäre Ihr Psychiater?
Depp: Ich würde sagen, dass ich das für eine unkreative und ein-
geschränkte Betrachtungsweise der Situation halte. Sie wollen
wissen, ob ich begreife, dass ich hier in einem Irrenhaus bin. Das
tue ich durchaus. Aber wie könnte ich dann noch sagen, dass Sie

Don Octavio sind und ich ein lieber Gast in Ihrem Hause bin –
richtig? Indem ich darüber hinaus sehe, was das bloße Auge
sieht.

Marlon Brando und Johnny Depp in:
Don Juan de Marco, USA 1994
Regie: Jeremy Leven

Der, welcher immer die Maske freundlicher Mienen trägt, muss
zuletzt eine Gewalt über wohlwollende Stimmungen bekommen, ohne welche der Ausdruck der Freundlichkeit nicht zu er-
zwingen ist – und zuletzt wieder bekommen diese über ihn Gewalt, er ist wohlwollend.

Nietzsche 1886, S. 55

The possibility exists for fiction to function in truth, for
fictional discourse to induce effects of truth, and for bringing it
about that a true discourse engenders or »manufactures«
something that does not as yet exist, that is, »fictions« it.

Foucault 1975, S. 193

… we have no need to be futurists. When we get to the future,
we will renegotiate our concepts as best we may, in ways that
we cannot predict.

Hacking 2000, S. 108

Wenn von einem Naturbild der exakten Naturwissenschaften in
unserer Zeit gesprochen werden kann, so handelt es sich eigentlich nicht mehr um ein Bild der Natur, sondern um ein Bild unserer Beziehung zur Natur.

Heisenberg 1955, S. 24

Wahnsinn kommt in einem ursprünglichen Zustand nicht vor.
Wahnsinn existiert nur innerhalb einer Gesellschaft und nicht
außerhalb der Formen von Sensibilität, die sie isolieren, und der
Formen von Abneigung, die sie ausschließen oder einsperren.

Foucault 1984

Zur Wirklichkeit des Selbst

»Die Person-Zentrierung wird somit der Tatsache gerecht, dass der Mensch als kommunikatives Wesen einerseits seine Identität immer schon und immer nur in sozialen Prozessen gewinnen und aufrechterhalten kann (was vielfach auch von anderen ausgeführt wurde: role taking bei G. H. Mead, Du-ich-Beziehung bei Martin Buber oder relationales Menschenbild bei Pio Sbandi 1988). Andererseits aber sieht er sich stets als Mittelpunkt seiner Narrationen (selbst dann noch, wenn eine Narration lauten sollte: ich(!) werde von anderen ferngesteuert)« (Kriz 1997, S. 152f.).

Jeder Mensch ist eine kleine Gesellschaft.
                              Novalis, zit. n. König 1965, S. 5

Das Interesse an der eigenen Person hat nach Ansicht dieser Kritiker ein gefährliches Ausmaß angenommen, weil ihm das Verständnis für ein gegenseitiges Geben und Nehmen abhanden gekommen sei, es sich zur Ego-Zentriertheit gesteigert habe, bei der allein das eigene Wohlergehen, nicht jedoch das der anderen Menschen zähle.
                              Wuthnow 1997, S. 53

Und sie [die Jugendlichen] wissen vor allem, daß eigenes Leben soziale Bindungen und Voraussetzungen braucht. Daher sind Freund und Gruppe für sie so zentrale Kategorien und Werte.
                              Beck 1997b, S. 212

Wer Sprache formt, formt das Wir.
                              Beck 1997a, S. 372

Die wirtschaftlichen Erhebungskriterien von Soll und Haben, Angebot und Nachfrage, Profit und Verlust werden angewendet auf Bereiche der menschlichen Existenz, welche sich bisher aus Rücksichtnahme auf sittliche und moralische Tabus dem kalten Blick der Ökonomie entzogen: Das Humankapital, der Mensch, wird in seinen alltäglichen kommerziellen Angelegenheiten – wie etwa bei der Frage nach dem Marktwert einer Partnerschaft – taxiert und kategorisiert, unter konsequenter Anwendung der Logik ökonomischer Nutz- und Effizienzkategorien. Das postmoderne Subjekt fügt sich in diesen Horizont des Homo oeconomicus problemlos ein.

Volkmann 2002, S. 32

Gilt das Selbst als elementarer Baustein der Gesellschaft, führt dies leicht zu Isolation, Misstrauen, Narzissmus und Konkurrenzkampf, während Beziehungen auf unwesentliche Kunstgriffe reduziert werden, die nur unsere Freiheit bedrohen. Zugleich beschränken wir uns damit auf oberflächliche Versuche, unsere Probleme zu lösen. Es gilt daher, vielversprechendere Alternativen und neue Konzeptionen des Selbst zu generieren, die das soziale Leben weniger bedrohlich machen und eine globale Zukunft verheißungsvoller gestalten. Welche Alternativen stehen uns für das neue Jahrhundert zur Verfügung?

Gergen 2002, S. 155

Ich weiß, dass ich nichts weiß.

Sokrates

Ich weiß nicht genau, ob ich weiß, daß ich nichts weiß.

Richter 1993, §29

Jede Version eines »Anderen« ist gleichzeitig die Konstruktion eines »Selbst.«

Clifford 1986

Am Anfang steht die Beziehung.

Buber 1997

Ein Selbst kann nur in Beziehung zu anderen existieren.

Mead 1934

As we speak together so do we enter into the creation of our future.

Gergen 2002

In unserer schwierigen Zeit sind die Fähigkeit, zu tolerieren, und der Wille, flexible und multiple Formen der Subjektivität zu fördern, zwingend erforderlich und in hohem Maße ethisch gerechtfertigt.

Flax 1993

Wenn jemand einen Menschen tötet, so soll es sein, als hätte er die ganze Menschheit getötet: und wenn jemand einem Menschen das Leben erhält, so soll es sein, als hätte er der ganzen Menschheit das Leben erhalten.

Koran Sure 5, Vers 33

Understood quantum mechanically we see the self as a fluctuating and fuzzy thing whose boundaries, both internal and external, are always shifting and changing. It is none the less a real thing, a substantial thing. The self is not an illusion.

Zohar 1990

Chaos, Ordnung, Wirklichkeiten?

»Um überhaupt von Regelmäßigkeiten, Musterbildung, Systemen, Familiendynamiken, Persönlichkeitsstrukturen etc. reden zu können, müssen wir bestimmte Ordnungen entdecken, die wir mit diesen Begriffen zur Sprache bringen. Daher ist es interessant, zunächst der Frage nachzugehen, was mit der Entdeckung von Ordnung gemeint sein kann. Ganz in Übereinstimmung mit den Vorstellungen der Synergetik lässt sich nämlich sagen, dass Ordnung in einer Reduktion von Komplexität ... besteht« (Kriz 1997, S. 131).

»Wir dürfen in den bereits skizzierten Mechanismen der Ordnungsbildung über Reduktion und Klassifikation also ein Not-

wendiges Programm sehen – Mechanismen, die die Not und die
Angst wenden, die uns das Chaos in seiner ganzen Komplexität
und Unvorhersehbarkeit bereitet, bzw. ohne diese Mechanismen bereiten würde« (Kriz 1997, S. 134).

Wir multiplizieren die Unterschiede und glauben, unsere be-
scheidenen Grenzen seien Dinge, die wir wahrnehmen, und
nicht solche, die wir geschaffen haben.

Wordsworth 1805

You see, in a sense any of what they call ›progress‹, any adaptive
move, any change, is in the end going to have its price. Its price
is essentially a diminution of the number of available alterna-
tives after you've chosen that one.

Bateson 1978

… Vorurteil, das die Philosophie bis heute beherrscht: als ob logisch Widerspruchsvolles wertlos sei: gerade umgekehrt, logisch
widerspruchsvolle Begriffe sind die wertvollsten.

Vaihinger 1927, S. 92

Ach, Sie glauben, man errichte nur Häuser? Ich errichte mich
andauernd, und ich errichte Sie, und Sie tun dasselbe. Und das
Gebäude dauert so lange, bis das Material unserer Gefühle zer-
bröckelt und der Zement unseres Willens verfällt. Warum, glauben Sie wohl, predigt man Ihnen immer wieder Festigkeit des
Willens und Beständigkeit der Gefühle? Es genügt, daß der
Wille ein wenig schwankt und daß die Gefühle sich in einem
Punkt wandeln, ja auch nur geringfügig verändern, und dahin
ist unsere Wirklichkeit! Wir erkennen sogleich, daß sie nichts
war als eine von uns selbst geschaffene Illusion. Also Festigkeit
des Willens. Beständigkeit der Gefühle. Seien Sie stark, seien Sie
beständig, sonst stürzen Sie ins Nichts, erleben die unange-
nehmsten Überraschungen.

Pirandello 1986, S. 51–52

Aus Lebensüberdruß zum Denken greifen: ein Selbstmord,
durch den man sich das Leben gibt.

Karl Kraus 1924, zit. n. Wagenknecht 1986, S. 176

Die Realität, sage ich, das sind wir, die wir sie uns erschaffen.
Und so muß es auch unweigerlich sein. Aber wehe, man bleibt
bei einer einzigen Wirklichkeit stehen. Sie wird dann schließlich
ersticken, schrumpfen und absterben. Wir müssen sie daher
statt dessen beständig ändern und umwandeln und ständig unsere Illusionen wechseln.

Pirandello 1922, zit. n. Pirandello 1986, S. 191

Everything said has its little secret song.   Pinsky 1997

Nur in dem Fluß der Gedanken und des Lebens haben Worte
Bedeutung.

Wittgenstein 1980

There were always lots of gods. Gods always come in handy, they
justify almost anything …

Atwood 2001

Das Wesentliche im Roman ist die chaotische Form.

Schlegel, zit. n. Eichner 1957, S. 180

Und wir dürfen keinerlei Theorie aufstellen. Es darf nichts Hy-
pothetisches in unsern Betrachtungen sein. Alle Erklärung muß
fort, und nur Beschreibung an ihre Stelle treten, und diese Beschreibung empfängt ihr Licht, d. h. ihren Zweck, von den philosophischen Problemen. Diese sind freilich keine empirischen,
sondern sie werden durch eine Einsicht in das Arbeiten unserer
Sprache gelöst, und zwar so, daß dieses erkannt wird: entgegen
einem Trieb, es mißzuverstehen. Die Probleme werden gelöst,
nicht durch Beibringen neuer Erfahrung, sondern durch Zusammenstellung des längst Bekannten. Die Philosophie ist ein
Kampf gegen die Verhexung unsres Verstandes durch die Mittel
unserer Sprache.

Wittgenstein 1953, §109

What an immense mass of evil must result … from allowing men to assume the right of anticipating what may happen.

Tolstoi 1983

If we were to look at language in a truly objective way – from the side, so to speak, or more accurately, from above it, we would discover no inert system of self-identical norms. Instead, we would find ourselves witnessing the ceaseless generation of language norms.

Voloshinov 1929, S. 66

Wir stellen der Natur keine Frage und sie antwortet uns nicht. Wir fragen uns selbst und organisieren Beobachtungen und Experimente so, daß wir Antworten erhalten.

Bakhtin 1986

Narrative Wirklichkeiten

»Viel bedeutsamer und umfassender … ist die Komplettierungsdynamik bei dem, was Julian Jaynes (1993) als Narrativierung beschrieben hat: mögliche isolierte Teile der Wahrnehmung werden mit anderen isolierten Teilen und Gedächtnisstücken zu zusammenhängenden Geschichten narrativiert; und das Selbst, das wir im Bewusstsein sehen, ist immer Held einer Lebensgeschichte, zu der solche Bruchstücke über selektive Wahrnehmung als Anschlussstücke dieser Lebensgeschichte verarbeitet werden« (Kriz 1997, S. 139).

Es gibt nichts außerhalb des Textes.

Derrida 1972

… ist doch die Sprache ein Mittel, mit dem das Denken sich hilft; …

Vaihinger 1927, S. 154

Man glaubt gar nicht, wie schwer es oft ist, eine Tat in einen Gedanken umzusetzen!

Karl Kraus 1924, zit. n. Wagenknecht 1986, S. 162

Agustín nahm ihre Hände in die seinen; er streichelte ihre Stirn
und fuhr fort:
– Ich weiß nicht, was du dir vorstellst oder was für Gedanken dir
durch den Kopf gehen, aber du sollst ein für allemal wissen, daß
es nichts auf der Welt gibt, das ich mehr liebe als dich, und daß
für mich nichts zählt, als deine Gesundheit und die unseres Kindes.
Angelita war zutiefst gerührt, und etwas Röte trat auf ihre Wan-
gen; sie drückte die Hände ihres Mannes so fest sie konnte und
begann leise zu weinen. Agustín war erschüttert, nicht nur über
die Reaktion seiner Frau, sondern auch über seine eigenen
Worte, die er jetzt außergewöhnlich fand und die er ohne den
Rat Riquelmes nie auszusprechen gewagt hätte. Sie waren zwar
nicht der genaue Ausdruck der Wahrheit, aber allein die Tatsache, sich so reden zu hören, hatte ihn überzeugt, daß er auch so
fühlte.

Max Aub 1954, S. 176f.

Sprache ist der Ort und das Medium der Herstellung und Pflege
des Sozialen. Wir wohnen in der Sprache.

Beck 1997c, S. 30

Aussprechen, was ist – ein niedriger Heroismus. Nicht daß es ist,
sondern daß es möglich ist: darauf kommt es an. Aussprechen,
was möglich ist!

Karl Kraus 1919, zit. n. Wagenknecht 1986, S. 298

Nichts von dem, das sich tatsächlich ereignet, ist von irgendwelcher Bedeutung.

Oscar Wilde, zit. n. Thissen 1987, S. 30

Story-truth is truer sometimes than happening-truth.

O'Brian 1999

... It does not help so much to say that if you count different things you will get different answers, for what you count depends upon your theory about [what] you are counting.

Hacking 2000, S. 145

Postmodernism has put the skids under a number of complacent certainties, prised open some paranoid totalities, contaminated some jealously protected purities, bent some oppressive norms and shaken some rather frail-looking foundations.

Eagleton 1996, S.27

It is not experience that organizes expression, but the other way around expression organizes experience. Expression is what first gives experience its form and specificity of direction.

Voloshinov 1929, S. 85

Veränderung

»Je stärker solche Komplettierungsdynamiken bei den einzelnen greifen, desto mehr sind die Möglichkeiten für Veränderungen reduziert: Handlungen der jeweils anderen werden gar nicht mehr differenziert wahrgenommen, sondern auf wenige Bedeutungskategorien reduziert ...« (Kriz 1997, S. 157).

Der Panther
Sein Blick ist vom Vorübergeh'n der Stäbe
so müd' geworden, daß er nichts mehr hält.
Ihm ist als ob es tausend Stäbe gäbe
Und hinter tausend Stäben keine Welt.
...

Rainer Maria Rilke 1997, im Orig. 1907

Im Zusammenleben mit den Menschen hat sich ein Etwas herausgebildet, das nun mal da ist und nach dessen Paragraphen wir uns gewöhnt haben, alles zu beurteilen, die anderen und uns selbst. Und dagegen zu verstoßen geht nicht; die Gesellschaft verachtet uns, und zuletzt tun wir es selbst und können es nicht aushalten und jagen uns die Kugel durch den Kopf.

Fontane 1985, S. 223f.

Insbesondere Gerok macht darauf aufmerksam, daß zur Aufrechterhaltung der Gesundheit ein filigranes Zusammenspiel von Ordnung und Chaos biologischer Prozesse notwendig ist, während Krankheit oft mit einem einseitigen Abkippen in erstarrte Ordnung oder ungesteuertes Chaos derartiger Prozesse einhergeht. Interessant an diesen Analysen ist die Tatsache, daß es Parameterbereiche gibt, innerhalb derer eine nur geringfügige Veränderung eines Parameters zu deutlich verändertem Systemverhalten führt (Bifurkationen). Damit bestünde die Möglichkeit, durch artifizielle Modulationen der Parameterräume Krankheitszustände zu beeinflussen.

Schiepek 1991, S. 104

Wie gut der Impuls zu heilen auch gemeint sein mag, die Idee des Heilens drängt unbedingt immer die Idee der Macht auf.

Bateson 1978

The ultimate weakness of violence is that it is a descending spiral, begetting the very thing it seeks to destroy. Instead of diminishing evil, it multiplies it ... Through violence you may murder the hater, but you do not murder hate. In fact, violence merely increases hate ... Returning violence for violence multiplies violence, adding deeper darkness to a night already devoid of stars. Darkness cannot drive out hate; only love can do that.

Rev. Dr. Martin Luther King, Jr.

History has no plan, so what happens next is up to you ... What I believe in is that Utopia is an incoherent concept, ... there is no overall answer to all these questions which have puzzled people for several thousand years.

Stoppard 2002

Invention is not creating out of nothing but rather – as the literal meaning of the word suggests – finding in a phrase all the possibilities for development that are there to be found.

Said 2000

Wir müssen erkennen, welche Kraft darin liegt, Dinge einmal anders darzustellen. Durch die Macht der Sprache können neue und andere Dinge ermöglicht und mit Bedeutung versehen werden. Zu dieser Erkenntnis gelangen wir jedoch erst, wenn wir unser Repertoire an alternativen Beschreibungen erweitern und nicht länger nach der einen, einzig wahren Beschreibung suchen.

Rorty 1989

Verdinglichung

»Die sog. Verdinglichung (bzw. Reifizierung) ist der bei uns am weitesten verbreitete Mechanismus zur Reduktion und Kategorisierung. Hierbei werden Prozesse und Phänomene durch Akte der Erkenntnis und Sprache von uns erst erschaffen und dann faktisch als etwas an-sich-Seiendes behandelt. Wir treten dann Dingen wie z. B. der Schizophrenie, der Sucht oder der Intelligenz gegenüber« (Kriz 1997, S. 137).

Man kann für eine große Klasse von Fällen der Benutzung des Wortes »Bedeutung« – wenn auch nicht für alle Fälle seiner Benutzung – dieses Wort so erklären: Die Bedeutung eines Wortes ist sein Gebrauch in der Sprache.

Wittgenstein 1953, § 43

By telling stories, you objectify your own experience. You separate it from yourself. You pin down certain truths. You make up others. You start sometimes with an incident that truly happened, ..., and you carry it forward by inventing incidents that did not in fact occur but that nonetheless help to clarify and explain.

O'Brian 1999

But this too is true: stories can save us … in a story, which is a kind of dreaming, the dead sometimes smile and sit up and return to the world.

O'Brian 1999

A young woman said to me the other day that she had never seen a dead person, and I told her, ›One must be patient‹.

Vonnegut 2003, S. 27

Dial – switch me outta this!
I got enough worries of my own.
These trances are entertaining but distracting, especially since someone else has the remote control, and if the pause button should somehow get punched, I could have a neurotransmitter mental meltdown. Causes ›lapses of the synapses.‹ I forget things. Never underestimate the power of the human mind to forget. The other day, I forgot where I put my house keys – looked everywhere, then I remembered
I don't have a house. I forget more important things, too.
Like the meaning of life.
I forget that.
It'll come to me, though.
Let's just hope when it does,
I'll be in …

Wagner 1986, S. 26

Literatur

Atwood, M. (2001): The Blind Assassin. New York.

Aub, M. (1954): Die besten Absichten. München, 1998.

Baecker, J.; Borg-Laufs, M.; Duda, L.; Matthies, E. (1992): Sozialer Konstruktivismus – eine neue Perspektive in der Psychologie. In: Schmidt, S. J. (Hg.), Kognition und Gesellschaft. Der Diskurs des radikalen Konstruktivismus 2. Frankfurt a. M., S. 116–145.

Bakhtin, M. (1986): Speech Genres and Other Late Essays. Austin, Texas.

Bateson, G. (1978): Bateson's Workshop. In: Berger, M. (Hg.), Beyond the Double Bind. New York, S. 197–229.

Beck, U. (1997a): Väter der Freiheit. In: Beck, U. (Hg.), Kinder der Freiheit. Frankfurt a. M., S. 333–381.

Beck, U. (1997b): Demokratisierung der Familie. In: Beck, U. (Hg.), Kinder der Freiheit. Frankfurt a. M., S. 195–219.

Beck, U. (1997c): Kinder der Freiheit: Wider das Lamento über den Werteverfall. In: Beck, U. (Hg.), Kinder der Freiheit. Frankfurt a. M., S. 9–33.

Buber, M. (1997): Ich und Du. Gütersloh.

Clifford, J. (Hg.) (1986): Writing Culture. Berkeley, CA.

Derrida, J. (1972): Positions. Chicago.

Eagleton, T. (1996): The Illusions of Postmodernism. London.

Eichendorff, J. v. (1831–1836): in: Schultz, H. (Hg.), Joseph von Eichendorff. Sämtliche Gedichte und Versepen. Frankfurt a. M. /Leipzig, 2001, S. 328.

Eichner, H. (Hg.) (1957): Friedrich Schlegel. Literary Notebooks 1797–1801. London.

Flax, J. (1993): Multiples: On the contemporary politics of subjectivity. Human Studies 16 (1–2): 36–47.

Fontane, T. (1985): Effi Briest. Berlin.

Foucault, M. (1975): Power/Knowledge. New York.

Foucault, M. (1984): Wahnsinn und Gesellschaft. Frankfurt a. M.

Gergen, K. J. (2002): Konstruierte Wirklichkeiten. Stuttgart.

Hacking, I. (2000): The Social Construction of What? Boston.

Heisenberg, W. (1955): Das Naturbild der heutigen Physik. Reinbek.

König, B. (1965): Die Personenperson. Frankfurt a. M./Berlin/Wien, 1981.

Kriz, J. (1997): Systemtheorie. Wien.

Kriz, J. (1998): Chaos, Angst und Ordnung. Wie wir unsere Lebenswelt gestalten. 2. Aufl. Göttingen.

Mann, T. (1930): Die geistige Situation des Schriftstellers in unserer Zeit. In: Mann, T., Gesammelte Werke, Bd. X, Reden und Aufsätze. Frankfurt a. M., 1990, S. 299–306.

Mead, G. H. (1934): Geist, Identität und Gesellschaft. Frankfurt a. M.

Nietzsche, F. (1886): Menschliches, Allzumenschliches. Augsburg, 1981.

O'Brien, T. (1999): The Things They Carried. New York.

Pinsky, R. (1997): The Figured Wheel: New and Collected Poems, 1966–1996. New York.

Pirandello, L. (1986): Einer, keiner, hunderttausend. Mindelheim.

Richter, M. (1993): Wortbruch 146 Aphorismen. Berlin.

Rilke, R. M. (1997): Der Panther. In: Zinn, E. (Hg.), Rainer Maria Rilke. Die Gedichte. 9. Aufl. Frankfurt a. M., 1997, S. 451.

Rorty, R. (1992): Kontingenz, Ironie und Solidarität. Frankfurt a. M.

Said, E. (2000): The Edward Said Reader. New York.

Schiepek, G. (1991): Systemtheorie der Klinischen Psychologie. Beiträge zu ausgewählten Problemstellungen. Braunschweig/Wiesbaden.

Seel, M. (2002): Humor als Laster und als Tugend. Merkur, Deutsche Zeitschrift für europäisches Denken 641/642: 743–751.

Smart, B. (1999): Facing Modernity. London.

Sokrates (470–399 v. Chr.): Apologie, 6.

Stoppard, T. (2002): The Coast of Utopia. London.

Taylor, S. E. (1993): Positive Illusionen: produktive Selbsttäuschung und seelische Gesundheit. Reinbek.

Thissen, F. (Hg.) (1987): Oscar Wilde. Aphorismen. Frankfurt a. M.

Tolstoi, L. (1983): War and Peace. New York.

Vaihinger, H. (1927): Die Philosophie des Als Ob. 9. u. 10. Aufl. Leipzig.

Volkmann, L. (2002): Wir. Bausteine des Ichs. der blaue Reiter – Journal für Philosophie, Thema Ich, 32–37.

Voloshinov (1929): Marxism and the Philosophy of Language. Übers. L. Matejka and I. R. Titunik. Cambridge, MA, 1986.

Vonnegut, K. (2003): Dear Mr. Vonnegut, In These Times, May 26th 2003, S. 27.

Wagenknecht, Chr. (Hg.) (1986): Karl Kraus. Aphorismen. Sprüche und Widersprüche. Pro domo et mundo. Nachts. Frankfurt a. M.

Wagner, J. (1986): The Search For Signs Of Intelligent Life In The Universe. New York, S. 26.

Wittgenstein, L. (1953): Philosophische Untersuchungen. Schulte, J. (Hg.), Frankfurt a. M., 2003.

Wittgenstein, L. (1980): Culture and Value. Oxford.

Wordsworth, W. (1805/2000): William Wordsworth: The Major Works The Prelude, Book III. Oxford.

Wuthnow, R. (1997): Handeln aus Mitleid. In: Beck, U. (Hg.), Kinder der Freiheit. Frankfurt a. M., S. 34–84.

Zohar, D. (1990): The Quantum Self. London.

Die Autorinnen und Autoren

Eva-Maria Biermann-Ratjen, geb. 1939, Dipl.-Psychologin, Gesprächspsychotherapeutin, war von 1965 bis 1999 Klinische Psychologin (Dozentin) an der Psychiatrischen und Nervenklinik des Universitätskrankenhauses Hamburg Eppendorf.

Jochen Eckert, geb. 1940, Prof. Dr. phil., Gesprächspsychotherapeut, war Klinischer Psychologe an der Psychiatrischen und Nervenklinik des Universitätskrankenhauses Hamburg Eppendorf und ist seit 1990 ordentlicher Professor für Klinische Psychologie und Psychotherapie am Fachbereich Psychologie der Universität Hamburg. Korrespondenzadresse: Universität Hamburg, Psychologisches Institut III, Von-Melle-Park 5, D-20146 Hamburg; E-Mail: jeckert@uni-hamburg.de

Eugene Epstein, geb. 1955, Dr. phil., war Lehrtherapeut des Galveston Family Institute, seit 1993 ist er Leitender Psychologe an der Klinik für Kinder- und Jugendpsychiatrie und Psychotherapie in Wilhelmshaven. Korrespondenzadresse: Klinik für Kinder- und Jugendpsychiatrie und Psychotherapie, Friedrich-Paffrath-Str. 110, D-26389 Wilhelmshaven, E-Mail: eugene. epstein@rnk-whv.de

Siegfried Greif, Prof. Dr., Dipl.-Psychologe, ist Leiter des Fachgebiets Arbeits- und Organisationspsychologie am Fachbereich Humanwissenschaften der Universität Osnabrück. Korrespondenzadresse: Universität Osnabrück, Fachgebiet Arbeits- und

Organisationspsychologie, Seminarstr. 20, D-49069 Osnabrück; E-Mail: sgreif@uos.de

Hermann Haken, geb. 1927, Prof. (em.) Dr. rer. nat. Dr. h. c. mult., von 1960 bis zu seiner Emeritierung 1995 Professor für Theoretische Physik an der Universität Stuttgart und Honorarprofessor an der Universität Hohenheim. Korrespondenzadresse: Institut für Theoretische Physik I, Universität Stuttgart, Pfaffenwaldring 57, D-70550 Stuttgart; E-Mail: mayer@theo1.physik. uni-stuttgart.de

Bruno Hildenbrand, geb. 1948, Prof. Dr. rer. nat., ist Professor für Sozialisationstheorie und Mikrosoziologie am Institut für Soziologie der Universität Jena sowie Dozent und Supervisor am Ausbildungsinstitut für systemische Therapie und Beratung in Meilen/Zürich. Korrespondenzadresse: Friedrich-Schiller-Universität, Institut für Soziologie, D-07740 Jena; E-Mail: Hilden brand@soziologie.uni-jena.de

Paolo J. Knill, Prof. (em.) Dr. h. c., Ph. D., Dipl.-Ing. ETH, war Professor an der Lesley University in Cambridge (MA), und ist Rektor der European Graduate School, Leuk; neben seinem Lehr-, Beratungs- und Supervisionspensum ist er als aufführender Künstler tätig. Korrespondenzadresse: 63 North Union Street, Arlington MA 02474, USA, E-Mail: Pao4Arts@ aol.com

Jürgen Kriz, geb. 1944, Prof. Dr. phil., Professor für Psychotherapie und Klinische Psychologie an der Universität Osnabrück, Psychotherapeut und Ausbilder für personzentrierte Psychotherapie (GwG). Korrespondenzadresse: Universität Osnabrück, FB Gesundheitswissenschaften, D-49069 Osnabrück; E-Mail: juergen.kriz@uni-osnabrueck.de

Willy Christian Kriz, geb. 1968, Dr., Dipl.-Psychologe, ist Wissenschaftlicher Assistent am Institut für Pädagogische Psychologie, Abteilung Psychologische Beratung und Intervention, der Universität München. Korrespondenzadresse: Ludwigs-Maximilian-Universität, Abteilung Psychologische Beratung und Intervention, Leopoldstr. 13, D-80802 München, E-Mail: wkriz@mail.paed.uni-muenchen.de

Alfried Längle, geb. 1951, Dr. med. Dr. phil., Dr. h. c., Arzt für Allgemeinmedizin und Psychotherapeutische Medizin, Klinischer Psychologe, Psychotherapeut in freier Praxis, Vorsitzender und Gründungsmitglied der internationalen Gesellschaft für Logotherapie und Existenzanalyse (GLE). Korrespondenzadresse: Eduard-Sueß-Gasse 10, A-1150 Wien, E-Mail: alfried.laengle@existenzanalyse.org

Bernd Runde, Dr. phil., Dipl.-Psychologe, war wissenschaftlicher Mitarbeiter an den Universitäten Osnabrück und Münster und arbeitet jetzt am Fachbereich Management und Führung des Instituts für Aus- und Fortbildung der Polizei NRW. Korrespondenzadresse: Institut für Aus- und Fortbildung der Polizei NRW, Fachbereich Management und Führung, Weselerstraße 264, D-48151 Münster.

Günter Schiepek, geb. 1958, Prof. Dr. phil., ist apl. Professor an der Universität Bamberg und Projektleiter (Synergetik der Psychotherapie) am Universitätsklinikum Aachen, Lehrtherapeut an verschiedenen Instituten für Systemische Therapie. Korrespondenzadresse: Klinik für Psychosomatik und Psychotherapeutische Medizin des Universitätsklinikums Aachen, Pauwelsstraße 30, D-52054 Aachen.

Arist von Schlippe, geb. 1951, Dr. phil., Dipl.-Psychologe, Psychologischer Psychotherapeut, Privatdozent für Klinische Psychologie und Psychotherapie an der Universität Osnabrück, Lehrtherapeut am Institut für Familientherapie Weinheim, Erster Vorsitzender der Systemischen Gesellschaft, Berlin. Korrespondenzadresse: Universität Osnabrück, FB Gesundheitswissenschaften, D-49069 Osnabrück, E-Mail: arist.schlippe@uni-osnabrueck.de

Jochen Schweitzer, geb. 1954, Prof. Dr. rer. soc., Dipl.-Psychologe, stellvertretender Leiter der Abteilung für Medizinische Psychologie an der Universität Heidelberg, Lehrtherapeut und Mitbegründer des Helm-Stierlin-Instituts. Korrespondenzadresse: Psychosomatische Universitätsklinik, Abteilung Medizinische Psychologie, Bergheimer Str. 20, D-69115 Heidelberg; E-Mail: jochen_schweitzer-rothers@med.uni-heidelberg.de.

Thomas Slunecko, geb. 1963; Dr. phil., Psychologe und Psychotherapeut, ao. Universitätsprofessor am Institut für Psychologie der Universität Wien (Arbeitsbereich für Allgemeine und Sozialpsychologie). Korrespondenzadresse: Institut für Psychologie der Universität Wien, Liebiggasse 5, A-1010 Wien; E-Mail: thomas.slunecko@univie.ac.at

Wolfgang Tschacher, Prof. Dr. phil., Leiter der Abteilung Klinische Psychologie und Rehabilitative Psychiatrie sowie Forschungsleiter an der Universitätsklinik für Sozial- und Gemeindepsychiatrie in Bern. Korrespondenzadresse: Abteilung Klinische Psychologie und Rehabilitative Psychiatrie, Universitäre Psychiatrische Dienste, Laupenstr. 49, CH-3010 Bern; E-Mail: tschacher@spk.unibe.ch

Rosmarie Welter-Enderlin, MSW (Master of Social Science/ Social Work University of Michigan), Paar-, Familen- und Organisationsberaterin, ist Gründerin und Leiterin des Ausbildungsinstituts für systemische Therapie und Beratung in Meilen/Zürich. Korrespondenzadresse: Dorfstr. 94, CH-8706 Meilen, E-Mail: mail@ausbildungsinstitut.ch

Hans-Jürgen P. Walter, geb. 1944, Dr., Dipl.-Psychologe, seit 1980 als Psychotherapeut in freier Praxis in Deutschland und Österreich tätig, Gründer und Herausgeber der Zeitschrift »Gestalt Theory«. Korrespondenzadresse: Battenberger Str. 1, D-35216 Biedenkopf.

Manfred Wiesner, geb. 1964, Dipl.-Psychologe, arbeitet an der Klinik für Kinder- und Jugendpsychiatrie und Psychotherapie in Wilhelmshaven, seine Ausbildung hat er am Institut für Systemische Studien, Hamburg, absolviert. Korrespondenz-adresse: Klinik für Kinder- und Jugendpsychiatrie und Psychotherapie, Friedrich-Paffrath-Str. 110, D-26389 Wilhelmshaven.

Grundlagen systemischer Therapie und Beratung

Jürgen Kriz
Chaos, Angst und Ordnung
Transparent, Band 42.
2. Auflage 1998. 125 Seiten, kart.
ISBN 3-525-01728-6

Willy Christian Kriz /
Brigitta Nöbauer
Teamkompetenz
Konzepte, Trainingsmethoden,
Praxis

Mit einer Materialsammlung zu
Teamübungen, Planspielen und Re-
flexionstechniken. Mit Illustrationen
von U. Rohrhofer. 2002. 260 Seiten
mit 15 Abbildungen und 4 Tabellen,
kart. ISBN 3-525-46162-3

Willy Christian Kriz
Lernziel: Systemkompetenz
Planspiele als Trainingsmethode
2000. 298 Seiten mit 115 Abbildungen und 1 Tabelle, kart.
ISBN 3-525-45869-X

Arist von Schlippe /
Jochen Schweitzer
Lehrbuch der systemischen Therapie und Beratung
Mit einem Vorwort von Helm Stierlin.
9. Auflage 2003. 333 Seiten mit
20 Abbildungen, kart.
ISBN 3-525-45659-X

Haim Omer / Arist von Schlippe
Autorität durch Beziehung
Die Praxis des gewaltlosen
Widerstands in der Erziehung
2004. Ca. 256 Seiten, kart.
ISBN 3-525-49077-1

Haim Omer / Arist von Schlippe
Autorität ohne Gewalt
Coaching für Eltern von Kindern
mit Verhaltensproblemen. „Elter-
liche Präsenz" als systemisches
Konzept
Mit einem Vorwort von Reinmar
du Bois. 3. Auflage 2004. 214 Seiten,
Paperback. ISBN 3-525-01470-8

Günter Schiepek
Die Grundlagen der Systemischen Therapie
Theorie – Praxis – Forschung
Herausgegeben von der Arbeitsge-
meinschaft für Systemische Therapie
(AGST). Mit Vorworten von Luc
Ciompi, Hans Westmeyer und den
Herausgebern. 1999. 450 Seiten mit
70 Abbildungen, 8 Tabellen, 13 farbi-
gen Bildern der Malerin Isolde Folger
und einer CD-ROM mit Literatur,
Tabellenanhang und Klangumsetzung
einer Sequentiellen Plananalyse,
gebunden. ISBN 3-525-45855-X

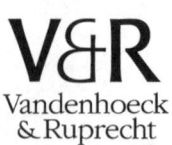

V&R
Vandenhoeck
& Ruprecht